Sarra Mougel

Au chevet de l'enfant malade

Parents/professionnels, un modèle de partenariat

ARMAND COLIN

« Sociétales »

Collection dirigée par François de Singly

Ouvrage publié sous l'égide de François de Singly

Illustration de couverture : © Sebastian Pfluetze/zefa/Corbis

Maquette de couverture : Didier Thimonier

Internet : http ://www. armand-colin.com

ISBN 978-2-200-35559-3

ARMAND COLIN ÉDITEUR • 21, RUE DU MONTPARNASSE • 75006 PARIS

À Marie M. et ses enfants

Sommaire

Remerciements

Je tiens à remercier mon directeur de thèse, François de Singly, de m'avoir conduite jusqu'à ce livre.

Je remercie tout particulièrement ma première introductrice sur le terrain hospitalier, ainsi que les chefs de services d'hépatologie et de pédiatrie générale et leurs équipes qui m'ont accordé leur confiance et ouvert les portes de leur service, qu'un souci d'anonymat m'interdit de citer. Ma reconnaissance va aussi à celle que j'ai appelée dans cette thèse Martine, qui m'a aidée à décrypter un terrain difficile.

Ce travail n'aurait pu aboutir sans le soutien de nombreuses personnes : Claudette qui m'a permis de commencer sans plus attendre, Françoise Salaün pour les compléments de documentation fournis sur l'histoire des hôpitaux d'enfants, Aude Poittevin pour m'avoir entraînée vers la sociologie de l'enfance, Régine Sirota pour m'avoir fait découvrir Myra Bluebond-Langner, Fanny Salane et Yaëlle Amsellem-Mainguy pour leur présence à mes côtés lors des longues journées d'écriture, Muriel Letrait, Stéphan Soulié et Christophe Giraud pour leurs relectures, Laurence Bourgade et Yaëlle Amsellem-Mainguy pour leurs précieuses corrections.

Enfin je remercie l'homme qui partage ma vie qui a été de bout en bout au cœur de cette enquête.

Ma pensée va bien sûr alors que je termine cet ouvrage aux nombreux parents rencontrés et aux enfants qui m'ont guidée sur le terrain.

Introduction

Au chevet de l'enfant hospitalisé[1], on trouve aujourd'hui, généralement, l'un de ses parents au moins, parfois les deux, ensemble ou en alternance, selon les contraintes et les arrangements familiaux. Il s'agit plus souvent des mères que des pères, en raison d'une disponibilité féminine à l'enfant – pendant d'une disponibilité masculine au travail – que l'on retrouve également ailleurs. Parents habituellement soucieux et fatigués, enfermés dans le monde clos d'une chambre exiguë et surchauffée, auprès d'un enfant parfois irritable, contraints à l'attente entre les allées et venues de blouses blanches peu disertes sur le scénario à venir. Lorsqu'ils ne s'activent pas dans la chambre, on les trouve assis sur le fauteuil qui leur est attribué : gardes-malades précieux ou gênants, discrets ou bruyants. Les quelques chambres sans parents offrent un tableau agité, entre pleurs, colère et désordre.

Cette présence parentale au chevet de l'enfant malade peut nous sembler aller de soi, et pourtant… En France, les services accueillant des enfants ont en effet tardé par rapport à leurs voisins anglais à ouvrir leurs portes aux parents, en dehors d'horaires de visite parcimonieusement accordés. Pourquoi un tel retard si peu en accord avec notre vision contemporaine des besoins de l'enfant malade ? Les professionnels, en particulier les pédiatres, étaient-ils aveugles jusqu'alors à la détresse des enfants séparés de leurs parents ? Les parents parvenaient-ils à s'accommoder des pleurs de leur enfant souffrant emmené par une personne en blouse blanche ? Les enfants s'adaptaient-ils sans peine à ce nouvel environnement ?

Les témoignages sur la période antérieure à la mise en place de la politique d'ouverture des services sont peu nombreux, faisant

1. Sur 15 millions de séjours, effectués dans les établissements hospitaliers publics et privés métropolitains, en 2003, plus d'1,5 million ont été le fait d'enfants de moins de quinze ans, ce qui représente 10,6 % de l'ensemble des séjours (Drees, 2005, p. 6).

plus souvent entendre la voix des pédiatres que celle des parents et moins encore celle des enfants[1]. Or, les médecins ont eu tendance à discourir avant tout des avancées de leur art même si les premiers hôpitaux d'enfants nés au début du XIXe siècle n'ont pas manqué de faire débat entre eux. Alors que leur spécialité s'affirme à partir du dernier tiers du XIXe siècle, les grands pédiatres réfléchissent en effet à l'organisation de leurs services, tentent d'infléchir des administrateurs inquiets des conséquences financières de leurs propositions. Mais ils ont été longtemps trop occupés à lutter contre une mortalité infantile effrayante dans les hôpitaux pour s'attarder sur les sentiments éprouvés par leurs petits malades. Bien au contraire, avec la mise en place du boxage des chambres dans lesquelles les enfants contagieux sont désormais isolés, les aménagements qu'ils proposent pour lutter contre la contagion hospitalière vont conduire à une radicalisation de la fermeture des services aux parents.

La profondeur de l'histoire permet ainsi de saisir les ambiguïtés de la politique de fermeture des services aux parents et de restituer le long cheminement qui a conduit à sa disparition. L'histoire de l'hospitalisation enfantine reste cependant encore très largement à écrire. Lorsque les pédiatres d'aujourd'hui retracent cette histoire, ils ont tendance à noircir le tableau passé, à forcer la rupture pour vanter la situation actuelle, sans voir que la réalité de la fermeture n'a jamais été complète : les médecins ont toujours autorisé certains parents à pénétrer dans les services, même les plus fermés. Certes au compte-gouttes et selon leur bon vouloir seulement. Il s'agissait alors non d'un droit mais d'un passe-droit et, sur ce point, on a assisté à une transformation profonde de la relation aux parents, sujets désormais investis de droits et non plus simplement redevables d'une infinie reconnaissance pour les soins gratuits prodigués à leur enfant, comme ce fut le cas jusqu'aux années 1940 au moins.

Le renouvellement des représentations de l'enfant, orchestré par la montée en puissance des savoirs psychologiques à partir des années 1950, a joué un rôle essentiel dans l'affirmation de la nécessité d'une présence parentale au chevet de l'enfant hospitalisé. Les professionnels de la *psyche* vont devenir alors une source alternative de savoir, à la fois instrumentalisée et crainte par les pédiatres qui

1. Les premiers psychologues qui ont pénétré dans les services à partir des années 1960, dont Ginette Raimbault, ont contribué à renverser cette tendance en analysant le vécu par les enfants de leur maladie, y compris lorsque celle-ci s'annonçait létale.

ont choisi de faire alliance avec eux pour pallier certaines critiques externes quant au devenir des enfants hospitalisés, réparés dans leur fonctionnement somatique mais présentant pour certains des troubles psychologiques qui faisaient craindre que la médecine n'ait agi en vain (Paillet, 2007).

En ouvrant les portes des hôpitaux aux parents, les professionnels ont voulu, conseillés par les psychologues qui pénètrent lentement dans les services, améliorer les conditions d'hospitalisation enfantine. Cette solution s'est d'abord imposée pour les enfants les plus gravement malades, ceux qu'il fallait, pour des raisons médicales, isoler dans leur chambre ou qui étaient immensément fragiles, comme les enfants prématurés.

La disparition des horaires de visite mise en place progressivement en France à partir des années 1980 signifie-t-elle une ouverture pleine et entière aux parents ? Un travail d'observation réalisé dans deux services de pédiatrie aux profils contrastés[1], montre qu'il n'en est rien : le « devoir de présence » conféré aux parents reste strictement circonscrit par les professionnels. Les dispositifs architecturaux en témoignent qui révèlent une présence nocturne plus tolérée que réellement acceptée. De même, la présence conjointe des deux parents ne suscite guère l'assentiment et c'est toute une division familiale du droit de présence qui doit se mettre en place pour répondre aux besoins de l'enfant hospitalisé. À l'encontre de l'image favorable des nouveaux pères, la prééminence maternelle dans les soins est largement renforcée en cas d'hospitalisation. C'est ici la profondeur de l'enquête ethnographique qui permet de saisir des pratiques qui, à fond renversé, évoquent l'ambiguïté d'hier : les services pédiatriques se sont ouverts, non sans réserves, tout comme ils ont pu dans les années 1950 se fermer, non sans exceptions. Pourquoi ces restrictions à la présence des parents, particulièrement tenaces lors des soins par exemple ? Dans les justifications fournies par les professionnels, il n'est pas difficile de trouver l'écho des arguments retenus autrefois pour restreindre les visites des parents : les parents plutôt que d'apporter un réconfort à l'enfant compliqueraient le travail des soignants et troubleraient l'« ordre » des services. Est-ce à dire que le mouvement contemporain de reconnaissance et de valorisation des droits

1. Voir l'annexe méthodologique pour plus de détails sur les conditions de réalisation de l'enquête de terrain.

de l'enfant n'a pas pénétré dans l'hôpital ? La charte de l'enfant hospitalisé affichée désormais dans tous les services suffit à lever un tel soupçon. C'est bien au contraire la tension entre droit de l'enfant et responsabilité parentale qui est en jeu dans ces restrictions : quand la construction de l'autonomie de l'enfant telle qu'elle est définie par les professionnels est non plus encouragée mais freinée par ses parents, le discours sur le partenariat nécessaire avec les parents tend à s'effacer. Mais c'est aussi, en raison des conflits potentiels entre prérogatives parentales et professionnelles que les discours d'hier ressurgissent, prospèrent et se renouvellent.

Il n'est en effet que d'écouter les propos des professionnels pour saisir l'ambivalence avec laquelle les parents sont accueillis dans les services. Certes, leur présence (celle des mères surtout) est désormais considérée comme indispensable, mais il n'est pas rare d'entendre les blouses blanches dire que leur travail serait plus facile s'il n'y avait pas les parents, s'exaspérer du comportement de certains d'entre eux, tout en s'indignant lorsqu'ils sont peu présents. Pourquoi une telle ambivalence ? S'explique-t-elle seulement par le comportement maladroit de certains parents ? Ne tient-elle pas aux effets produits par une politique d'ouverture soucieuse d'améliorer le sort des enfants hospitalisés, mais n'ayant que très peu anticipé la demande de participation des parents aux soins, avec tout ce qu'elle suppose de formation préalable mais aussi d'accord sur les limites d'une telle participation ?

Les parents en effet ne sont pas des gardes-malades comme les autres. Le souci du bien-être de leur enfant peut les conduire à exercer un regard vigilant sur les pratiques des professionnels, et ce d'autant plus s'ils sont présents 24 heures sur 24. Les équipes se sont longtemps prémunies d'un tel contrôle en fermant les portes de leurs services, les visites venant précisément s'inscrire dans les moments creux de l'activité médicale, lorsque les blouses blanches s'effacent du chevet de l'enfant. Forts de leurs prérogatives professionnelles et de leur capital d'expertise, ils ne sont pas toujours prêts à concéder à un regard profane un droit de contrôle qui est l'enjeu même de la définition de leur identité professionnelle. Les médecins en effet, sont particulièrement jaloux de leur autonomie et n'acceptent de contrôle que de leurs pairs (Freidson, 1984)[1]. Quant aux infirmières, le contrôle

1. Le poids croissant exercé par l'administration ne manquant pas de les irriter et de donner raison à ceux qui s'alarment d'une dégradation de leur statut.

exercé par les parents vient réveiller les tensions qui nourrissent le malaise de leur profession. Alors qu'elles sont déjà soumises à un double contrôle hiérarchique, celui des médecins et celui des surveillantes, voilà qu'à travers les parents surgit une troisième source de contrôle, investie d'un pouvoir flou, potentiellement fort (car c'est toute la société civile et le fantôme de la justice qui surgissent derrière lui) et fragile à la fois (elles parviennent la plupart du temps à déjouer les velléités de contrôle parental). Quant aux aides-soignantes, personnel « invisible » et qui pourtant passe le plus de temps au contact de l'enfant et de ses parents, elles trouvent dans les parents un concurrent susceptible de les ramener vers les tâches les plus serviles, loin du « matériau humain », le plus valorisé car étant celui qui les institue comme membres de l'équipe soignante (Arborio, 2001).

L'ambivalence des professionnels tient aussi à la nécessité de partager désormais leur pouvoir de décision, sans que le partage des prérogatives en cas de conflits ne soit très clairement établi par un régulateur public que l'on peut soupçonner, parfois, de jouer sur les parents pour faire avancer sa propre politique d'encadrement des pratiques professionnelles (réduction de la durée des séjours, contrôle de la qualité du service rendu...), dans un contexte de pression budgétaire et gestionnaire accrue. Requérir le consentement des parents suppose, à la fois, de justifier mais aussi de traduire un savoir complexe, pour le rendre accessible, d'ouvrir ainsi un droit de regard sur ce qui a été longtemps la chasse gardée des médecins (l'accès au dossier médical étant à ce titre une mesure particulièrement symbolique).

Ce partenariat avec les parents a été rendu nécessaire par le « tournant ambulatoire[1] » opéré dans les années 1990 (Saillant, 2000) qui a conduit au développement des soins à domicile et au recentrage de l'hôpital autour de son plateau technique. Aujourd'hui, les enfants sortent la plupart du temps de l'hôpital sans être totalement « guéris », soit parce qu'ils sont atteints d'une maladie chronique qui suppose des soins continus, soit parce que l'hôpital ne dispense que les soins les plus techniques et s'en remet aux parents pour ceux qui ne nécessitent pas la mobilisation de son plateau technique. La nécessité de ce partenariat contribue à rendre caduque tout discours nostalgique de la mise à distance passée des parents.

1. Lorsque le plateau technique de l'hôpital n'est plus indispensable, le malade est renvoyé chez lui et poursuit les soins à domicile.

Ce qui a du mal à se dire à travers l'inconfort des professionnels vis-à-vis des parents, c'est aussi le surplus de travail que leur présence représente : les parents doivent en effet être formés à leur rôle de garde-malade, rôle qui s'est lui-même enrichi. On observe ainsi un véritable transfert de tâches de soins se mettre en place à l'hôpital, ce qui a pu conduire un auteur comme Anselm Strauss, auteur clé de la sociologie médicale américaine, à comparer les mères au chevet de leur enfant malade à des mini-infirmières (*mini-nurse*) (Strauss *& al.*, 1979). Le malaise provient aussi d'un partenariat qui cache mal, dans de nombreux cas, une simple délégation de fonctions autrefois assurées par les professionnels eux-mêmes et toujours prises en charge par ces derniers lorsque les parents ne sont pas à même de les assurer. Or, la délégation n'a rien de légitime comme l'illustrent les réticences à déléguer des soins supposant l'exercice d'une contrainte physique sur l'enfant ou potentiellement douloureux, d'autant que le législateur s'est montré ambigu sur le responsable en dernier ressort en cas d'erreurs dans l'administration des soins par les parents, entretenant le trouble sur l'acteur de la délégation : parents ou professionnels, qui est le meilleur garant des intérêts de l'enfant, qui est à même de définir un conflit d'intérêts entre l'enfant et les adultes qui l'entourent[1] ? Les professionnels ont ainsi dû introduire un nouvel acteur dans une division du travail déjà complexe et parfois houleuse. Acteur à la position hiérarchique indéfinie, plus ou moins compétent selon sa familiarité avec l'univers de la médecine et la maladie de l'enfant, qui tend à naviguer entre différentes positions, des tâches domestiques les moins qualifiées jusqu'aux fonctions les plus nobles de responsable et de décideur, face à des médecins parfois pris de cours par les compétences affichées par les parents, lorsque ces derniers fréquentent les colloques les plus spécialisés.

Cette enquête sur la place des parents au chevet de l'enfant hospitalisé a reposé sur une observation prolongée réalisée dans deux services de pédiatrie aux profils contrastés : un service de pédiatrie générale accueillant des enfants pour des hospitalisations courtes (3-4 jours en moyenne), présentant des pathologies plutôt de type infec-

1. La loi de 4 mars 2002 sur les droits des malades ne contribue que partiellement à lever l'ambiguïté en ne précisant pas à partir de quel âge le consentement de l'enfant lui-même doit être recueilli, ni à partir de quel l'âge l'enfant peut solliciter le secret professionnel du médecin vis-à-vis de ses parents. La question de savoir quel est le meilleur interprète des besoins de l'enfant, lui-même, ses parents ou les professionnels (y compris juges et psychologues) est donc loin d'être résolue.

tieux, le plus souvent de faible gravité[1] et un service d'hépatologie pédiatrique hyperspécialisé, réalisant des greffes de foie sans lesquelles les enfants ne pourraient survivre, nécessitant des hospitalisations longues et répétées et un suivi à long terme de l'enfant greffé[2]. Il s'agissait par l'observation de mettre en lumière les tâches réalisées par les parents au cours de l'hospitalisation, d'accéder aux relations directes entre parents, enfants et professionnels, mais aussi aux « coulisses » de l'hôpital. Le choix des services visait à comparer les politiques d'accueil des parents en fonction de la gravité de la maladie, de son caractère chronique ou aigu et de la durée d'hospitalisation. Le choix d'un service de pédiatrie générale accueillant des enfants issus de milieu très défavorisés permettait également de s'interroger sur les variations de l'accueil et de la place prise par les parents en fonction de leur appartenance sociale.

Avant d'entrer plus avant dans ce travail, il est nécessaire de revenir sur la manière dont il s'articule autour d'un certain nombre de notions.

Pour penser la place aujourd'hui conférée aux parents dans les services hospitaliers de pédiatrie, je me suis appuyée sur le cadre théorique dessiné par Anselm Strauss tel qu'on peut le lire notamment en français dans la *Trame de la négociation*, recueil d'articles réunis et introduits par Isabelle Baszanger (Strauss, 1992). J'ai ainsi voulu montrer comment les parents prennent place dans **« l'ordre négocié » de l'hôpital**. Anselm Strauss a en effet eu le double mérite de montrer comment les malades et leur entourage participent au travail réalisé à l'hôpital, mais aussi aux négociations qui y ont cours et définissent l'ordre précaire sur lequel repose l'organisation hospitalière. J'ai également utilisé le travail d'Anselm Strauss pour montrer comment les parents participent à la construction de la « trajectoire » hospitalière de l'enfant. Le concept de **« trajectoire de maladie »** a été forgé par Anselm Strauss pour construire un point de vue autonome de la sociologie sur les événements pathologiques. Il ne s'agit plus de penser la maladie comme un phénomène biologique seulement, mais à partir du travail réalisé pour la gérer, c'est-à-dire comme un phénomène social, en se dégageant de la perspective adoptée par les professionnels de santé. « Pour chaque maladie, écrit Anselm Strauss, sa trajectoire imposera des actes médicaux différents, différents types de compétences et de savoir-

1. Il existe de nombreuses exceptions à cette règle.
2. Dans le premier service, le travail de terrain s'est déroulé sur une période d'un an et demi à compter de deux-trois jours par semaine en moyenne. Dans le deuxième service, deux séjours ont été réalisés, l'un de six mois, l'autre de quatre mois, selon la même périodicité. Ce deuxième séjour a été l'occasion d'observer une centaine de consultations, observations dont il ne sera pas fait état dans cet ouvrage pour des raisons de place mais dont on trouvera une présentation dans (Mougel-Cojocaru, 2007).

faire, une répartition différente des tâches entre ceux qui y travaillent y compris, le cas échéant, les parents proches et le malade et exigera des relations tout à fait différentes... ». (Strauss, 1985, cité par Baszanger, 1992, p. 29-30). « C'est l'interaction des efforts pour contrôler la maladie et des contingences (prévisibles ou non) qui est à l'origine de chaque trajectoire, précise Isabelle Baszanger » (Baszanger, 1992, p. 31-32). Il existe des **« débats de trajectoire »** entre les différents acteurs qui œuvrent autour de celle-ci, en particulier lorsque la trajectoire du malade devient problématique. Aux différents carrefours de la trajectoire, des décisions doivent être prises. Pour Anselm Strauss, les médecins sont les acteurs clés de la prise de décision. Ils ont à la fois une vue d'ensemble sur cette trajectoire et disposent de l'autorité nécessaire pour en infléchir le cours. Anselm Strauss propose d'appeler les personnes détentrices d'une telle position des **« directeurs de trajectoire »**.

Strauss insiste également sur le fait que le malade n'est pas que malade et ce sont les différentes facettes de son identité qui sont touchées par la maladie. Dans le cas particulier des maladies chroniques, l'ensemble de la vie des personnes est atteint, nécessitant la réalisation d'un « travail sans fin », pour retrouver une forme de continuité biographique, qui peut à tout moment être remis en cause par les aléas de la trajectoire de maladie. L'enjeu du **« travail biographique »** est pour le malade de regagner le contrôle sur sa biographie alors que celle-ci a été rendue discontinue par la maladie.

Chapitre I

Des parents longtemps tenus à distance

L'ouverture des services pédiatriques aux parents, officialisée, en France, par la circulaire de 1983 relative à l'hospitalisation des enfants[1] a pris appui sur une nouvelle représentation de l'enfant malade, dont les besoins émotionnels sont reconnus et dont le vécu dès la naissance est considéré comme décisif pour son avenir (Gavarini, 2001). Cette politique fait aujourd'hui l'objet d'un large consensus qui, paradoxalement, semble avoir effacé sa dimension novatrice.

L'histoire de l'ouverture des services pédiatriques aux parents peut être découpée en trois grandes périodes. De la création des premiers hôpitaux d'enfants, au début du XIXe siècle, jusqu'à la Révolution pastorienne, une certaine libéralité semble prévaloir malgré une politique des visites restrictive. À partir de la Révolution pastorienne opérée dans les années 1880, ces restrictions vont aller en s'accentuant, par peur des microbes et des risques de contagions apportées par les visiteurs. Hormis quelques expériences pionnières, malgré une reconnaissance précoce de la tristesse voire du dépérissement des nourrissons séparés de leur mère, il faut attendre l'affirmation d'un savoir « scientifique » sur les effets de la séparation mère/enfant, à partir de 1945, pour que soit remise en cause la politique générale de fermeture des services aux parents. Les nouveaux savoirs sur le développement de l'enfant se sont cependant traduits lentement dans les pratiques, en particulier en France.

1. Ministère des Affaires sociales et de la Solidarité nationale. Secrétariat d'État chargé de la Santé : « L'hospitalisation des enfants », *Circulaire* n° 83-24 (83/9 bis), 1er août 1983.

Les ambiguïtés de la politique des visites dans les premiers hôpitaux d'enfants (1802-1945)

La fermeture des services aux parents a-t-elle toujours accompagné l'histoire de l'hospitalisation enfantine ? Certains éléments incitent à penser que non, tout du moins avant les rigueurs de l'asepsie pasteurienne qui vont fournir, à la fin du XIXe siècle, le fondement d'une politique de limitation des horaires de visites. La modernisation des conditions d'accueil des enfants à l'hôpital, avec la création des premiers hôpitaux entièrement consacrés aux enfants[1], va conduire à limiter cette liberté laissée aux visiteurs, jusqu'alors plus ou moins tolérée dans les hôpitaux généraux (Faure, 1982).

Dans les nouveaux hôpitaux d'enfants, en principe, la réglementation en matière de visite ne diffère pas de celle des hôpitaux d'adultes, soit deux heures les jeudis et les dimanches. Mais il existe de nombreuses permissions accordées et, même en cas d'épidémies, on se refuse à interdire toute visite (Salaün, 2005).

Ne pas séparer les nourrissons de leur mère : une reconnaissance précoce

Dès le XVIIIe siècle, certains médecins sont conscients de l'importance décisive des contacts noués entre le bébé et sa mère dès les premières semaines (Rollet, 1990), sans que cela conduise à élargir les horaires de visite pour autant.

> « Quand on a assisté aux cris déchirants des petits malades qui viennent à être séparés pour la première fois de leurs parents, aux plaintes, à la désolation qui suivent, on reconnaît qu'on ne saurait trop faire d'efforts pour multiplier autour des enfants les distractions en tout genre. » (Variot, 1890, cité par Salaün, 2005, p. 70).

Le docteur Variot suggère ainsi de proposer des activités aux enfants hospitalisés, pour que ce temps d'hospitalisation soit aussi un temps d'éducation, et non d'étendre les horaires de visites.

1. Le premier hôpital pour enfants, qui prend le nom d'hôpital des Enfants Malades, est ouvert rue de Sèvres, à Paris, en 1802.

Les médecins ne sont pas restés insensibles à cette question de la séparation : ils ont pu envisager la souffrance des mères elles-mêmes. Pierre Budin fait ainsi remarquer à ses élèves la tristesse d'une mère que l'on a dû séparer de son enfant parce que celui-ci était trop alimenté (Budin, 1900).

Le « marasme » des nourrissons hospitalisés

Les effets délétères d'une hospitalisation précoce, dénommés « cachexie », ont également été observés dès le XIXe siècle. Suite à de longs séjours dans les crèches hospitalières, certains enfants palissaient, perdaient l'appétit, s'étiolaient. Il n'échappait pas aux contemporains que de tels symptômes puissent provenir d'un manque de soins personnalisés de maternage (Rollet, 1990).

En 1926, le pédiatre français Marfan insiste sur l'importance des premiers moments de la relation mère/enfant pour le bon développement du nourrisson :

> « Son développement semble [...] exiger qu'on se mette en communication psychologique avec lui par le regard, le sourire, les appels et ces chants sans signification que savent inventer les mères et les nourrices. Si le nourrisson, surtout le nourrisson privé de sein, ne reçoit pas ces soins, son développement se ralentit et s'arrête [...] ». (Marfan, 1926, p. 33).

Il rapporte également les propos tenus par Théophile Roussel : « tout ce qui sépare le jeune enfant de sa mère le met en état de souffrance et en danger de mort... La sollicitude d'une mère ne se supplée point ; l'enfant a besoin des soins de sa mère autant que de sa mamelle » (cité par Marfan, 1926, p. 51). La mise en avant d'une suprématie des soins maternels ne se justifie pas par la seule défense de l'allaitement, même si celui-ci reste au cœur des dangers relevés par les médecins de l'époque d'une séparation mère-nourrisson. Pour Marfan : « [...] c'est dans les pouponnières sans nourrices et dans les hôpitaux où on reçoit sans leur mère des enfants de moins d'un an qu'on nourrit au biberon que la mortalité atteint le taux le plus élevé » (Marfan, 1926, p. 51-52). Ainsi la séparation n'est pas la seule cause, envisagée par Marfan, de cette mortalité élevée : l'allaitement artificiel et les risques de contagion sont aussi des facteurs déterminants. Mais il ne néglige pas l'absence de soins personnalisés.

> « La troisième cause de mortalité, et non la moins importante, c'est le défaut de ces soins maternels dont nous avons signalé la nécessité. Dans ces pouponnières et dans ces crèches, on ne peut donner à chaque enfant une infir-

> mière qui supplée la mère ; chaque infirmière est chargée d'au moins 4 ou 5 enfants, et quelquefois même de 7 ou 8. » (Marfan, 1926, p. 52)

On retrouve sous la plume d'Antonin Marfan l'argument destiné à devenir récurrent de l'insuffisance de personnel, limitant une prise en charge personnalisée (Rollet, 1990). Pour les médecins, militer pour l'amélioration du bien-être des nourrissons servait leurs propres enjeux professionnels (en exigeant le recrutement d'un personnel plus nombreux et mieux formé dans les services d'enfants face à des administrateurs peu dispendieux et souvent en peine de recruter en plus grand nombre).

Cette faiblesse des soins personnalisés s'accorde en outre avec certaines prescriptions de l'époque qui encouragent la séparation mère-enfant. On recommande aux mères de résister aux caprices, de ne pas prendre le bébé dans les bras à chaque fois qu'il pleure. Certaines prescriptions suggèrent de laisser le bébé dans son berceau sans s'en occuper. On pense qu'il est inutile de l'amuser, de le faire sauter dans les bras car cela le fatigue et l'énerve. Ces prescriptions font donc de la solitude un principe éducatif. Au tout-petit on accorde de toute façon peu de perceptions sensorielles : avant trois mois, on pense que le nourrisson est aveugle ou presque. Le nouveau-né est supposé être sourd. L'odorat et le goût sont jugés nuls chez l'enfant jusqu'à la sixième année. Le bébé, pour les contemporains, ne vit que d'impressions éphémères, dans une sorte de brouillard. On minimise ses besoins affectifs, on croît inutile et même dangereux de le stimuler et de l'éveiller (Rollet, Morel, 2000). Malgré l'identification des risques de dépérissement des nourrissons hospitalisés, les initiatives et les institutions favorisant la non-séparation sont rares jusqu'en 1945 en France (Rollet, 1990).

Favoriser l'allaitement maternel en évitant la séparation : les premières initiatives

Les nécessités de l'allaitement ont pu justifier la présence des mères ou, à défaut, d'une nourrice. Aux hospices civils de Lyon, une salle spéciale est affectée, en 1853, à l'accueil des mères (ou nourrices) qui allaitent un nourrisson dont l'état exige une hospitalisation. De même, en 1858, l'hôpital reçoit les « filles » vénériennes et leurs bébés et dispose pour cela de quatorze lits et quatorze berceaux (Gilly, 2000). Antonin Marfan précise également qu'avant l'ouverture, en 1889, d'une crèche destinée aux enfants de moins de deux ans, aux Enfants-malades, on n'hospitalisait en principe les nourrissons qu'avec leur mère dans les crèches des hôpitaux adultes (Marfan, 1926). Après quelques années de fonctionnement de la crèche des Enfants-malades, les médecins « demandèrent et obtinrent qu'on pût admettre dans les crèches la mère avec son enfant lorsqu'elle le nourrit au sein : cette mesure a eu des résultats excellents. Sauf le cas de tuberculose, on peut dire que presque tous les nourrissons de cette catégorie sortent de l'hôpital au bout de quelques jours, guéris ou très améliorés ; et lorsqu'elle quitte la crèche, la mère est généralement convaincue qu'il n'y a pas pour son enfant de meilleure nourriture que son lait. Quand ces femmes ont une sécrétion mammaire abondante, il arrive qu'elles consentent à donner le sein à un autre nourrisson de la crèche [...], ce qui est pour celui-ci un inestimable bienfait et permet quelquefois de le sauver » (Marfan, 1926, p. 11). De même Pierre, Budin affirme clairement sa volonté de laisser les nouveau-nés qui nécessitent des soins, en particulier les enfants prématurés, avec leur mère.

> « Mieux vaut mettre le nouveau-né dans une couveuse qui puisse être placée dans la même salle que la mère et à côté d'elle : la surveillance exercée par cette dernière n'est pas à négliger. On n'a pas toujours un personnel très attentif comme celui que nous possédons actuellement ; si donc une infirmière devenait négligente, la mère ne manquerait pas de faire remarquer qu'on laisse la couveuse se refroidir. On peut de plus s'arranger, vous verrez, pour que l'accouchée donne elle-même à téter à son enfant. En quittant l'hôpital, non seulement le débile aura été sauvé, mais encore il aura conservé une mère capable de l'allaiter. » (Budin, 1900, p. 18).

On voit émerger d'emblée un double objectif à cette présence maternelle aux côtés de l'enfant : assurer la pérennité de l'allaitement maternel (on ne parle pas encore d'établir un lien d'attachement durable) et surveiller le travail des infirmières, argument persistant des politiques d'ouverture des services lorsqu'elles sont promues par les pédiatres.

Sans surprise compte tenu de sa sensibilité à la détresse des nourrissons, Antonin Marfan recommande lui aussi très clairement une politique hospitalière d'ouverture aux mères pour les nourrissons :

> « Le mieux serait qu'aucun nourrisson malade ne fut hospitalisé sans sa mère. Mais, puisque ce vœu est vain, les administrations hospitalières se doivent d'améliorer leurs crèches par trois mesures : 1° en y admettant les mères qui le demandent, même lorsqu'elles ne nourrissent pas leurs enfants ;

2° en prenant toutes les précautions nécessaires pour éviter la contagion, particulièrement en y organisant l'isolement individuel et en y assurant l'aération et l'éclairage convenables ; 3° en augmentant le nombre d'infirmières dévouées et instruites, de telle sorte que chacune n'ait pas à s'occuper de plus de quatre enfants. » (Marfan, 1926, p. 59)

Mais, l'argument, s'il vient en premier, n'est pas la seule mesure envisagée : à travers les politiques d'ouverture aux parents, c'est aussi la promotion de la modernisation des structures hospitalières qui est visée (chambres d'isolement, personnel mieux formé). Cependant, pour Antonin Marfan, même l'aménagement de chambres pour l'isolement des nourrissons contagieux n'est pas incompatible avec une présence maternelle :

« Certaines d'entre elles, destinées à recevoir un nourrisson avec sa mère, doivent être plus spacieuses et renfermer un berceau et un lit d'adulte. On peut voir des modèles de ces installations dans quelques services de nos hôpitaux. Malheureusement, dans la plupart, les bâtiments sont vieux et l'isolement individuel est très difficile à réaliser. » (Marfan, 1926, p. 108)

Mais, dans ce cas, il n'est pas conçu comme une mesure généralisable à tous les nourrissons (s'agit-il pour les médecins de ne pas se montrer trop dispendieux dans leurs propositions d'aménagement des structures hospitalières ?).

Il ne s'agit encore que de remarques insistantes et répétées, mais éparses, non rassemblées en une publication qui aurait pour seul objectif de défendre un changement des politiques d'accueil des parents dans les services. En 1938 encore, selon les propos du docteur Bohn de la pouponnière d'Antony, rattaché à l'hôpital Saint-Vincent-de-Paul, la conviction demeure largement ancrée, malgré la reconnaissance de la souffrance du nourrisson séparé de sa mère, que le risque de contagion ne permet pas de passer outre l'interdiction de contact entre parents et enfants.

« J'ai dit, chemin faisant, que les infections constituent le gros danger des pouponnières et que des précautions minutieuses doivent être constamment prises pour en éviter l'apport et la dissémination : on comprendra facilement, dans ces conditions, qu'il ne soit pas possible de laisser pénétrer de nombreux visiteurs à la pouponnière. Les parents eux-mêmes n'y sont admis que deux fois par semaine, et encore empêche-t-on d'entrer dans les chambres : ils doivent se contenter de voir leurs enfants pendant quelques instants à travers les vitres des portes. Je suis le premier à le regretter, mais la sécurité de la pouponnière exige une mesure aussi rigoureuse. » (Bohn, A. : « La pouponnière d'Antony de l'Assistance Publique de la Seine », *Revue médico-sociale*, 6e année, n° 3, 1938, cité par Mackiewicz-Schryve, 1998, p. 210)

Ces idées vont néanmoins entraîner une transformation progressive des pratiques en institution à partir de la fin du XIXe siècle, en augmentant les exigences vis-à-vis du personnel soignant. Ces observations sont systématisées à partir des années 1940. Le placement massif de nourrissons pendant la guerre offre en effet l'occasion d'étudier le développement des nourrissons ne présentant pas d'atteintes pathologiques. On s'intéresse alors à leur état psychique, leurs émotions et leur bien-être, d'autant plus que ces derniers éléments en viennent à être identifiés, en cas d'absence, comme un obstacle à la guérison qui peut désormais être espérée en raison des moyens thérapeutiques qui ne cessent de s'étendre.

Les « premières » expériences d'ouverture à partir de l'entre-deux-guerres

Le service de chirurgie du docteur Pickerill et de sa femme, à Wellington en Nouvelle-Zélande, est le premier à faire entrer les mères en 1927. Suit le service de Bakwin, en 1942, à l'hôpital Bellevue de New York (Rossant, 1984). Marie-Claude Brachet signale quant à elle l'initiative de James Spence qui, en 1925, à Newcastle, fonde « *The Mother and Baby's Hospital* » (Brachet, 1959). Attardons-nous un instant sur ces « premières » expériences d'ouverture des services aux parents. Compte tenu de ce que nous avons dit concernant les crèches hospitalières, leur désignation comme pionnières en la matière est en partie arbitraire, c'est plus le travail rhétorique qui les entoure et la systématisation d'un principe d'ouverture qu'une exclusivité en termes de pratiques qui justifient qu'on s'y arrête. Chacune de ces expériences, menées parallèlement, a en effet supposé de la part de ses promoteurs un travail de justification important qui indique le peu de légitimité dont elles disposaient alors.

Le Mother and baby's Hospital *de Spence (1925)*

Spence prend la direction du service de Newcastle en 1924, dès 1925 il modifie les pratiques usuelles en permettant une large présence des mères (Court, 1975). Si dans une lettre adressée à la revue *The Lancet* en 1933, il recommande l'admission des mères pour lutter contre le danger des infections croisées dans les services de nourrissons (Spence, 1933), il ne décrit et justifie le système qu'il a mis en place dans son service, que dans un article publié en 1947, soit vingt-deux ans après le début de l'expérience menée à Newcastle (Spence, 1947). Cette publicité tardive donnée à l'expérience témoigne de la faible légitimité pour l'époque de son entreprise.

Spence recommande l'installation de cinq chambres, par unité de cinquante lits, pour permettre à la mère de rester auprès de son enfant et de prendre soin de lui, sous l'autorité du personnel. Les soins apportés par la mère doivent permettre de résoudre le problème de la pénurie d'infirmières et l'insuffisance de surveillance qui peut en résulter. Pour les nourrissons qui réclament des soins techniques, calcule Spence, il faut presque une infirmière par enfant pour assurer des soins convenables, et plus encore si les infirmières travaillent selon un rythme de rotation.

> « Alors que ces enfants sont hospitalisés, leurs mères sont à la maison en proie à l'anxiété. Il semble donc logique de chercher la solution dans l'admission des mères à l'hôpital afin qu'elles assurent elles-mêmes les soins à apporter à leurs enfants. Il ne s'agit pas d'une proposition théorique. J'ai travaillé selon cet arrangement pendant de nombreuses années, et je le considère comme un élément indispensable à la réalisation des soins dans un service d'enfants. Ce n'est pas non plus une idée révolutionnaire. La plus grande part des soins aux enfants malades est réalisée par les mères à domicile. » (Spence, 1947, p. 129, traduit par l'auteure)

Spence avance donc trois séries d'arguments : l'autorité de l'expérience acquise (il ne s'agit pas d'une proposition abstraite, mais d'une démarche déjà expérimentée dans son service) ; le sens commun et la continuité par rapport à la situation qui prévaut à la maison ; les multiples avantages pratiques d'un tel dispositif.

> « [...] la mère partage la chambre de son enfant. Elle n'a besoin que de peu de repos car le besoin de sommeil d'une mère est proche de zéro lorsque son enfant est sévèrement malade. Elle nourrit son enfant, le surveille ; l'installe dans la position la plus confortable, sur son oreiller ou sur ses genoux. » (Spence, 1947, p. 129, traduit par l'auteure)

À ses yeux, tous les acteurs concernés bénéficient d'un tel système. L'enfant tout d'abord qui peut ainsi profiter des soins attentifs de sa mère. La mère ensuite : « avoir vécu cette expérience, senti qu'elle a participé à la guérison de son enfant renforce la relation avec son enfant et sa confiance en elle-même ce qui présage bien de l'avenir » (Spence, 1947, p. 129, traduit par l'auteure). Cette rencontre avec les mères est une leçon de vie pour les infirmières. Elles sont plus disponibles pour les autres enfants qui demandent leurs soins. Pour les étudiants en médecine, c'est l'occasion de mieux comprendre l'importance de la relation mère-enfant. L'auteur conclut son plaidoyer en précisant qu'il ne recommande pas cette méthode par sentimentalisme, mais pour son efficacité. Il pense, en outre, qu'à l'avenir la réduction du nombre d'infirmières la rendra inévitable. Il conclut son article en appelant de ses vœux la réalisation d'études scientifiques sur les différentes modalités d'hospitalisation qui devraient être réalisées, selon lui, par des hommes de l'art (Spence, 1947).

On peut repérer, dans les propos de Spence, une vision fortement idéalisée de la présence maternelle et la volonté d'affirmer une certaine suprématie médicale sur ce terrain, précaution non vaine comme nous le verrons, tant il sera rapidement investi par les nouveaux experts de l'enfance que sont les « professionnels du psychisme ». Il est intéressant d'ailleurs de noter que dans sa notice biographique, Donald Court insiste sur les réticences de Spence à l'égard de la psychiatrie de l'enfant (Court, 1975). Il s'agit d'un point commun à l'ensemble des expériences pionnières qui ont connu quelque postérité : la sensibilité à la relation mère-enfant s'inscrit dans une conception biologique et non psychologique de la relation mère-enfant.

L'expérience des Pickerill (1927)

L'expérience des Pickerill, relatée dans plusieurs articles dont le premier date de 1945, n'a pas seulement consisté à élargir les horaires de visite. Les Pickerill ont proposé aux mères d'assurer les soins de leur enfant, récemment opéré pour des raisons plastiques (bec-de-lièvre, fente palatine par exemple), en résidant dans la même chambre que lui à l'hôpital, pendant toute la durée de son séjour. Le but premier n'est pas de prévenir les troubles psychologiques, mais d'éliminer les infections croisées entre enfants, en évitant que les infirmières ne communiquent des germes d'un enfant à un autre. Compte tenu des risques d'infections en milieu hospitalier, pourquoi ne pas s'être contenté d'un suivi pré et postopératoire à domicile comme il était courant à l'époque ? Parce que les Pickerill ont affaire à une clientèle qui ne dispose pas de conditions de logement jugées satisfaisantes. L'expérience, au départ, est menée dans un petit hôtel ; puis, à partir de 1942, dans un bâtiment entièrement prévu à cet effet, financé par le gouvernement australien. Douze mères peuvent être accueillies avec leurs bébés. Les chambres sont décrites comme étant de petite taille, mais ensoleillées et joliment meublées, ne ressemblant pas à celles d'un service hospitalier. Les mères sont invitées à prendre soin de leur bébé tout comme elle le ferait à la maison (les auteurs négligent le fait qu'un nourrisson récemment opéré suppose une attention et une manipulation particulières). Elles ont l'entière responsabilité des soins et l'enfant, hormis la préparation pour se rendre en salle d'opération, n'est touché par personne d'autre. Les mères sont également chargées de faire en sorte que l'enfant prenne du poids avant son opération, pour en garantir le succès. De façon originale, les auteurs insistent sur l'importance du « moral » des mères pour assurer la réussite complète du dispositif, tout en mobilisant une perception toujours très biologisante de la dyade mère-bébé, envisagés selon le principe de vases communicants.

> « L'un des facteurs nécessaire à la réussite du système est que les mères restent le plus libres possibles. Il doit exister des règles et une régulation bien sûr, mais pour obtenir un bébé heureux et satisfait, il faut disposer d'une mère heureuse et satisfaite. Une mère amenée au bord de la crise de nerfs par une infirmière autocrate ne pourra remplir l'objectif voulu car le bébé deviendra lui aussi insatisfait et triste et, en conséquence, ne répondra pas au traitement. Nous affirmons qu'un bébé et sa mère sont une entité biologique et pour obtenir des résultats doivent être traités en tant que tels. » (Pickerill & Pickerill, 1946, p. 337, traduit par l'auteure)

Pour contrer l'idée qu'il s'agit d'une responsabilité trop grande laissée aux mères, les auteurs valorisent les compétences maternelles, révélant ce faisant l'ampleur des préjugés des médecins de l'époque à l'encontre des mères de milieux populaires :

> « Les mères ne sont pas stupides comme on a pu le suggérer parfois[1]. Elles n'ont pas toujours un savoir étendu, mais elles ont une bonne *intelligence* moyenne, qui ajoutée à l'amour d'une mère les rend très coopératives et soucieuses de faire de leur mieux pour le patient. Elles sont sur place tout le temps et apportent une aide précieuse pour signaler tout événement anormal, ce qui permet de gagner de précieuses minutes. Un enfant sans sa mère est un navigateur sans boussole. » (Pickerill & Pickerill, 1954, p. 426-427, traduit par l'auteure)

On retrouve l'argument de la surveillance assurée par les mères déjà prôné en son temps par Pierre Budin (Budin, 1900). Les auteurs écartent également l'argument de l'indisponibilité des mères en raison de leurs responsabilités familiales envers leur époux et leurs

1. Pour les médecins du XIXe et du début du XXe siècle, l'idée que les mères sont « ignorantes » est des plus banales (Rollet, 1990).

autres enfants, en donnant une vision idéalisée des conséquences d'un tel arrangement sur l'organisation familiale :

> « Il a été suggéré que ce système ne peut être mis en pratique parce qu'il est trop difficile pour les mères de quitter leur domicile. Nous pouvons seulement dire qu'en *vingt-cinq ans* nous n'avons jamais trouvé ce problème insurmontable. Les mères, avons-nous constaté, sont soucieuses d'accompagner leur enfant ; et cela résout environ les trois-quarts des difficultés. Une personne peut habituellement être trouvée pour s'occuper de la maison, souvent une grand-mère ou une tante ; sinon, les enfants peuvent être « casés » chez des parents, et le père s'occupe de lui-même – un changement pour chacun dans la monotonie de la vie familiale. » (Pickerill & Pickerill, 1954, p. 428, traduit par l'auteure)

L'idée semble faire lentement son chemin, dans les années 1950, au moment où paraît leur article, comme en témoigne le compte rendu d'une réunion organisée par l'OMS, en 1954, qui y fait implicitement référence tout en fixant des limites à une présence continue des mères :

> « Le groupe d'étude s'est longuement interrogé sur le point de savoir s'il est opportun d'admettre la mère avec l'enfant. L'exemple a été cité d'un hôpital chirurgical néo-zélandais qui obtient d'excellents résultats en laissant la mère auprès de son enfant pour s'occuper entièrement de lui sauf évidemment dans la salle d'opérations. Il paraît souhaitable, dans le cas des jeunes enfants, que la mère demeure auprès d'eux pendant tout le séjour à l'hôpital si le pédiatre et le psychiatre estiment que l'intérêt de l'enfant l'exige ; dans les autres cas, la mère pourrait rester à l'hôpital au moins au début, pour aider l'enfant à s'acclimater. » (*Chronique de l'OMS*, 1955, p. 6-7)

De système généralisé, la présence des mères est réduite au début de l'hospitalisation ou laissée à la discrétion de l'équipe et non pensée comme un droit réservé à tout parent.

L'expérience de Bakwin (1942)

Dans son article datant de 1942, Harry Bakwin considère pour sa part que l'incapacité des nourrissons à se développer (*failure to thrive*) dans les hôpitaux « comme l'un des phénomènes les plus frappants et les plus mystérieux en pédiatrie » (Bakwin, 1942, p. 30, traduit par l'auteure). Il se demande si les mesures prises pour prévenir les infections – les boxes où les infirmières portent des masques et manipulent l'enfant le moins possible, les visites des parents strictement interdites – ne sont pas néfastes pour l'enfant. D'après ses observations – mais il ne fournit aucun élément permettant de juger du caractère systématique de ces dernières – les nourrissons hospitalisés, malgré un régime adapté à leur âge, prennent moins de poids qu'à la maison, dorment moins, sourient rarement, et ne babillent pas spontanément. Ils sont décrits comme apathiques, tristes, sans appétit et ne manifestant aucun enthousiasme lorsqu'on leur propose à manger. De plus, des infections respiratoires, qui ne durent qu'un jour ou deux à la maison, peuvent persister pendant des mois à l'hôpital. L'incapacité de ces bébés à prendre du poids est ce qui lui paraît le plus mystérieux, d'autant plus que ces mêmes enfants se mettent à grossir dès leur retour chez eux.

L'article de Bakwin se distingue par les dispositifs éditoriaux utilisés pour convaincre de la justesse de la politique audacieuse entreprise dans son service consistant, non seulement à autoriser les visites des parents, mais à les encourager à prendre dans leurs bras et à caresser leur bébé. Bakwin veut frapper les esprits, il met en avant sa sincérité, son autorité personnelle, sans pouvoir se prévaloir d'une démarche de nature plus scientifique – ce qui lui aurait sans doute valu une plus grande postérité. Bakwin utilise à plein les supports iconographiques, présentant les photos d'un nourrisson de seize semaines, autorisé à quitter le service avant d'être guéri, après avoir contracté de multiples infections successives. Extrêmement dénutri, il pesait moins de trois kilos à sa sortie, alors qu'il en pesait quatre à son entrée dans le service, pour diarrhée et vomissements, couplés à une infection nasale. Il est photographié en pleurs et dans une position de crispation, n'ayant plus que la peau sur les os. Et cinq semaines après son retour à domicile, ayant retrouvé des joues et l'apparence d'un nourrisson en bonne santé, le regard tourné vers l'objectif, se tenant les mains. Bakwin adjoint également les photos prises par Chapin d'une enfant squelettique, recroquevillée sur elle-même, le regard triste, ne regardant pas le photographe, pesant quatre kilos à treize mois, à sa sortie de l'hôpital et, quatre mois plus tard, pesant huit kilos, se tenant bien droite, le visage joufflu, jetant un regard malicieux et joyeux vers le photographe (Chapin, 1908). Chacune de ces deux séries de photographies vise à illustrer l'incapacité à se développer des enfants hospitalisés. Bakwin omet de préciser que les observations réalisées par Chapin visaient à montrer la supériorité d'un placement en famille d'accueil sur un séjour prolongé à l'hôpital et ne concernaient pas les soins assurés par la mère. Il joint également les graphiques représentant la courbe de température et la courbe de poids des enfants, avant et après leur sortie de l'hôpital, mettant en évidence l'amélioration de chacune d'entre elles. Bakwin s'appuie par ailleurs sur des études réalisées sur des animaux pour conclure à la nocivité de l'isolement. À ses yeux, l'isolement des nouveau-nés est contraire à la nature des mammifères.

> « Tout au long du monde des mammifères, la mère et ses rejetons restent en contact physique l'un avec l'autre pendant la période postnatale. Il suffit d'observer la chatte et ses chatons, la chienne avec ses chiots, la truie avec ses cochons de lait, pelotonnés et serrés les uns contre les autres. Comparez cela avec les méthodes recommandées pour prendre soin des nourrissons à l'hôpital. » (Bakwin, 1942, p. 37, traduit par l'auteure)

Et de joindre les photos représentant chacun des animaux allaitant leurs petits face à celle d'un enfant placé dans un box clos, sorte de couveuse élargie, avec un petit lapin en peluche posé à ses pieds, qu'il ne semble pas pouvoir prendre dans ses bras, immobile, allongé sur le dos, regardant trop sagement le photographe. Comme ses contemporains, Bakwin ne s'appuie pas principalement sur la psychologie du nourrisson, qui n'est pas appréhendée comme telle, mais sur une vision très biologisante de ses besoins. Il s'agit de défendre l'idée que la séparation mère-enfant en cas d'hospitalisation est proprement « contre-nature ». Pour finir, Bakwin montre que sa politique d'ouverture aux parents et de maternage intensif par les infirmières, mais également par les internes – qui sont invités lorsqu'ils en ont le temps à prendre les enfants dans leurs bras et à jouer avec eux – n'a pas entraîné d'augmentation des infections, comme on pouvait le craindre. Il s'appuie à nouveau sur une représentation graphique qui permet de comparer la mortalité, avant l'âge d'un an, à l'hôpital de Bellevue, à celle de l'ensemble de la ville de New York, entre 1912 et 1940. Chacune des courbes présente une nette tendance à la baisse, mais bien évidemment celle de l'hôpital de Bellevue est très en dessous de celle de la ville de New York. L'appareil démonstratif reste donc rudimentaire dans ce premier article, même si on voit poindre un réel souci de fournir une évaluation chiffrée du dispositif institutionnel adopté.

Dans un article datant de 1951, Bakwin réitère ses recommandations pour une libéralisation des visites. Il balaye rapidement l'argument des risques infectieux en s'appuyant, comme dans son article de 1942, sur la baisse de la courbe de mortalité qui, selon lui, ne peut être simplement attribuée aux progrès thérapeutiques et notamment à l'introduction des antibiotiques :

> « Plus de la moitié de la chute [de la mortalité avant un an] s'est produite avant que la thérapie anti-microbienne soit introduite à la fin des années

> 1930. Le principal facteur létal était la négligence psychologique (*psychologic neglect*) et non l'infection ; et les efforts pour protéger les bébés contre les infections en les isolant ont accru leur carence émotionnelle. » (Bakwin, 1951, p. 384, traduit par l'auteure)

On voit poindre l'argument psychologique. Bakwin dispose désormais d'une nouvelle série d'articles pour asseoir la politique qu'il propose. Il cite notamment très largement les recommandations de Spence et les expériences d'ouverture aux parents réalisés dans d'autres services, notamment celui des Pickerill en Nouvelle-Zélande, qu'il décrit longuement, en prenant soin de mentionner l'étude réalisée cinq ans après, montrant qu'il n'y a pas eu d'infections croisées entre enfants suite à cette expérience. Il y soutient l'idée, également développée par Spitz[1], que même les familles les plus pauvres peuvent constituer un environnement plus favorable qu'un univers hospitalier devenu vide de contacts humains : « Même une maison très humble, affirme Bakwin, est souvent mieux adaptée au soin de l'enfant et moins déstabilisante pour les parents que l'hôpital avec son équipement moderne » (Bakwin, 1951, p. 384, traduit par l'auteure). Ce faisant, l'un et l'autre prennent le contre-pied de l'idée qui s'était construite au XIXe siècle selon laquelle les logements populaires sont impropres à assurer la guérison (Lomax, 1996).

Ces expériences pionnières n'ont pas été diffusées plus largement. Pour quelles raisons ? On peut penser qu'il leur a manqué le soubassement théorique et scientifique, qui leur aurait permis de légitimer leurs pratiques, et la volonté de se faire les promoteurs d'une politique, en diffusant plus largement qu'ils ne l'ont fait leur expérience (Alsop-Shields, Mohay, 2001).

Le mouvement d'humanisation des hôpitaux d'enfants à partir de 1945

Au sortir de la Seconde Guerre mondiale, une grande campagne d'humanisation des hôpitaux est lancée en France, sous l'influence, notamment, du pédiatre Robert Debré (1882-1978). La création de la Sécurité sociale en 1945 va apporter à l'hôpital les ressources qui

1. Voir *infra*.

lui sont nécessaires pour moderniser les conditions d'accueil (Salaün, 2001).

Dans les mesures proposées pour humaniser les conditions d'hospitalisation enfantine, l'ouverture plus large des services aux parents va figurer en bonne place, même si cette recommandation est mêlée à d'autres considérations sur l'aménagement de l'architecture des services, sur l'attitude des infirmières, sur les possibilités de jeux, etc. On peut cependant observer un relatif retard français dans les politiques d'ouverture des services aux parents, malgré l'importation précoce des travaux sur les conséquences psychologiques de l'hospitalisation.

L'ouverture comme politique

À travers les travaux sur l'hospitalisme puis sur la carence maternelle, la rhétorique du danger se déplace du microbe au vécu émotionnel de l'enfant.

La mise en évidence de l'hospitalisme par René Spitz (1887-1974)

À la veille de la Seconde Guerre mondiale, au sein du courant psychanalytique, l'intérêt pour la séparation parents/enfant reste marginal (Urwin, Sharland, 1992). Les premiers travaux sur l'hospitalisme ont concerné les nourrissons et plus largement les enfants de moins de deux ans. Les travaux sur les conséquences psychologiques de l'hospitalisation ont tendu à minimiser ses effets sur les enfants sortis de la prime enfance.

Dans son célèbre article datant de 1945, Spitz définit l'hospitalisme comme « l'état vicié du corps dû à un long confinement hospitalier ou à l'atmosphère morbide de l'hôpital » (Spitz, 1945, p. 53, traduit par l'auteure). Pour rendre compte de ce phénomène, Spitz met en cause l'absence de stimulation des nourrissons dans les services qui respectent scrupuleusement les principes d'hygiènes. Ces derniers sont parvenus, à ses yeux, à stériliser aussi bien l'environnement des nourrissons que leur psyché. Le jugement est sévère : « même les familles les plus démunies, écrit Spitz, proposent plus de stimulation mentale qu'un service hospitalier ordinaire » (Spitz, 1945, p. 54-55, traduit par l'auteure). Le second facteur est l'absence de la mère qui ne peut être remplacée, même par l'infirmière la mieux formée.

Pour construire sa démonstration, Spitz a suivi 164 enfants de moins d'un an, en comparant ceux restés dans leur environnement familial (en introduisant une distinction entre familles dont le chef de famille occupe un emploi qualifié et familles rurales pauvres) à ceux placés dans un environnement institutionnel (une crèche pénitentiaire, accueillant des mères adolescentes délinquantes, comparée à une pouponnière). Il mesure le quotient de développement des enfants avant quatre mois et après huit mois et constate que ceux accueillis en pouponnière ont vu leur quotient de développement chuter de près d'un tiers dans l'intervalle. Ce n'était pas l'un des moindres arguments à la disposition de René Spitz, et ce résultat ne devait pas manquer de frapper l'esprit des contemporains, au moins dans le cas américain. En effet, selon Geneviève Paicheler, la Première Guerre mondiale a déclenché aux États-Unis « un immense mouvement en faveur des tests » (Paicheler, 1992, p. 187). Au-delà de son attrait pour le grand public, « la méthode des tests assurait bel et bien à la psychologie la dignité d'une science véritable » (Paicheler, 1992, p. 205).

Spitz passe ensuite à la description du tableau clinique des enfants accueillis en pouponnière, décrits comme extrêmement sensibles aux infections et maladies de toute sorte. Seuls deux enfants, parmi les vingt-six enfants survivants (sur soixante et un enfants suivis) âgés de dix-huit mois à deux ans et demi, savent prononcer quelques mots et marcher ; aucun d'entre eux ne sait manger seul et aucun n'a acquis la propreté. Spitz compare la crèche et la pouponnière : dans la première, règne une activité constante, les mères portent leur enfant, les nourrissent, jouent avec eux, discutent entre elles en tenant leur bébé dans leurs bras ; dans la pouponnière, les couloirs sont mornes et déserts en dehors des heures de repas, les bébés gisent dans leur berceau, jouant avec leurs pieds et leurs mains qui seuls sont à leur disposition, les draps tendus autour deux les empêchant même de voir leurs voisins. Une infirmière s'y occupe de huit nourrissons, alors que dans la crèche pénitentiaire chaque bébé dispose de l'attention de sa mère. « Les enfants de la pouponnière sont condamnés à un confinement solitaire dans leur berceau. [...] Nous pensons qu'ils souffrent parce que leur environnement perceptif est vide de tout partenaire humain » (Spitz, 1945, p. 68, traduit par l'auteure).

Dans une publication postérieure en français, René Spitz revient sur les résultats obtenus à l'issue de son étude, avec une visée de chiffrage destinée à accroître l'aspect « scientifique » de la démonstration :

> « Mais comme une seule infirmière devait s'occuper de 8 enfants (officiellement, puisque jusqu'à 12 enfants étaient confiés aux soins de la même personne), ils subissaient une carence affective. En deux mois ils recevaient approximativement un dixième des provisions affectives normalement fournies par la relation mère-enfant... Au cours de nos tests ces enfants accusaient un déclin progressif de leur quotient de développement. Vers la fin de la deuxième année, ceux-ci étaient à 45 % de la normale [...]. Nous avons continué à observer ces enfants... jusqu'à l'âge de 4 ans. Le tableau 3 montre qu'à ce moment-là, à quelques exceptions près, ils ne pouvaient s'asseoir, se tenir debout, marcher ou parler. » (Spitz, 1968, cité par Liane Mozère, 1992, p. 52)

Dans un article datant de 1948, Spitz précise également, en note de bas de page : « Nous appelons “la mère” non seulement la mère du nourrisson dans le sens physique, mais toute personne qui joue un rôle maternel pour un nourrisson donné, surtout au point de vue des échanges émotifs. De ce point de vue le père p.e. (*sic*), au cas échéant, peut remplir le rôle de “mère” pendant la première année. » (Spitz, 1948, note de la page 380). Et de décrire, les efforts infructueux que lui-même déploie pour tenter de faire cesser les pleurs des enfants séparés trop longuement (pour une période supérieure à deux mois) de leur mère : « J'ai fait l'essai chez ces enfants par tous les moyens, pendant des périodes allant souvent jusqu'à trois heures et plus d'efforts continus, sans aucun résultat ; au début comme à la fin l'enfant poussait des hurlements désespérés à tout essai de contact » (Spitz, 1948, p. 381). Propos novateurs pour l'époque que cette valorisation (relative) de soins aux nourrissons apportés éventuellement par les pères ou par un substitut masculin, les travaux sur la carence maternelle ayant plutôt tendu à renforcer le rôle des mères et à marginaliser celui des pères (Neyrand, 2000).

Spitz dresse ensuite, avec plus de détails qu'il ne l'avait fait dans son premier article, le tableau clinique des conséquences de la séparation selon sa durée, associée à une gravité accrue : pleurs après un mois de séparation ; retrait après deux mois ; après trois mois de séparation, l'enfant reste couché à plat ventre une grande partie de la journée et se désintéresse de son entourage ; après quatre mois, l'expression faciale devient figée, le regard immobile et lointain. Spitz considère que les dégâts sont irréversibles après cinq mois. Selon sa durée, la séparation peut déboucher sur un arrêt du développement, un retard et, dans les cas les plus graves, sur une régression[1]. « L'antidote » est simple : rendre sa mère au bébé.

> « Les suites d'une pareille intervention sont tellement surprenantes qu'il faut les avoir vues pour y croire. Ces enfants qui étaient en train de dépérir, qui, si on les prive de leur mère pendant quelques mois de plus, tombent dans le marasme – après la réunion avec leur mère reprennent leur vitalité avec une rapidité surprenante. Nous en avons vu, qui douze heures plus tard étaient méconnaissables ; mais deux semaines au grand maximum suffisent à les rétablir. » (Spitz, 1948, p. 384)

Ces enfants retrouvent en particulier un quotient de développement correspondant à leur âge. Si la mère ne peut être rendue au bébé, il convient alors de lui trouver un substitut, en s'appuyant sur la réaction développée par le nourrisson au cours de la première phase qui consiste à se cramponner à toute personne qui s'approche. Deux recommandations annexes formulées par Spitz peuvent surprendre le lecteur contemporain : faire en sorte que l'enfant dispose de jouets et lui permettre de se mouvoir. « Au lieu, écrit Spitz, comme c'est l'usage, de laisser ces bébés enfermés dans leur lit à barreaux et par cela de renforcer leur isolement, il faut faire l'impossible pour leur faciliter la locomotion » (Spitz, 1948, p. 387). On saisit alors tous les excès auxquels ont conduit les principes d'hygiène. Spitz précise cependant que des séparations de quelques heures ou de quelques jours n'ont pas de telles conséquences et que les séparations n'ont d'effets négatifs que lorsque la relation préalablement établie entre la mère et son nourrisson est bonne. « On serait tenté de dire que lorsque la mère est mauvaise, même le pire substitut est un changement vers le mieux » (Spitz, 1948, p. 389). Il ne s'agissait pas tant pour Spitz de réhabiliter les mères que de défendre un certain mode de maternage, mais la lecture postérieure des travaux sur la carence maternelle aura tôt fait de retenir la seule suprématie maternelle. Il conclut son article sur ce qui lui semble être le principal résultat de son étude : « Nous avons trouvé que la privation affective est aussi dangereuse pour le nourrisson que la privation alimentaire. L'évangéliste le disait bien, il y a deux mille ans : "L'homme ne vit pas de pain seulement" » (Spitz, 1948, p. 390). En s'appuyant sur

1. Dans ces travaux ultérieurs, Spitz approfondit la notion d'hospitalisme et dresse le tableau des désordres cliniques chez les bébés ne bénéficiant pas de soins personnalisés : « Complètement passifs, ces enfants gisaient dans leur lit, le visage vide d'expression ou l'expression souvent idiote, la coordination oculaire souvent défective. Ils ne pouvaient même plus se retourner dans leur lit et bientôt apparurent des troubles moteurs rythmiques, par exemple le *spasmus mutans*, des mouvements bizarres des doigts qui rappelaient les mouvements catatoniques ou décérébrés » (Spitz, 1970, cité par Neyrand, 2000, p. 57).

une morale millénaire qui peut surprendre après avoir affiché un tel souci de scientificité, il s'agit pour René Spitz de se démarquer nettement d'un argumentaire biologisant persistant, même chez ceux qui reconnaissent la souffrance de l'enfant séparé de sa mère, en faisant valoir que les besoins affectifs de l'enfant sont aussi importants que ses besoins physiques. Ce faisant, René Spitz a ouvert la voie à une modification profonde de la représentation des nourrissons qui va désormais se placer au cœur du référentiel de la non-séparation.

L'exemplarité anglaise

Harry Hendrick voit dans le changement de regard opéré par l'équipe de l'Institut Tavistock (Tavistock Institute), premier centre de guidance infantile[1] créé en Angleterre en 1920, sous la direction de John Bowlby, un véritable « tournant culturel » (*cultural shift*). Celui-ci modifie le jugement porté sur les émotions éprouvées par les enfants hospitalisés : la détresse des enfants d'âge préscolaires séparés de leurs parents, en particulier de leur mère, est désormais perçue comme une émotion légitime, requérant l'attention des adultes qui entourent l'enfant et un changement des pratiques (Hendrick, 2003).

Avant les années 1940, l'idée que les enfants hospitalisés ont besoin de visites régulières était loin d'être communément admise. On savait pertinemment que les enfants sont tristes lorsqu'ils entrent à l'hôpital, qu'ils pleurent lorsqu'ils sont séparés de leurs parents et que la fin des visites est un moment particulièrement difficile : tout ceci était envisagé comme la conséquence, certes regrettable, mais inévitable, de l'hospitalisation. Les raisons invoquées pour restreindre les visites étaient les suivantes : les parents peuvent être une source d'infections ; leurs visites perturbent l'enfant, mais aussi le travail des médecins et des infirmières ; certaines mères sont « difficiles » ; certains enfants ne pouvant recevoir la visite de leurs parents, il serait injuste d'autoriser des visites journalières alors que certains parents résident loin ou ne peuvent se libérer de leurs obligations professionnelles et familiales ; de toute façon, seule une minorité de mères réclament un allongement des horaires de visite ou l'autorisation de rester la nuit.

1. Centre dans lequel des équipes de psychologues et de travailleurs sociaux placés sous la direction des psychiatres responsables des traitements traitaient les problèmes d'inadaptation scolaire et familiale (Paicheler, 1992). Leurs équivalents français, baptisés CMPP, ne prennent naissance qu'après la Seconde Guerre mondiale (Duché, 1990).

Pourtant, des voix s'élèvent déjà pour réclamer, au moins pour les enfants qui doivent supporter des hospitalisations longues, une ouverture plus grande aux parents. B.W. Maclennan, dans un article publié en 1949 dans *The Lancet*, recommande ainsi d'intégrer l'apport des travaux en psychologie dans l'organisation des services de pédiatries.

> « [...] la coopération la plus étroite doit être entretenue entre l'équipe médicale et les parents. Les parents doivent être encouragés et, si nécessaire, aidés à rendre visite à leur enfant le plus souvent possible. Ils doivent toujours se voir offrir la possibilité de rester auprès de leur enfant lors de la phase aiguë de la maladie et doivent être rencontrés avant le retour de l'enfant à domicile, pour qu'ils sachent exactement comment traiter l'enfant et qu'ils puissent évoquer tous les problèmes qui les inquiètent ». (Maclennan, 1949, p. 210, traduit par l'auteure)

La force du nouveau référentiel construit par les théoriciens de la carence maternelle va consister à donner un support scientifique à l'idée d'une présence parentale nécessaire et à considérer tous les types d'hospitalisation, y compris les hospitalisations courtes pour de petites pathologies. John Bowlby et James Robertson ont joué un rôle complémentaire dans la diffusion de ce référentiel, le premier en forgeant la théorie, le second en s'en faisant le « missionnaire » (Alsop-Shields, Mohay, 2001).

L'influence de John Bowlby (1907-1990). Dans l'entre-deux-guerres, avant de rejoindre l'Institut Tavistock, en partie financé par la généreuse fondation Rockfeller (Wieder, 1995), le psychiatre et psychanalyste anglais John Bowlby a commencé à travailler sur les conséquences de la séparation mère-enfant. L'expérience de l'évacuation pour éviter les bombardements allemands[1] pendant la guerre apporte une confirmation à ses idées : la séparation conduit bien à produire les troubles du comportement perçus comme la racine des comportements antisociaux (Hendrick, 1997a).

À la fin de la Seconde Guerre mondiale, la toute nouvelle Organisation mondiale des Nations Unies demande à John Bowlby, devenu un expert reconnu de psychiatrie infantile, de réaliser une étude sur la situation des millions d'enfants séparés de leurs parents par la guerre en Europe (Alsop-Shields, Mohay, 2001). En 1951, John

1. En 1939, le gouvernement anglais décide l'évacuation des principales villes susceptibles d'être bombardées : un million d'enfants seuls sont évacués ainsi qu'un demi-million de mères avec leurs enfants d'âge préscolaire (Hendrick, 1997a, p. 54).

Bowlby publie un rapport sur la « carence maternelle » qui obtient un retentissement mondial, prolongeant les travaux antérieurs, non moins célèbres, de René Spitz sur « l'hospitalisme » (Hendrick, 2003).

Les travaux de John Bowlby ont fait l'objet d'une diffusion immédiate en France. John Bowlby participe en effet au cours de psychiatrie sociale organisée par le Centre international de l'enfance, dirigé par Robert Debré. Il y décrit l'attitude de l'enfant âgé de deux ans, séparé pour la première fois de sa mère pour être placé en pouponnière ou hospitalisé.

> « Il a souvent une réaction de profonde détresse qui dure plusieurs heures ou même plusieurs jours. Il pourra hurler presque sans arrêt pendant vingt-quatre heures ou même quarante-huit heures. Il arrive qu'à partir de ce jour l'enfant traverse une période de quasi-stupeur durant laquelle il refuse toutes relations et tout contact avec quiconque, excepté sa mère. De telles réactions sont catastrophiques, il ne s'agit pas simplement de légères anxiétés, mais l'être de l'enfant y participe entièrement. » (Bowlby, 1951, p. 46)

Si la séparation se prolonge, poursuit John Bowlby, l'enfant peut développer une personnalité « psychopathique », c'est-à-dire « être incapable de maintenir des relations de coopération avec autrui », être « inéducable ». Il s'agit donc bien de changer le regard porté sur les pleurs de l'enfant, en y voyant un signe alarmant et non plus une simple réaction « normale » et passagère. Bowlby part de la description du « cas » d'un petit garçon, Derek, âgé de six ans, adressé à sa consultation de guidance infantile, en 1936-1937, parce qu'il vole, fait l'école buissonnière et ment, tout en restant indifférent aux punitions. La famille de Derek est décrite sous un jour favorable, ce qui permet d'écarter tout soupçon d'une responsabilité de leur part dans les comportements de l'enfant. « Les parents de ce garçonnet, écrit Bowlby, étaient d'honnêtes artisans, intelligents, et leur fils aîné – de deux ans plus vieux – leur donnait toute satisfaction à l'école. Ce n'était donc pas un mauvais foyer » (Bowlby, 1951, p. 47). On remarquera l'importance accordée à la réussite scolaire pour estimer les compétences parentales. Bowlby est attiré par un détail dans l'histoire de cet enfant :

> « … jusqu'à dix-huit mois, l'enfant fut un bébé très normal, mais à dix-huit mois, il contracta la diphtérie et fut placé dans un hôpital de contagieux. Sa mère n'était pas autorisée à lui rendre visite et ignore ce qui a pu se passer à ce moment-là. Malheureusement au sortir de la diphtérie l'enfant contracta quelque autre maladie infectieuse et en conséquence passa neuf mois à l'hô-

> pital. Il y entra à dix-huit mois et en sortit à l'âge de deux ans et trois mois. Durant tout ce temps les visites étaient interdites. Lorsque la mère alla le chercher pour l'emmener à la maison, l'enfant parut ne pas la reconnaître et l'appela « infirmière », et depuis ne manifesta plus jamais d'affection pour elle. » (Bowlby, 1951, p. 47-48)

Ayant émis l'hypothèse d'un lien entre cette séparation précoce et l'indifférence affective présentée par ces enfants, Bowlby dresse une comparaison entre deux groupes d'enfants adressés à la clinique de guidance infantile, selon qu'ils sont voleurs ou pas. Il trouve une incidence beaucoup plus importante des séparations dans le groupe des enfants « voleurs » que dans le groupe témoin (dans le groupe des enfants voleurs 17 cas de séparations sur 44 dans le groupe témoin, 2 cas de séparations sur 44). Bowlby prend le soin de faire un calcul du chi2 pour donner plus de poids à l'idée d'une corrélation entre les deux ordres de phénomènes et faire appel à « l'outil de conviction » que sont désormais, pour un public de plus en plus large, les statistiques. Il conclut : « la séparation est à l'origine de ce type caractériel psychopathique avec indifférence affective » (Bowlby, 1951, p. 49). Comme Sptiz, Bowlby prend le soin de préciser qu'ici la mère ne doit pas être entendue exclusivement comme la mère naturelle, mais comme la « femme à laquelle l'enfant est attaché » (Bowlby, 1949). Si la séparation est de courte durée, conclut Bowlby, l'enfant présente des réactions anxieuses pendant plusieurs mois.

> « Si la mère est suffisamment intuitive, les difficultés disparaissent au bout de trois mois environ. [...] Mais si la mère est irritable et portée sur les punitions, un grave conflit se développera certainement. L'anxiété de l'enfant ira grandissant et il sera bientôt névrosé » (Bowlby, 1951, p. 57).

Donc les troubles sont jugés réversibles pour les séparations de courte durée, à condition que la mère adopte le comportement non autoritaire encouragé par ailleurs par un mouvement de guidance infantile qui entend faire prévaloir un style plus démocratique de « gouvernement familial ». Aucune précision n'est donnée sur la durée au-delà de laquelle les troubles deviennent irréversibles.

> « Dans le cas d'un séjour prolongé en institution, [...] certains enfants perdent toute aptitude à établir des relations personnelles. Au bout de quelques jours, on ne les considère plus comme des cas difficiles car ils semblent gais, alors qu'en réalité, ils ont des troubles graves. Lorsqu'ils retournent chez eux, ils ont des réactions sociales anormales. Certains d'entre eux sont incapables de discernement et risquent de devenir des prostituées ou des amoraux sexuels. » (Bowlby, 1951, p. 57)

Bowlby n'hésite donc pas à noircir le tableau des conséquences possibles d'une séparation prolongée. Il reprend à son compte la « rhétorique du danger » après en avoir déplacé le contenu : ce n'est plus une présence maternelle à l'hôpital qui est porteuse de danger, mais au contraire une absence de contact affectif avec sa mère au cours de l'hospitalisation. Deux traitements sont suggérés : « parvenir à une amélioration de l'attitude maternelle » et la psychothérapie des enfants placés en institution. Cependant, pour Bowlby, « les mesures préventives sont préférables à la thérapeutique curative ». Son raisonnement repose sur une inversion du regard porté sur l'enfance : il s'agit d'aller au-delà du comportement « en surface » de l'enfant en considérant que les expériences vécues peuvent marquer durablement sa personnalité et ce dès la prime enfance.

L'influence de James Robertson (1911-1988). La contribution de James Robertson à la promotion du référentiel de la non-séparation a consisté à exporter le travail de Bowlby de l'arène académique vers les professionnels, les hommes politiques et la société civile (Alsop-Shields, Mohay, 2001).

La femme de Robertson, Joyce a travaillé comme étudiante en psychologie dans la pouponnière dirigée par Dorothy Burlingham et Anna Freud destinée à accueillir les enfants orphelins ou séparés de leurs parents par la guerre. Dorothy Burlingham et Anna Freud avaient alors mis en évidence le fait que les enfants qui ont assisté aux bombardements en présence de leurs parents étaient moins susceptibles de souffrir de traumatisme que lorsqu'ils avaient vécu les mêmes événements séparés de leurs parents. Elles montraient que même des événements mineurs pouvaient avoir un effet traumatique sur des enfants privés de la sécurité apportée par leur famille. James Roberston devint travailleur social dans cette pouponnière, ce qui lui permit de se familiariser avec la psychanalyse avant même d'avoir travaillé avec Bowlby à l'Institut Tavistock. Alors qu'il travaille avec Bowlby, la fille des Robertson est hospitalisée. Ses parents constatent son changement de comportement à son retour à domicile. Robertson décide alors de faire porter ses travaux sur la situation des enfants séparés de leurs parents en raison d'une hospitalisation (Alsop-Shields, Mohay, 2001).

En 1952, est diffusé pour la première fois en Angleterre le film de Robertson *A Two Year Old Goes to Hospital*, à la Société Royale de

Médecine[1], qui permet de *donner à voir*, derrière le calme apparent des enfants d'âge préscolaires hospitalisés, leur profonde détresse. Pour tester l'hypothèse d'un effet pathogène de la séparation mère-enfant, Robertson a filmé une petite fille, Laura, âgée de deux ans et cinq mois, hospitalisée pendant huit jours pour une opération d'une hernie ombilicale.

La projection du film a suscité de nombreuses controverses. Le film ne fut pas projeté au-delà du cercle médical avant 1957. L'OMS, néanmoins, a rapidement acheté et diffusé un grand nombre de copies du film de Roberston pour en faire un objet de débat dans les conférences internationales. De même, il devient rapidement un outil de référence dans les écoles destinées aux étudiants en psychiatrie, de psychologie, de travail social et d'infirmières.

Selon Robertson, ce sont les enfants d'âge préscolaire qui sont les plus sensibles à la séparation d'avec leur mère, ceux qui fréquentent l'école ayant déjà fait l'expérience d'une telle séparation. Il observe que les infirmières ont tendance à se tenir à distance des enfants récemment admis, si ce n'est pour les nourrir et les laver, car ces derniers, à leur contact, se mettent à pleurer, troublant le calme du service qui est recherché avant tout. Lorsque Robertson attire l'attention du personnel sur la détresse de ces enfants, on lui répond qu'elle est habituelle et inévitable et qu'on ne peut rien y faire : tous les enfants sont perturbés au début mais, après quelques heures ou quelques jours, ils retrouvent leur calme et finissent par « oublier » leur mère. Dans tous les services où il se rend, Robertson retrouve la même attitude de la part des équipes. Les visites des parents sont en général mal vues car on considère qu'elles attristent les enfants. Alors que les changements physiques de l'enfant sont notés jour après jour, leur changement de comportement ne fait l'objet d'aucune attention (Hendrick, 2003).

À l'aide du film qu'il a réalisé, Robertson parvient à montrer que, alors que l'on pensait que les visites des parents « perturbent » les enfants, elles ne font que *révéler* une détresse cachée sous une apparence de calme. De la même manière, quand un enfant se met à pleurer lorsqu'une infirmière vient le voir, elle n'est pas à l'origine de sa détresse mais elle la *découvre*. Robertson distingue trois phases dans

1. Le film de Robertson est aujourd'hui encore projeté dans de nombreuses universités assurant des formations en soins infirmiers (Lindsay, 2003).

la manifestation de l'angoisse de séparation (Rossant, 1984). Une première phase de *Protestation* (*Protest*), qui peut durer de quelques heures à plusieurs jours, au cours de laquelle l'enfant cherche, en hurlant, à faire revenir sa mère, sachant, par ses expériences antérieures, que ses pleurs doivent la faire revenir. Il crie, secoue son lit et trésaille au moindre bruit lui faisant espérer le retour de sa mère. Ils repoussent les infirmières qui essaient de le consoler. Suit une phase de *Désespoir* (*Despair*) : l'enfant se décourage devant l'inefficacité de ses appels, pleure souvent, mais de façon monotone et intermittente, et reste apathique dans son lit. Ce stade « tranquille » est souvent interprété, par erreur, comme une réduction de la détresse préalablement éprouvée et le signe d'une adaptation à son nouvel environnement. « C'est ce stade qui est à l'origine de nombreuses controverses sur les avantages ou les inconvénients des visites : l'enfant était calme jusqu'à la visite de sa mère dont le départ l'a de nouveau fait hurler ; de là à conclure qu'il faille interdire les visites de la mère, il n'y avait qu'un pas qui a été franchi… ! » (Rossant, 1984, p. 42). La dernière phase correspond à une *Négation* (*Denial*) : l'enfant a vraiment l'air de s'adapter. Il s'intéresse à ce qui l'entoure, la nourriture, les jouets. Le personnel peut avoir l'impression que l'enfant devient heureux. Il réprime ses sentiments pour sa mère qui n'a pas su voir ses besoins. Lorsqu'elle vient aux visites, il la regarde à peine et semble s'en désintéresser totalement quand elle repart. Le jour de la sortie l'enfant ne veut pas quitter les bras de l'infirmière pour aller vers sa mère. « Cette réaction est parfois interprétée comme excellente : l'enfant se trouve si bien à l'hôpital qu'il est peu disposé à rentrer chez lui » (Rossant, 1984, p. 44).

Le choix du support cinématographique permettait de contraindre le spectateur à voir différemment : voir dans l'arrêt des pleurs un signe d'alarme et ne pas se laisser induire en erreur par le calme apparent de l'enfant. De la même manière, il invitait les équipes hospitalières à voir dans les pleurs de l'enfant une manifestation de détresse et non un enfant « exigeant », mal élevé, trop gâté. La détresse exprimée ne devait plus être envisagée comme « naturelle », et donc peu importante, mais comme chargée de sens (Hendrick, 2003).

Initialement réalisé dans un but de recherche, Robertson prit rapidement conscience de l'effet émotionnel de son film. En 1958, James et Joyce Roberston réalisent un deuxième film, intitulé, *Going to hospital with mother*, sur une petite fille dont la mère est présente à ses côtés lors de son séjour à l'hôpital et montrent que cette expérience est alors beaucoup plus favorable. Muni des films qu'il a réalisés, Robertson se déplace dans de nombreux pays, répond aux nombreuses invitations qui lui sont faites, pour diffuser son message (Alsop-Shields, Mohay, 2001).

En 1956, le gouvernement anglais décide de mettre en place une commission sur le bien-être des enfants à l'hôpital. En 1959, cette commission dirigée par Sir Harry Platt, alors président du Collège royal de chirurgie, délivre un rapport proposant une série de recommandations pour améliorer les conditions d'hospitalisations enfantines et reconnaît à son tour la nécessité d'éviter la séparation mère/enfant. Le rapport validé par le gouvernement britannique est publié en 1959. Une circulaire reprend les recommandations du rapport Platt en insistant sur la nécessité de mettre un terme à la restriction des horaires de visite dans les services pédiatriques. La contribution rédigée par Robertson pour le comité dirigé par Sir Harry Platt est publiée en 1958 et rapidement traduite en plusieurs langues[1]. En 1961, la BBC diffuse des extraits du film de Robertson, cristallisant une opinion publique déjà préparée par de nombreux articles de presse et conduisant à la création, par Jane Thomas, de la première association militant pour la mise en application du rapport Platt[2]. Lors de cette émission, Robertson lance un appel aux parents pour qu'ils lui fassent part de leurs expériences dans les services pédiatriques. Les 400 lettres reçues seront publiées dans un ouvrage intitulé *The Parents'Eye View of Children in Hospital.*

Pour Bruce Lindsay, il convient cependant de relativiser l'impact du film de Robertson. Elle remarque que les hôpitaux, dès la fin des années 1940, étaient revenus progressivement sur une politique trop restrictive, comme en témoigne notamment l'expérience d'ouverture menée par Spence. Selon Bruce Lindsay, les professionnels auraient pris conscience, dès les années 1930, du fossé séparant les nouvelles théories mettant en avant les besoins émotionnels de l'enfant des pratiques hospitalières. Comme Harry Hendrick, elle suggère que l'influence de Robertson tînt, non pas aux idées qu'il a défendues, mais au mode de présentation adopté. L'usage du film constituait une réelle innovation. Roberston s'est également appliqué à faire le

1. La traduction française date de 1970 : [John Robertson : *Jeunes enfants à l'hôpital*, Paris, Le Centurion, 1974 (1re édition 1958)].
2. D'abord appelée Mother Care for Children in Hospital (MCCH), elle devient en 1965 The National Association for the Welfare of Children in Hospital.

tour des services, donnant un accès beaucoup plus sensible à ses idées que la simple lecture d'un article académique. Elle note également que, contrairement à ce qu'on aurait pu penser, Spence ne fut pas un allié pour Roberston. Dans son service, en dehors du secteur des nourrissons, les visites sont restées limitées à deux jours par semaine pour les enfants plus âgés. Les jeunes médecins se sont montrés plus ouverts aux idées de Roberston. Après avoir vu le film de Robertson, MacCarthy met en place dans son service une politique de visites libres et autorise les mères à séjourner avec leur enfant hospitalisé, en 1953. Bruce Lindsay rappelle également que Ronald MacKeith a autorisé la femme de James Roberston, Joyce, à rester auprès de sa fille hospitalisée, en 1954, pour une opération des amygdales et a aidé Roberston à réaliser son deuxième film (Lindsay, 2003). Lyonel Rossant relève l'impact sur la communauté médicale de la parution, en 1965, d'un article dans *The Lancet*, publié par ces mêmes pédiatres (MacCarthy & MacKeith, 1965). Or, dans cet article, de façon originale, les auteurs mettent en avant un droit de visite des parents, opérant un déplacement important par rapport à la reconnaissance des seuls besoins de l'enfant. Pour gagner les lecteurs à leur cause, MacCarthy et MacKeith ont pris le parti de reproduire une lettre adressée à l'association fondée par Jane Thomas. Celle-ci a été écrite par la mère d'une petite fille âgée de trois ans, Dawn, hospitalisée pour une simple ablation des amygdales. « La publication de cette lettre non pas dans une presse à sensation ou un magazine féminin, mais dans le *Lancet*, vénérable journal médical britannique lu dans les milieux médicaux du monde entier eut une portée considérable » (Rossant, 1984, p. 100). Dawn décède suite à son opération sans jamais que sa mère n'ait été autorisée à la voir. « Je ne doute pas, écrivait la mère de Dawn, qu'elle soit morte d'une pneumonie mais je suis certaine que, si j'avais été là avec elle, elle aurait eu moins peur, n'aurait pas cru être abandonnée et aurait moins crié. Peut-être qu'en criant moins elle aurait perdu moins de sang et se serait mieux défendue contre l'infection » (traduit par Rossant, 1984, p. 100). Ces propos témoignent d'une réappropriation du référentiel de la non-séparation par certains parents. Elle présente l'avantage d'être émouvante tout en étant respectueuse du savoir médical et témoigne de la diffusion des savoirs sur les besoins émotionnels de l'enfant.

Malgré le ralliement de certains pédiatres, la majorité des hôpitaux continuent à s'opposer au mouvement de libéralisation des visites. En 1972, une circulaire juge bon d'insister à nouveau sur son importance. Les précédents *memoranda*, adressés, par le ministère de la santé, entre 1949 et 1956, aux administrations hospitalières, pour leur demander d'autoriser les visites journalières des parents dans les services, n'avaient guère eu plus de succès. Il faut dire que le ministère de la santé avait confié la responsabilité de la mise en place des recommandations du rapport Platt aux médecins. Aussi, la nouvelle politique d'ouverture n'a-t-elle pas été mise en place de manière uniforme dans tous les hôpitaux, mais seulement au gré des volontés locales. Selon Philip Darbyshire, dans la période qui a suivi la publication du rapport Platt, la présence des parents fut tolérée par les équipes infirmières, plutôt qu'activement encouragée, et fit l'objet d'une évaluation assez négative (Darbyshire, 1993).

> « Les infirmières en pédiatrie ont développé un vocabulaire fourni témoignant de leur dénigrement des parents. La mère « grossière » (“*thick*”) semble ne pas comprendre ce qui se passe, la mère « névrosée » (“*neurotic*”) s'inquiète de manière excessive pour son enfant, la mère « paresseuse » n'aide pas suffisamment, la « fauteuse de trouble » (“*troublemaker*”) n'entre pas dans le moule du comportement attendu de la part d'un parent résidant à l'hôpital. » (Darbyshire, 1993, p. 1674, traduit par l'auteure)

À la fin des années 1970, les heures de visites sont néanmoins devenues beaucoup plus flexibles que dans les années 1960, et les parents ont la possibilité de rester dans six hôpitaux sur dix. Mais en 1980 toujours, selon une enquête réalisée auprès de 58 hôpitaux et de 300 parents, pour le compte de l'Association des consommateurs, l'ouverture des services aux parents 24 heures sur 24 reste peu fréquente, la plupart des hôpitaux décourageant les visites des parents la nuit (Darbyhsire, 1993).

« Retard » et résistances françaises

Les années 1960 représentent, en France, un tournant pour la médecine, « une charnière entre un passé dominé par la maladie infectieuse [...] et un présent où le mal a définitivement pris un autre visage » qui s'accompagna d'un discours sur les « victoires de la médecine » (Herzlich, Pierret, 1991, p. 74). La victoire gagnée sur les maladies infectieuses aurait pu favoriser, comme en Angleterre, la libéralisation de la politique des visites. Il semble que ce ne fut pas le cas, malgré un travail similaire accompli pour dénoncer les effets délétères d'une séparation entre mère et enfant en cas d'hospitalisation. Comment rendre compte du « retard » français ?

Les travaux français sur la carence de soins maternels

Selon l'historienne Yvonne Knibiehler, en France, la découverte de la carence des soins maternels « a provoqué d'abord le désarroi, ensuite des affrontements passionnés au sein du corps médical » (Knibiehler, 1997, p. 81). Le débat fut particulièrement vif en France, à la fin des années 1940, certains, voyant une origine plus organique, et non psychologique, aux troubles décrits sous le nom d'hospitalisme par René Spitz (Neyrand, 2000). En parvenant à faire régresser ces troubles par un traitement psychologique approprié, Jenny Aubry et son équipe ont contribué à faire la démonstration de leur origine psychique.

> « Le champ tout entier de la pédiatrie, fortement marqué par l'empreinte médicale organiciste, se trouve bien obligé de reconnaître l'importance de la dimension psychique dans le développement de l'enfant et devra désormais tenir comme légitime l'irruption des théorisations du psychisme – notamment psychanalytiques – dans l'approche savante de la petite enfance. » (Neyrand, 2000, p. 62)

Jenny Aubry a pris la direction de la Fondation Parent-de-Rosan, dépôt de l'assistance Publique rattaché à l'hôpital Ambroise Paré, en 1946. Cette institution privée accueillait des enfants confiés à l'Assistance publique après la mort ou l'abandon de leur mère.

> « En 1946, la visite de la maison donnait une impression extrêmement pénible : la plupart des enfants étaient dans leur lit, les uns pleuraient bruyamment, d'autres paraissaient mornes et tristes, d'autres se balançaient toute la journée. [...]. Ceux qui étaient levés [...] étaient constamment agressifs et destructeurs. » (Aubry, 1955, p. 12)

Suite à ses observations, Jenny Aubry décide de constituer une équipe de recherche, comprenant notamment la psychiatre Myriam David et la psychologue Geneviève Appel, des jardinières d'enfant et des assistantes sociales, sous le patronage du professeur Robert Debré et du Centre international de l'enfance (Knibiehler, 1997). Il est frappant de voir à quel point les propos de Jenny Aubry rejoignent les conclusions auxquelles avait abouti René Spitz à partir de ses propres observations :

> « [...] pour protéger le jeune enfant contre les dangers inhérents aux foyers médiocres et misérables, on en est venu à multiplier les crèches et institutions

d'enfants où les soins matériels répondent à toutes les exigences de l'hygiène physique, mais restent parfaitement impersonnels ; on paraît ignorer qu'en rompant ainsi le lien affectif qui unit la mère et l'enfant on court le risque de sauver sa vie au prix d'une atrophie définitive de sa personnalité. » (Aubry, 1955, p. 9)

On retrouve donc, dans la perspective développée par Jenny Aubry, la rhétorique du « danger » qui va animer l'ensemble des travaux sur la carence de soins maternels.

Jenny Aubry n'ignorait rien des travaux anglais et américains, la circulation des savoirs jouant à plein en ce qui concerne la théorie de la carence des soins maternels (Roudinesco, 1994). Il est intéressant de constater qu'à l'époque où James Robertson diffuse son film, en 1951, les Françaises Jenny Aubry et Geneviève Appel réalisent un film sur les enfants placés en pouponnière, révélant les effets de « la carence maternelle », qui rencontra lui aussi un succès international (Neyrand, 2000)[1]. Les observations de Jenny Aubry témoignent d'un très fort degré de convergence avec les travaux de Robertson :

> « Admission à Saint-Vincent-de-Paul. Bernard arrive à Saint-Vincent-de-Paul le 11 mars à 11 heures. C'est un très beau bébé de 13 mois, plein de vie et de santé, solide et éveillé pour son âge. Il arrive confiant et souriant dans les bras de son père et tout son comportement montre qu'il se sent en parfaite sécurité. Le père est visiblement fier de son fils pour lequel il se montre très affectueux. Bernard s'intéresse au collier bleu qu'on lui met autour du cou, se laisse prendre docilement par l'infirmière et placer dans la poussette qui va l'emmener au pavillon. Pendant le trajet l'enfant s'étonne d'abord de ne plus voir son père, puis il s'intéresse à la poussette après être passé par le bureau de la surveillante, il est mené jusqu'à son lit. Jusque-là tout va relativement bien ; Bernard est simplement dépaysé, dérouté et ne paraît pas réaliser ce qui lui arrive. *Déclenchement de la détresse* : c'est alors que l'infirmière commence à le déshabiller et aussitôt l'enfant s'inquiète, son visage devient angoissé. Puis les pleurs se déclenchent franchement lorsqu'on le baigne et dès lors ne cesseront plus. L'infirmière le rhabille, l'attache dans son lit et le laisse seul, appelée ailleurs dans son service. Seul dans cette pièce étrange avec un lit et des vêtements nouveaux, au milieu d'enfants inconnus. Bernard paraît réaliser que son univers familier a disparu et le vrai drame commence. » (Aubry, 1955, p. 101)

---

1. [Jenny Aubry, Geneviève Appell : Les effets de la carence affective : Monique, film, 16 mm, Association pour la santé mentale, 1952]. Un deuxième film est réalisé en 1961 : [Jenny Aubry, Geneviève Appell : Les effets de la carence affective et de la stabulation hospitalière, film, 16 mm sonore, 1961].
Harry Hendrick rappelle que le premier film de ce type fut réalisé par René Spitz lui-même en 1946, intitulé Grief – A Peril in Infancy. En 1958, Robertson réalise un deuxième film complément du premier intitulé Going to Hospital with Mother (Hendrick, 2003).

Les travaux de Jenny Aubry ont connu une diffusion rapide (Launay *& al.*, 1956). Mais le relais de l'opinion publique, semble-t-il, ne sera acquis que beaucoup plus tard en France, privant les acteurs de cette réforme d'un soutien précieux.

Des tentatives « profanes » pour alerter l'opinion publique

Une volonté d'alerter l'opinion publique, à travers le témoignage de certains parents sur leur expérience de l'hôpital, est décelable également en France, mais semble avoir eu moins d'impact qu'en Angleterre. On peut noter par exemple la publication, en 1958, de l'ouvrage *Peggy*. Peggy est hospitalisée en 1952 à l'âge de cinq ans et demi. Micheline Verhnes dénonce les conditions d'hospitalisation enfantine et la séparation qu'elle suppose :

> « C'était cruel ! Ce règlement fondé pour la commodité des hommes, ce règlement qui ne prévoyait aucune exception, aucun cas isolé, ce règlement était barbare ! Les déchirements qu'il nous imposait étaient néfastes à Peggy et contrariaient l'action de son traitement. À chaque séparation, son moral risquait d'être atteint et d'influencer ainsi sur son physique. » (Verhnes, 1958, p. 110)

Dans un article paru dans la presse en 1959, Micheline Verhnes revient sur les circonstances qui l'ont amenée à écrire ce livre :

> « Ce n'est pas de la mort de mon enfant que j'ai voulu parler, mais de la séparation parfaitement inutile et inhumaine lors de son hospitalisation, exigée en vertu du sacro-saint règlement. Peggy, lors de sa première journée d'hôpital, a crié deux heures durant parce que je n'étais plus près d'elle alors que, en raison de son rhumatisme au cœur, son pouls battait à 160 ; or, chacun sait les conséquences fatales qui auraient pu découler de cette crise de larmes et de cette agitation. Si le pire était arrivé à cause de cela, je ne puis affirmer que je ne me serais pas laissé aller à des extrémités meurtrières ! J'ai donc écrit mon livre, non pas pour que l'on connaisse la vie et la mort de Peggy, mais parce que, comme elle, des dizaines de milliers d'enfants étaient des petits martyrs du règlement et je voulais que cela cesse. » (Propos recueillis par Pierre Bonardi, 1959, p. 12)
>
> Qu'est-ce qui, dans le règlement, vous a le plus profondément blessée, lui demande le journaliste ? C'est cette sorte de monstrueux et horrible chantage, répond Micheline Verhnes, qu'il paraît exercer : "ou vous vous arrachez à votre enfant et… on le soigne et tente de le sauver, ou bien… vous repartez avec lui". Dans ce dernier cas, si l'enfant meurt, toute votre vie vous serez hantée par l'idée que vous n'avez pas fait peut-être tout ce qu'il fallait pour le garder vivant. » (Bonardi, 1959, p. 12)

Cette dénonciation véhémente ne laissa pas indifférent et semble avoir rencontré un large écho, au point d'inquiéter les autorités hospitalières. La circulaire ministérielle du 12 décembre 1958 sur l'humanisation des hôpitaux, prise par le ministre de la Santé de l'époque Bernard Chenot, dont l'auteur principal fut Jean Imbert, professeur de droit et spécialiste des questions d'administration et d'organisation hospitalière, conseiller technique au Cabinet du ministre (Bonardi, 1959), recommande l'élargissement des horaires de visite. Les principaux apports de cette circulaire sont résumés par Micheline Verhnes dans l'article publié en 1959 de la manière suivante :

> « D'abord les visites aux malades sont au minimum autorisées tous les jours de 13 h 30 à 15 h 30 et il est recommandé l'établissement de visites du soir entre 18 h 30 et 19 h 30. D'autre part, les visites en dehors de ces horaires sont recommandées avant et après les interventions chirurgicales, mais sous contrôle médical. Pour les enfants, la présence habituelle du père ou de la mère devra être autorisée « chaque fois que le chef de service jugera cette présence favorable à l'état de l'enfant ». Si l'enfant est âgé de moins de 16 ans, sa mère est en droit de demander l'autorisation de rester auprès de lui. Les familles des malades doivent être toujours prévenues quand il y a aggravation constatée de l'état d'un malade, afin de pouvoir venir à son chevet et y rester. Enfin le malade est désormais autorisé à conserver sous certaines conditions son linge personnel et ses objets usuels. » (Bonardi, 1959, p. 13)

Il s'agit d'« autoriser » les visites et non de conférer un droit aux parents, la décision revenant exclusivement aux médecins.

Micheline Verhnes est à l'origine de la création de l'Association nationale de l'Enfance hospitalisée fondée en 1958[1], (Bonardi, 1959), couronnée en 1963 par l'Institut de France. En 1965, Micheline Verhnes est également nommée Chevalier de l'Ordre national du mérite. Dans la préface de la deuxième édition[2], datant de 1969 (témoignant du succès de l'ouvrage), l'éditeur précise que « depuis dix ans l'auteur bénéficie des plus hauts appuis tant des ministres, députés, préfets, que des « Grands patrons » du monde médical et chirurgical » (Verhnes, 1969, p. 185).

Malgré cette reconnaissance officielle, la démarche initiée par Micheline Verhnes semble être largement tombée dans l'oubli par la suite. Il n'en est en effet jamais question dans la littérature médicale postérieure. Est-ce parce qu'il renvoie une image peu flatteuse

1. La première association de parents en France a été créée au centre de traitement des séquelles de la poliomyélite de l'hôpital Raymond-Poincaré (*L'hôpital et l'enfant : l'hôpital autrement ?...*, 2005, p. 138).
2. L'ouvrage est réédité aux Éditions Presses Pocket après avoir été couronné en 1964 par l'Académie française.

que les hommes de l'art ne pouvaient admettre ? Pourtant, comme d'autres, il pourrait alimenter le récit de la rupture entre le monde d'hier, « ignorant » des besoins émotionnels de l'enfant, et le monde « éclairé » d'aujourd'hui. Est-ce parce que ces voix profanes se sont exprimées en toute autonomie par rapport au corps médical et représentent ainsi une incursion dangereuse dans un univers qui ne se reconnaît d'autre porte-parole que lui-même ? Le fossé qui sépare professionnels et profanes était-il moins profond en Angleterre, et si oui, en raison de quelle tradition nationale ? Les corps intermédiaires en France n'admettait-il d'opinion avisée que la leur ?

La tentative de Micheline Verhnes d'alerter l'opinion et le monde politique fut-elle à plus court terme suivie d'effets ? Il est permis d'en douter. Ainsi dans sa thèse de médecine datant de 1959, Marie-Claude Brachet, pourtant sensible au problème de l'hospitalisme[1], rapporte les propos de Micheline Verhnes, mais s'oppose à un réel élargissement des horaires de visite : « Si les visites du matin risquent de perturber le service, la présence continuelle de la mère auprès de son enfant a les mêmes inconvénients, écrit-elle » (Brachet, 1959, p. 33). Le système des permissions, accordées pour des visites plus larges en cas de maladies graves ou terminales, continue de recevoir les faveurs des médecins. Pourtant, reconnaît Marie-Claire Brachet, « cette réglementation des visites est la cause de la mauvaise réputation qui subsiste sur les hôpitaux auprès des familles... et quand, *incognito*, on entend parler du service, c'est le seul reproche important qu'on lui fasse » (Brachet, 1959, p. 33). De même, Jean Imbert, interrogé par Pierre Bonardi sur les effets de la circulaire du 12 décembre 1958, témoigne de la frilosité avec laquelle la nouvelle recommandation a été appliquée, dans un contexte où les pédiatres n'étaient pas pleinement convaincus de l'intérêt d'un élargissement des horaires de visite :

> « Le nouvel horaire des visites est le seul point qui ait suscité des réclamations de la part de malades et de médecins ; en particulier de pédiatres qui estimaient – à juste titre – que certains parents n'étaient pas raisonnables et, avec les meilleures intentions du monde, fatiguaient ou énervaient leurs enfants au lieu de les distraire et de les réconforter. » (Bonardi, 1959, p. 15)

1. Précisons que Marie-Claire Brachet réalise sa thèse de médecine intitulée *Problèmes soulevés par l'hospitalisme dans les services d'enfants* sous la direction de Marcel Lelong qui, non sans ambivalence, est au cœur de la politique d'humanisation des services d'enfants (voir *infra*).

Les visiteurs sont donc perçus comme troublant l'ordre des services. Interrogé plus spécifiquement sur la présence des mères, Jean Imbert ajoute :

> « Elle est très difficile à imposer dans les services, on ne peut la demander qu'à chaque fois que le médecin la jugera favorable à l'état de l'enfant. Mais je ne cache pas qu'il y a des progrès à faire en ce sens. Un gros obstacle est le manque de locaux [...]. Il faut dire aussi que certains médecins ne sont pas favorables pour des raisons médicales. » (Bonardi, 1959, p. 15)

Il n'est pas question d'un droit des parents à rester auprès de leur enfant hospitalisé, et autoriser des visites plus larges reste l'apanage du médecin, qui peut se prévaloir de sa capacité à évaluer le danger « médical » (difficilement contrôlable et opposable par les parents) pour refuser une telle présence. Il est intéressant de noter qu'à nouveau le manque d'infirmières est le premier argument invoqué pour justifier les difficultés à adopter la nouvelle circulaire, ce qui pourtant, dans l'esprit d'un James Spence, aurait dû conduire à défendre le principe d'une ouverture plus large des services pédiatriques aux parents (la mère de l'enfant étant, dans son esprit, la meilleure garde-malade possible).

Une prise en compte qui se fait attendre

D'une manière générale, la France semble avoir accusé un certain retard, par rapport à son voisin anglais, sur le terrain d'une large reconnaissance publique de l'importance pour les enfants hospitalisés d'un accompagnement au cours de leur hospitalisation.

Sous l'impulsion de l'OMS, l'émergence du problème de la séparation parent/enfant suite à une hospitalisation s'élabore pourtant de manière conjointe dans les années 1940-1950 et fait l'objet d'une publication en français, rédigée par le pédiatre Marcel Lelong[1] et le psychiatre et psychanalyste Serge Lebovici, dans les *Archives françaises de pédiatrie* (Lelong, Lebovici, 1955).

> « L'étude de l'hospitalisme, écrivent-ils, dans ses aspects les plus larges et dans ses conséquences les plus lointaines, montre suffisamment la gravité des traumatismes psychologiques, liés à l'hospitalisation pour que les collectivités et les administrations responsables comprennent que les ressources financières nouvelles, qu'exigeront les services de pédiatrie modernes, permettront peut-être d'éviter ultérieurement les dépenses beaucoup plus

1. En 1941, Marcel Lelong est devenu le chef de service de la clinique médicale de pédiatrie de l'hôpital Saint-Vincent-de-Paul qu'il quitte en 1964.

lourdes causées par l'inadaptation familiale et sociale d'enfants névrosés, voire psychotiques.» (Lelong, Lebovici, 1955, p. 352)

Ce sont les citoyens de demain qu'il faut protéger des dangers à long terme de l'hospitalisation. Les auteurs s'appuient sur l'exemple de l'Italie, où les visites des parents n'ont jamais été interdites, et, dans une veine très colonialiste, des pays d'Afrique orientale «où la population est restée plus «proche de la nature», l'enfant n'est jamais laissée seul pendant son séjour à l'hôpital : sa mère ou quelque autre membre de sa famille – parfois sa famille entière – reste à son chevet jour et nuit» (*Chronique de l'OMS*, 1955, p. 7). Au-delà de la rhétorique du danger mobilisée par les promoteurs de la nouvelle politique d'ouverture, on retrouve ici une deuxième ligne argumentaire : le fondement naturel de la dyade mère/enfant qui doit être préservée. Si elles sont présentes, les mères doivent être encouragées à participer : «Elles trouveront là une possibilité de perfectionner leurs connaissances souvent insatisfaisantes de puériculture, d'apprendre les principes de l'hygiène alimentaire et ménagère» (Lelong, Lebovici, 1955, p. 362). L'idée que l'hôpital peut être une «école des mères» constitue une constante de l'argumentaire en faveur d'une présence prolongée des mères. De manière originale, les auteurs insistent sur la présence des pères pour les enfants un peu plus âgés : «Les visites du père sont aussi très utiles dans le cas des enfants d'un certain âge quand les relations entre les intéressés sont satisfaisantes…» (*Chronique de l'OMS*, 1955, p. 7). Les auteurs ne vont cependant pas jusqu'à affirmer l'importance des relations entre l'enfant hospitalisé d'âge préscolaire et son père (la prééminence de la dyade mère/enfant est avant tout celle de la dyade mère/bébé). Concernant les nourrissons, leurs recommandations ne font apparaître que le personnage de la mère : «Les contacts avec la mère doivent être maintenus aussi intimes que possibles […]. Il va sans dire qu'on favorisera au maximum l'hospitalisation simultanée de la mère qu'elle nourrisse ou non son enfant» (Lelong, Lebovici, 1955, p. 363). Gérard Neyrand souligne cette constance de l'oubli des pères par les théoriciens de la carence maternelle :

«[…] la théorie de la carence de soins maternels est une théorie historiquement déterminée trouvant son champ d'application dans une société où l'état des rapports sociaux correspond à une bipartition nette dans la définition des rôles parentaux (et sexuels) et assigne clairement la mère aux soins au bébé et le père à sa charge de pourvoyeur des ressources de la famille et de soutien affectif de la mère. Bipartition qui apparaît à l'époque tellement *naturelle* et *évidente* qu'elle n'est pas questionnée.» (Neyrand, 2000, p. 78)

Une certaine ambivalence des auteurs vis-à-vis des visites reste néanmoins perceptible à travers certaines notations : « Il est d'autre part incontestable que la visite des parents trouble la sérénité des salles d'enfants à cause de l'agitation qu'elle provoque et du déchirement qui les suit bien souvent » ; « A Paris, dans les établissements de l'Assistance Publique, les visites ont lieu à des heures fixes, au début de l'après-midi. Les parents se tiennent alors en groupes inertes et inactifs au pied du lit de leurs malades. » ; « il y a lieu de multiplier les heures de visites [...] [pour] éviter les masses compactes de visiteurs inertes et bruyantes » (Lelong, Lebovici, 1955, p. 362). Le renversement de regard sur les visites est loin d'être acquis pour ceux-là mêmes qui préconisent leur extension. Lors du séminaire sur les hôpitaux d'enfants de 1956, à Paris, Marcel Lelong précise que « l'admission de la mère devrait être possible sur prescription médicale, c'est-à-dire chaque fois qu'elle apparaît au médecin comme ayant la valeur d'une mesure thérapeutique utile au rétablissement de la santé physique et morale de l'enfant ». Mais il ajoute que « l'admission de la mère, même désirable connaîtra des limites. Les tâches de la mère sont complexes ; en même temps qu'à l'enfant malade, elle se doit à ses autres enfants, à son mari, au maintien de l'équilibre de son foyer » (cité par Brachet, 1959, p. 37-38). La présence de la mère auprès de son enfant hospitalisé n'est nullement pensée comme un droit ; elle reste pensée en termes médicaux et selon une représentation traditionnelle des « devoirs maternels ». La priorité aujourd'hui accordée à l'enfant malade dans les investissements maternels ne transparaît pas encore.

En 1958, dans un article-bilan sur les effets de la carence de soins maternels, Michel Soulé, acteur de premier plan dans le développement de la psychiatrie infantile française, revient sur les recommandations concernant l'hospitalisation enfantine :

> « Quand elle est inéluctable, il faut préparer l'enfant à l'hospitalisation par la collaboration active des parents. [...] Il faut savoir, aussi, atténuer les sentiments propres aux parents qui sont analogues et empreints d'une culpabilité profonde qui peut les conduire à des réactions anormales. Le personnel infirmier et les médecins doivent jouer un rôle dans cette préparation. Il ne faut pas abréger la présence des parents... » (Soulé, 1958, p. 528)

On voit poindre une préoccupation pour l'état émotionnel des parents, dans la mesure où celui-ci est perçu comme pouvant affecter celui de l'enfant et non pas pour lui-même. Michel Soulé recommande en particulier l'installation d'une chambre pour les parents d'enfants gravement malades. Modernité de recommandations qui par leur réitération même témoignent de leur difficile traduction sur le terrain. On voit également surgir une approche psychologisante du vécu parental, plaçant les parents dans un en-dehors de la raison interdisant de les considérer comme des partenaires égaux. Michel Soulé insiste également sur la nécessaire présence « dans tout grand service de pédiatrie, d'un pédopsychiatre assisté d'un psychologue. L'investigation psychologique et psychiatrique apparaît de plus en plus nécessaire aux conditions diagnostiques du pédiatre, à la prévision de l'avenir et, souvent, à la réussite thérapeutique au delà même de maladies réputées psychosomatiques » (Soulé, 1958, p. 538). Dans la promotion des mesures d'humanisation des services pédiatriques, les psychiatres vont donc constituer un relais puissant, ce qui va de pair avec la défense de leurs intérêts professionnels.

La vision négative des mères, déjà présente chez Lebovici et Lelong, se retrouve également, de même que la volonté de transformer l'hôpital en une « école des mères » qui va glisser progressivement vers la volonté d'agir sur la relation mère-enfant elle-même. L'idée que les mères troublent l'ordre des services est pensée sur le mode de l'évidence. Comme Lebovici et Lelong, Michel Soulé conclut sur un argument économique : les aménagements recommandés représentent un coût mais, en prévenant des séquelles durables, permettent de réduire des dépenses plus considérables encore.

Malgré ces recommandations, les pouvoirs publics français sont restés en retrait, derrière les démarches isolées de certains chefs de service, et se sont contentés, à travers les circulaires de 1958 et de 1974, de recommander un élargissement des horaires de visite (démarche entreprise en Angleterre dès 1948, sans plus de succès).

Marie-Claude Brachet décrit ainsi l'immobilisme dans la politique des visites du service qu'elle a étudié[1], les parents n'étant autorisés à rester au-delà des horaires de visite que dans les cas graves (ce qui rappelle les pratiques prévalant dans les hôpitaux du XIXe siècle) :

> « [...] des dérogations sont parfois apportées à l'horaire : les parents en cas de maladie grave ou terminale peuvent passer près de leur enfant une partie de la journée, il est très facile alors de mettre le petit malade seul dans une chambre. Certaines mères ont même pu passer quelques nuits mais l'organisation actuelle du service ne permet de leur offrir qu'un fauteuil droit : leur repos est bien compromis. » (Brachet, 1959, p. 32)

1. Il s'agit du service de Clinique Médicale Infantile du Professeur Willemin-Clog à Clermont-Ferrand.

L'auteure s'oppose en outre à une présence continuelle des mères supposées perturber l'organisation des services. Après avoir rappelé les recommandations de Marcel Lelong concernant l'admission précisant que la mère « sera autorisée à mettre l'enfant au lit, à lui donner son premier repas à l'hôpital, son premier bain ; il sera bon qu'elle soit là au début de la première nuit pour l'aider à s'endormir » (Brachet, 1959, p. 42), Marie-Claude Brachet manifeste par les projets d'amélioration qu'elle propose, l'écart persistant entre ces prescriptions et ce que les professionnels de l'hôpital étaient prêts finalement à accepter : « Sommes-nous très partisans de laisser la mère passer la première journée avec son enfant ? Ces contacts accentuent souvent les difficultés mère-infirmière. Nous pensons d'ailleurs que pour toute catégorie d'enfants, il vaut mieux couper d'un seul coup les liens » (Brachet, 1959, p. 58). Les principaux enseignements des travaux sur la séparation semblent donc loin d'avoir gagné les esprits. En particulier, l'idée que les infirmières peuvent constituer finalement un substitut acceptable de la mère, et que ce n'est qu'en raison de leur nombre insuffisant que le problème de l'hospitalisme se pose (Rollet, 1990), semble avoir persisté longtemps dans les esprits. Ainsi lors du Séminaire de 1963, organisé par le Centre international de l'enfance, sur « l'hospitalisation des enfants », le pédiatre suisse Guido Fanconi affirme :

> « On essaye maintenant de combattre l'hospitalisme en permettant aux parents de rendre visite à leurs enfants non pas seulement deux fois une heure par semaine – comme jusqu'à présent au Kinderspital de Zurich – mais chaque jour pendant plusieurs heures. C'est un problème très discutable, parce que ces visites permanentes gênent le travail des infirmières, qui auront encore moins de temps pour s'occuper de l'enfant, et l'hospitalisme de ceux qui ne reçoivent pas de visite augmentera encore. Une des conséquences de cet hospitalisme est qu'on est obligé de laisser partir les enfants très tôt, même avant la guérison complète, ce qui, pour beaucoup d'entre eux accroît le problème de la sortie de l'hôpital. » (Fanconi, 1965, p. 219)

Ici, la notion d'hospitalisme est utilisée de manière inversée par rapport à l'intention de ses concepteurs, puisqu'elle sert à justifier la séparation et non à revendiquer sa suppression.

Il est intéressant de constater que les familles ont gardé la mémoire des anciennes pratiques de limitation des visites à l'hôpital. Ainsi l'arrière-grand-mère de Kevin[1], qui accompagne sa petite-fille, me

1. Toutes les personnes rencontrées sur le terrain ont été désignées par un pseudonyme pour garantir leur anonymat.

raconte comment s'est déroulée l'hospitalisation de sa fille dans les années 1950 :

> « Elle a eu la toxicose : le choléra. Jusqu'à 12 ans on a eu très peur qu'elle meure. C'était en 57. Seuls deux enfants parmi ceux qu'on connaissait ont survécu. Elle était hospitalisée à Hérold. On n'avait pas le droit de la voir, seulement à travers le carreau. Une fois, on est même venu, elle était pas bien, l'infirmière nous a dit de repartir, elle était à la limite méchante. C'était dur ». « Quand on est venu la chercher, elle est restée accrochée à la cravate de son beau-frère, chauffeur de taxi, elle ne voulait plus le lâcher. Il disait : "Elle va m'étrangler". Après elle est allée à Senlis. C'était pas pareil. On avait le droit de rester mais seulement une demi-heure. J'y allais trois fois dans la journée. Ma mère s'occupait des autres enfants. » (Entretien informel, pédiatrie générale)

Dans les années 1960 encore, en France, les pratiques ne semblent évoluer que lentement, selon la description proposée par Françoise Weil-Halpern, psychologue dans le service de Pierre Griscelli à l'hôpital des Enfants Malades (avec un risque important cependant de reconstruction *a posteriori* du passé pour valoriser les avancées du présent).

> « Après avoir trouvé un lit dans l'hôpital, l'interne annonce aux parents qu'il donne les prescriptions et qu'il ira voir Pierre [âgé de huit mois et demi, hospitalisé pour une laryngite striduleuse] dans une heure ou deux. Ils peuvent rentrer chez eux. Catherine et son mari émettent le souhait de passer la fin de la nuit auprès de l'enfant. La réponse est évasive : « Vous verrez avec les infirmières là-haut. » Là-haut, c'est le troisième étage d'un bâtiment imposant. Une soignante les accompagne. Elle transmet à une infirmière les prescriptions et repart. Sans dire bonjour, ni se présenter, l'infirmière prend l'enfant des bras de Catherine et passe une porte marquée de l'inscription « Interdit à toute personne étrangère au service », qu'elle referme sur eux. Ils n'ont pas le temps de poser de questions et restent pétrifiés devant la porte, sans se dire un mot. Quelque temps plus tard, un quart d'heure, une heure, ils ne savent pas, l'infirmière revient avec les vêtements de Pierre roulés en boule, les remet aux parents et leur demande de revenir le lendemain à 11 heures pour voir les médecins. À toutes leurs questions : « Peut-on rester ? L'embrasser ? Le voir avant de partir ? Lui dire qu'on repart à la maison et que l'on reviendra demain, il ne nous a jamais quittés ? » la seule réponse est : « Vous croyez que j'ai que ça à faire ? » Catherine retient ses larmes, mais s'effondre en descendant les escaliers. [...] À 10 h 45 ils sont dans le couloir de l'hôpital devant la porte interdite. Beaucoup de personnel circule autour d'eux, les médecins entrent et sortent ; personne ne semble même les voir. Catherine risque une question : « Peut-on... ? » On lui rétorque immédiatement : « Il n'est pas 11 heures. » Pas de chaise, pas de salle d'attente. Ils sont là debout, gênés, conscients d'être gênants. À 11 h 15 un médecin vient les trouver : « Vous êtes les parents de Pierre ? Je suis l'interne ». Il ne juge

> pas utile de décliner son nom [...]. Catherine et son mari demandent s'ils peuvent le voir : « Impossible, les visites sont à 13 h 30. » Lorsqu'ils reviennent à 13 h 30, une file d'attente descend jusqu'au milieu de l'escalier. Enfin vient leur tour. Lorsqu'ils donnent le nom de l'enfant, ils sont dirigés à gauche de la porte interdite. Ils se retrouvent dans un couloir extérieur, donnant d'un côté sur une cour et de l'autre côté sur des boxes, dans lesquels sont les enfants. Aussitôt que Pierre les aperçoit, il commence à hurler en tendant les bras, mais une vitre les sépare, ils restent devant elle, désarmés, impuissants, coupables, très malheureux. » (Weil-Halpern, 1991, p. 21)

On peut signaler que Jenny Aubry, lorsqu'elle prend la direction, en 1963, du service de pédiatrie de l'hôpital des Enfants Malades, tirant les conséquences de ses propres travaux sur les effets délétères de la séparation parents-enfants, amène l'équipe infirmière « à accepter que les parents viennent à toute heure du jour et restent aussi longtemps que possible, qu'ils fassent manger les enfants » (Aubry, 2003, p. 37). Elle introduit également une équipe de psychanalystes dans le service. Mais l'expérience semble avoir été enterrée par son successeur, Pierre Debray-Ritzen, professeur de pédopsychiatrie, après le départ de Jenny Aubry à la retraite, en 1968 (Aubry, 2003, p. 38).

Une politique de lutte contre les infections à contretemps des nouvelles préoccupations psychologiques

Dès les années 1930, Robert Debré[1] décide de rénover la clinique médicale infantile de l'hôpital des Enfants Malades, dont il doit prendre la responsabilité en 1940, avec comme visée première la lutte contre la contagion hospitalière. La réalisation à laquelle il a abouti, après de multiples efforts, est inaugurée en 1952. Dans ses mémoires, Robert Debré revient sur les principes qui ont guidé ses choix d'alors :

> « Les services d'hospitalisation devaient être aménagés d'une manière assez nouvelle. La contagion hospitalière était la première de nos inquiétudes. Il fallait isoler nos petits malades et cependant ne pas permettre le développement des tristesses de l'hospitalisation, d'où le dispositif des chambrettes aux parois de verre. [...] Les dispositifs pris pour permettre aux parents de voir leurs enfants et assister aux soins qu'on leur donne, sans risque de contamination, furent bien compris ; un couloir extérieur était réservé aux visiteurs. Les familles devaient nous témoigner plus tard de leur contentement malgré le regret de ne pouvoir, sauf permission spéciale, approcher leur enfant et l'embrasser. » (Debré, 1996, p. 273-274)

1. Robert Debré a pris, au début des années 1920, la succession d'Antonin Marfan à l'hôpital des Enfants Malades.

Même avec le recul, Robert Debré ne semble rien regretter d'un choix qui signait la modernité de son service à l'époque, mais allait devenir le symbole des restrictions opposées aux contacts entre parents et enfant : l'installation des parois vitrées et le cantonnement des familles au couloir qui, en conséquence, dans certains services, fut souvent appelé le « couloir des familles ».

En choisissant l'isolement individuel des malades contagieux, Robert Debré était en phase avec la plupart de ses contemporains [1] qui eurent tendance à proposer des dispositifs ingénieux et alambiqués pour tenir ensemble isolement strict et visite des parents. Pour le Dr Bridgman par exemple, laisser aux parents la possibilité d'emprunter le couloir central du service, pour apercevoir leur enfant à travers la vitre du box, ne permet pas d'observer les conditions strictes d'isolement, les parents se mêlant alors au trafic médical. La solution envisagée consiste à prévoir des balcons extérieurs accessibles aux parents, mais ceux-ci présentent l'inconvénient de réduire l'ensoleillement des chambres qui a pourtant des vertus bactéricides (pas question de bien-être de l'enfant ici) et « dans un pays du Nord, quand la température est froide et les intempéries fréquentes, il est inhumain d'obliger des parents à rester sous la pluie et dans le vent pour voir leur enfant à travers la cloison, s'émeut Bridgman » (Bridgman, 1949, p. 682). À travers la description des solutions architecturales multiples envisagées, on perçoit une phobie du microbe qui conduit à une restriction de contact absolue entre les parents et l'enfant, mais également entre les parents et le personnel médical. Il faut faire en sorte que les parents accèdent au box sans passer par le service, de l'extérieur ; d'où l'idée du balcon ou encore l'idée de Nelson d'un passage par un escalier venant du sous-sol qui suscite l'enthousiasme de Bridgman : « Pour le service de contagieux, il a prévu une espèce de box auquel on a accès par un escalier qui vient du sous-sol ; le box est complètement fermé et isolé du couloir. C'est une solution absolument radicale, qui donne la solution idéale du problème. La seule objection est son prix de revient » (Bridgman, 1949, p. 682). Bridgman considère qu'avant neuf mois l'enfant ne souffre pas d'un tel isolement alors que Spitz, comme nous l'avons vu,

1. Les médecins de l'hôpital Trousseau commencent autour de 1910 à préconiser le boxage, c'est-à-dire la création de petites chambres ou boxes à la place des grandes salles communes (Josset, 1999). Au début des années 1920, pour lutter contre l'infection hospitalière, l'Assistance publique entreprend une campagne de boxage des services de médecine des hôpitaux pédiatriques (Salaün, 2001).

soulignait que, même si on n'en avait pas apporté la preuve, avant six mois, le bébé est déjà susceptible de souffrir d'une telle séparation.

Cependant, des principes aux réalisations concrètes, il reste un pas à franchir. « Si cependant les dispositions des locaux rendent impossible la création de parois vitrées, on peut permettre aux parents d'entrer dans les salles où sont hospitalisés les enfants à condition de porter un masque » (Bridgman, 1949, p. 684). Les parents peuvent donc pénétrer dans le service à condition de se soumettre aux mêmes règles d'asepsie que les professionnels. Ces règles étant draconiennes, cette condition permet de maintenir à distance assez aisément les familles : tout comme une infirmière porteuse d'une grippe ou d'un rhume saisonnier doit être renvoyée chez elle par le chef de service, « les infirmières seront particulièrement attentives à refouler et à éliminer immédiatement toute personne portant un rhume ou toussant. En période de grippe ou de contagion, les visites pourront être, sur l'avis du médecin hygiéniste, totalement interdites » (Bridgman, 1949, p. 685). À l'écart des services modèles, tel celui du Professeur Robert Debré qui ouvre ses portes en 1952, il n'est pas impossible de penser que les parents ont pu bénéficier de politiques d'ouverture plus souples.

Ces recommandations accordent donc une place aux considérations psychologiques et tiennent compte de ce que peuvent ressentir les parents, mais tout en considérant que priment les contraintes d'un isolement strict et que les parents ne peuvent être mis en contact sans risque avec leur enfant. Une exception apparaît dans les cas où la mère allaite. « C'est une disposition très heureuse que de ménager dans l'hôpital d'enfants une annexe pour recevoir les mères bien portantes qui seront appelées à donner le sein à leur enfant pendant son séjour à l'hôpital » (Bridgman, 1949, p. 649). Mais les mères doivent alors rester cantonnées dans un espace particulier. De même, la lutte contre ce que les contemporains appellent, avant la diffusion de la notion d'hospitalisme, le « marasme hospitalier » est bien envisagée. « Il est essentiel pour éviter le confinement et le marasme hospitalier, déplorable psychologiquement et même physiquement, que les chambres des services de grands enfants donnent sur des terrasses abritées et orientées vers le midi… » (Bridgman, 1949, p. 684). Les dispositifs architecturaux sont donc envisagés avant les moyens humains (personnel spécialisé ou présence parentale).

Les théoriciens de la carence des soins maternels ne sont donc pas parvenus à déplacer entièrement la rhétorique du danger. S'ils ont mis à jour un danger nouveau, ils ne se sont pas attaqués à l'idée que les parents sont porteurs d'un danger de transmission des microbes. C'est ce deuxième pan qu'il faudra déconstruire pour mettre fin au « couloir des familles ».

Réticences et lenteurs françaises : l'exemple des chambres mère-enfant

L'idée d'une hospitalisation conjointe mère-enfant va susciter plus de réticences encore. La présence de chambres mère-enfant dans certains services de pédiatrie peut donner le sentiment d'une application stricte d'un principe d'ouverture dès les années 1950 en France. Les propos de Paul Aurousseau et Roger Cheverry incitent néanmoins à relativiser la portée de ce dispositif. Ils précisent en effet que le premier service moderne comportant des chambres destinées aux enfants accompagnés par leur mère fut celui du Pr. Marcel Lelong, à l'hôpital Saint-Vincent-de-Paul. Six chambres mère-enfant sont prévues pour un total de 190 lits. Mais, rapportent les deux fonctionnaires, « l'occupation des chambres fut toujours exceptionnelle et M. Lelong lui-même attira notre attention sur ce point, estimant que l'expérience prouvait que la proportion de ces chambres par rapport au total des lits, était très exagérée. L'usage de ces chambres dans les autres hôpitaux parisiens confirme l'expérience de Saint-Vincent-de-Paul » (Aurousseau & Cheverry, 1969, p. 115). L'hospitalisation de la mère avec son enfant ne concerne, dans un premier temps, que le secteur privé d'hospitalisation et encore les places sont-elles limitées (Chigot, 1963).

On observe ainsi un décalage de vingt ans entre la première expérience anglaise, qui datent de 1953 (MacCarthy & *al.*, 1962), et la création de la première unité mère-enfant, au CHU de Besançon, en 1973, à l'initiative du Professeur Raffi (Noir & *al.*, 1978)[1]. À la même période, un secteur de trois chambres mère-enfant est également ouvert à l'hôpital Trousseau, dans le service du Pr. Brissaud, mais le premier bilan provisoire des difficultés posées par les chambres mère-enfant ne paraît qu'en 1978, privant cette initiative d'une visibilité plus précoce (Rapoport, 1978).

Ce « retard » ne peut être attribué à une méconnaissance des expériences anglaises. L'expérience menée par l'équipe de MacCarthy est

---

1. L'hôpital cardiologique de Bordeaux, terminé en 1972, comporte six chambres à un lit avec accompagnant (Raynaud, Veyret *in* : Imbert, 1982).

en effet présentée dès 1956, lors du séminaire de Paris sur les hôpitaux d'enfants. MacCarthy est à nouveau invité à communiquer lors du séminaire sur l'hospitalisation des enfants, organisé par le Centre international de l'enfance, qui se tient à Paris en 1963.

Le retard français s'explique plutôt par une opposition de fond. Pour régler la question de la séparation, d'autres mesures sont préférées à l'hospitalisation mère-enfant, en premier lieu la réduction de la durée des hospitalisations et l'ouverture d'hôpitaux de jour qui permettent d'éviter une séparation parents/enfant[1]. L'hospitalisation mère-enfant reste pensée comme une mesure d'exception qui doit être laissée aux mains du médecin.

On peut repérer de manière constante un balancement entre une idéalisation des soins maternels chez les uns (pédiatres anglais majoritairement) ou au contraire un scepticisme teinté de suspicion chez les autres (pédiatres français principalement), conduisant à ne tolérer la présence des mères que lorsque le médecin l'a jugée nécessaire et l'excluant dans tous les autres cas. Cette dualité des discours se retrouve chez Lyonel Rossant qui, tout en restituant les arguments favorables à une présence prolongée des mères, consacre un chapitre entier à l'agressivité des parents, s'appuyant tour à tour sur la psychanalyse et sur des arguments naturalisants pour en rendre compte (Rossant, 1984). Le tableau dressé n'évite pas la caricature :

> « [...] si en raison de son comportement malade l'enfant est vécu comme un ennemi, comme un agresseur, il risque d'être victime de négligences ou de sévices de la part de parents brutaux, souvent éthyliques et parfois psychopathes, persuadés que si l'enfant est malade, c'est exprès pour les ennuyer ! » (Rossant, 1984, p. 52)

C'est par l'effet de l'accumulation que l'auteur donne à voir son opposition à une présence plus large de parents, ne faisant que troubler le fonctionnement d'un service. Aucune catégorie de professionnels ne semble épargnée par cette agressivité : les parents abusent de l'hospitalisation ou se montrent inconscients des risques pris, en retirant contre avis médical leur enfant de l'hôpital. Les infirmières sont « considérées [...] comme étant au service des parents plutôt qu'au service des enfants. Perpétuellement dérangées dans leur travail de soins et de surveillance par des parents revendicateurs... » ;

1. Le premier hôpital de jour pour enfant est créé à Paris en 1968.

l'auxiliaire de puériculture est considérée comme « la bonne à tout faire ». L'auteur décrit des parents incapables de remettre un aérosol en place et s'emportant contre le personnel pour cette négligence.

> « Lorsque dans une chambre guettent des parents agressifs, prêts à empoigner tout membre de l'équipe médicale qui entrera, prêts à poser questions sur questions, à lancer invectives sur invectives, menaces sur menaces, le personnel risque d'avoir la tendance regrettable mais naturelle d'espacer les visites et la qualité de la surveillance peut s'en ressentir. » (Rossant, 1984, p. 60)

L'argument consistant à valoriser la présence des parents comme un moyen d'écourter la durée de l'hospitalisation et d'accroître la surveillance exercée se trouve ici pris à contre-pied.

On comprend mieux alors le retard français dans la mise en œuvre pratique d'un référentiel qui n'a pas été pleinement approprié par les professionnels de l'hôpital. En 1969, dans leur ouvrage *L'Hôpital de demain*, dont le titre signale le caractère programmatique, P. Aurousseau et R. Cheverry, fonctionnaires de l'Administration générale de l'Assistance publique de Paris, considèrent que les mères ne peuvent être autorisées qu'à titre exceptionnel à rester la nuit auprès de leur enfant, s'opposant au principe d'une hospitalisation conjointe mère-enfant. Ils énumèrent les inconvénients d'une telle formule :

> « D'abord, l'hospitalisation de la mère et de l'enfant ne peut s'appliquer que dans le cas de l'enfant unique, sinon ce serait le ou les autres enfants qui souffriraient de la carence maternelle. Dans le cas d'un enfant unique, est-il bon pour la paix du ménage que la femme disparaisse longtemps de son foyer ? Même si du côté de la mère aucun inconvénient n'est à redouter, d'autres difficultés apparaissent à l'hôpital même : – la présence constante d'une femme dans un service hospitalier peut entraîner des frictions avec le personnel de ce service. – La mère peut être inquiète ou exigeante… » (Aurousseau, Cheverry, 1969, cité par Rossant, 1984, p. 111)

On peut être frappé par cette constance des arguments qui se renouvellent peu au fil du temps alors que le contexte hospitalier lui-même et les relations familiales se sont profondément transformés. Les travaux sur l'importance de la préservation de la relation mère-enfant ont conduit à un desserrement des devoirs d'épouse, couplé avec un renforcement des devoirs maternels, que l'on retrouve peu dans les propos des acteurs hospitaliers des années 1960.

Quant aux services de réanimation, pour Cheverry et Aurousseau, il ne fait aucun doute que les visites doivent y être interdites :

> « Les visites dans les chambres doivent être rigoureusement interdites. Mais il est essentiel pour le moral des enfants (et aussi des parents) que ces der-

niers puissent au moins venir voir leur enfant. Une galerie de circulation serait dès lors très utile [...]. Le spectacle offert aux parents, la chambre bourrée d'appareils terrifiants, est souvent redoutable et parfois générateur de défaillances. Si bien que nous nous demandons avec le Dr Huault, si une caméra braquée sur le seul visage de l'enfant ne transmettrait pas aux parents une image plus rassurante. Et ce d'autant plus que la vue des parents peut provoquer chez certains enfants une émotion qui peut leur être fatale. M. Huault pense que, pour les petits malades de plus de 1 an et de mois de 3 ans, l'enfant ne devrait pas voir ses parents pendant son séjour dans le service.» (Cheverry, Aurousseau, 1969, cité par Rossant, 1984, p. 110-111)

On retrouve le goût pour les dispositifs techniques, déjà manifesté par le Dr Bridgman, comme moyen de tenir ensemble le respect strict des conditions d'asepsie et la prise en compte des besoins émotionnels de l'enfant voire de ses parents, les uns et les autres étant décrits comme incapables, par nature, de maîtriser leurs émotions.

Les publications en français d'articles rédigés par les promoteurs de la politique anglaise d'ouverture des services aux parents témoignent néanmoins de l'intérêt porté à ces expériences (MacCarthy, 1963; Gillot, Earnshaw-smith, 1976). Michel Manciaux[1] témoigne rétrospectivement de l'impulsion réformatrice donnée par l'exemple anglais, née du contraste entre les pratiques des uns et des autres :

«J'ai encore en mémoire les cris des enfants accrochés aux barreaux, les larmes dans les yeux des mères, la voix stridente des préposés : «C'est l'heure, allez, M'sieurs dames» et... les remarques des nombreux soignants qui, devant ce spectacle navrant et quotidien, réclamaient la suppression pure et simple des visites «qui rendent les gosses insupportables». Je me souviens encore de ma joie et de ma stupéfaction lorsque j'ai appris que, dans certains pays, les mères étaient acceptées à l'hôpital toute la journée et même la nuit. «Des sauvages, me répondait-on, ils font cela pour économiser sur le personnel.» J'ai encore en mémoire la surprise incrédule des membres du Club de pédiatrie sociale lors de la visite, en 1976, du service des prématurés de notre collègue londonien Eric Stroud, en y rencontrant des mamans installées là, discutant et apprenant auprès des professionnels les soins à donner aux bébés en couveuse; notre surprise fut plus grande encore quand il nous annonça qu'il avait les meilleurs résultats de tout le Royaume-Uni, valant largement celles de nos services les plus sophistiqués, aseptisés et entourés de murs de verre.» (Manciaux, 1997, p. 361-362)

De même la psychologue Françoise Weil-Halpern, attachée à l'hôpital Trousseau, publie en 1978, un article intitulé «L'hospitalisation du jeune enfant en Grande-Bretagne». L'auteure prend soin d'y

1. Michel Manciaux, Professeur de Pédiatrie préventive et sociale, a été le directeur du Centre International de l'Enfance, à la suite du Pr. Robert Debré.

rapporter les chiffres publiés par la *National Association for the Welfare of Children in Hospital* (NAWCH) qui témoignent de la très forte diffusion en Angleterre du référentiel de la non-séparation : en mars 1976, dans 70 % des services de pédiatrie, les mères pouvaient être hospitalisées en même temps que leur enfant. Les visites étaient autorisées 24 heures sur 24 dans 75 % des services. Dans 76 % des services de chirurgie, la mère pouvait accompagner l'enfant jusqu'en salle d'opération et l'accueillir à sa sortie. Comme Michel Manciaux, elle témoigne de sa surprise lors de sa visite des services pédiatriques anglais :

> « Lorsqu'on visite un hôpital anglais, ou lorsqu'on y travaille, on est frappé de voir une mère surveiller la perfusion de son enfant, pratiquer certains soins infirmiers tels que les changements de pansement, recevoir le médecin lors de sa visite pour lui donner les détails de sa santé. » (Weil-Halpern, 1978, p. 89)

En France, la circulaire du 1er août 1983 officialise la reconnaissance d'un droit de visite pour les parents : « le père, la mère ou une autre personne qui s'occupe de l'enfant doit pouvoir rester auprès de lui aussi longtemps qu'ils le souhaitent, à condition de ne pas contrarier l'action médicale ni de troubler le repos des autres malades »[1]. Mais concernant la participation des parents, ses rédacteurs se sont montrés timorés au regard de la politique anglaise en excluant toute participation aux soins infirmiers.

On peut être frappé par la récurrence des arguments favorables ou opposés à la politique d'ouverture tout au long de la période considérée. À toutes les périodes les parents sont perçus comme un facteur de désordre potentiel que les équipes hospitalières cherchent à canaliser. Avec la révolution pastorienne de la fin du XIXe siècle, les parents ne sont plus seulement accusés de troubler la discipline hospitalière. Le désordre prend la forme de la peur des microbes. Cette crainte vis-à-vis des microbes s'inscrit, elle aussi, dans la longue durée, comme en témoigne la *Circulaire DH/EO 3 n° 98-688 du 23 novembre 1998* qui met en avant les risques éventuels de contagion pour justifier une limitation des visites[2]. Réciproquement, la crainte des

1. Ministère des Affaires sociales et de la Solidarité nationale. Secrétariat d'État chargé de la Santé. « L'hospitalisation des enfants » *Circulaire* n° 83-24 (83/9 bis), 1er août 1983, p. 9.
2. « La présence du père, de la mère ou de toute autre personne qui s'occupe habituellement de l'enfant ne doit en aucune façon les exposer ni exposer l'enfant à un risque sanitaire, en particulier à des maladies contagieuses. Il est souhaitable, dans ce cas qu'un membre de l'équipe médicale explique à ces personnes les raisons empêchant la visite et leur donne la possibilité de prendre des nouvelles de l'enfant en lui téléphonant. » (*Circulaire de 1998*)

infections croisées entre enfants milite pour la présence d'une seule personne assurant les soins de base qui, en l'absence d'un personnel plus nombreux, peut être la mère (avant que la figure du père ne soit éventuellement envisagée). La faiblesse quantitative du personnel hospitalier, récurrente tout au long de l'institutionnalisation de la pédiatrie, a ainsi pu conduire à assouplir la politique de limitation des visites, de même que l'importance physiologique et idéologique accordée à l'allaitement. À toutes les époques, deux représentations contradictoires des mères coexistent. Elles sont tour à tour idéalisées, en tant que meilleures gardes-malade possibles, et décriées pour leur négligence dans les soins, leur « ignorance » des principes de puériculture du moment et leur manque de respect de la discipline hospitalière. La reconnaissance de la souffrance de l'enfant « séparé » est antérieure à la constitution des savoirs psychologiques sur les besoins émotionnels de l'enfant de la seconde moitié du XXe siècle. La souffrance des mères contraintes d'abandonner leur enfant au soin de l'hôpital a même été envisagée par les promoteurs de la spécialité pédiatrique, dès la fin du XIXe siècle. Ce qui change à partir de 1945, ce sont les bases sur lesquelles reposent les arguments qui vont finalement l'emporter (non sans résistances) : un savoir « scientifique » reposant sur une attention spécifique aux manifestations émotionnelles de l'enfant et s'appuyant sur l'expérimentation de pratiques d'ouverture pour en vérifier l'incidence ; des « outils » qui parlent aux médecins de leur époque (observation d'enfants sans atteinte pathologique présentant pourtant des troubles importants après une séparation, calcul du QI, comparaison avec groupe de contrôle, référence au fondement biologique de la dyade mère-enfant). On retrouve dans la promotion de la politique d'ouverture les trois rhétoriques relevées par Dorothy Pawluch dans le développement du courant dit de la « nouvelle pédiatrie »(Pawluch, 1996) : une rhétorique du danger (ne pas autoriser la présence des parents, c'est mettre en danger le développement de l'enfant à court et à long terme), une rhétorique du droit (les enfants ont droit à une prise en compte de leurs besoins émotionnels) et une rhétorique scientifique destinée à convaincre du désintéressement de ses promoteurs (qui parlent au nom des résultats de la « science » et non de leurs intérêts corporatistes).

Mais une fois les outils de conviction forgés sur la nécessité de maintenir les liens parents-enfant au cours de l'hospitalisation, restait posée la question de son application pratique. Qui doit être juge des besoins exprimés par l'enfant, ses parents ou le corps médical, parmi les équipes, les infirmières, les médecins ou les psychologues qui pénètrent progressivement dans les services à partir de la fin des années 1950 ? Tous les parents peuvent-ils être admis dans les services, peuvent-ils rester 24 heures sur 24, participer aux soins sans risque de les compromettre ? Quels soins peut-on leur confier sans risque, les seuls soins de base ou les soins plus élaborés qu'ils devront savoir réaliser à domicile ? La vieille question « à qui appartient l'enfant ? », à l'État ou à sa famille, s'est rejouée sur la scène pédiatrique, la montée en puissance d'un mouvement en faveur des droits de l'enfant à partir des années 1980 venant heurter la définition fragile d'un droit des parents à l'hôpital.

Du passé au présent

L'ouverture des services aux parents, malgré des restrictions persistantes, étant désormais acquise, quelles sont les transformations qu'elle a produites ? Quelles sont ses conséquences sur l'organisation de la vie familiale ? Quelle place a été conférée aux parents ? Comment « l'ordre négocié » de l'hôpital (Strauss, 1992) s'en est-il trouvé transformé ou réaménagé ? L'ouverture des services aux parents a surtout été abordée jusqu'à présent dans ses conséquences sur la prise de décision médicale (Anspach, 1993 ; Gisquet, 2006 ; Paillet, 2007 ; Orfali, 2004, 2002). La manière dont le fonctionnement au quotidien des services s'en trouve modifié a moins retenu l'attention. De même, la prise en compte des relations entre professionnels et familles a eu tendance à se concentrer sur la relation familles/infirmières aux dépens des autres catégories de personnel (Rosenthal *& al.*, 1980). Or, si les infirmières sont en première ligne, elles sont loin d'être les seules à avoir la charge des relations avec les familles.

De plus, si la prise de décision médicale a été modifiée, ce n'est pas seulement en raison d'une reconnaissance d'un droit des parents à être tenus informés et à participer aux décisions qui concernent leur enfant. C'est aussi parce qu'ils occupent une place clé dans les services en participant à la division du travail (Grosjean, Lacoste, 1999, p. 74). L'ouverture des services a ainsi eu pour effet de faire des parents présents des « travailleurs », sans que leur contribution soit toujours pleinement reconnue par les équipes qui attendent pourtant d'eux une participation. Mais, elle a aussi permis aux parents d'exercer un contrôle beaucoup plus étroit sur les soins et les choix thérapeutiques. Lorsque les parents adoptent une posture ouverte de contrôleurs des soins, cela ne va pas sans tension avec les équipes. Tout en valorisant l'implication des parents dans le suivi de la trajectoire hospitalière de l'enfant, les professionnels craignent en effet une telle ingérence et disposent de ressources importantes pour en limiter l'ampleur (Heimer, Staffen, 1998). Au nom de l'intérêt de l'enfant, hormis le contrôle exercé sur leur degré de présence et leur participation aux soins, les parents font l'objet d'un contrôle resserré désormais autour de l'évaluation de la relation parent-enfant. Faire participer les parents aux soins quotidiens de l'enfant (les tâches de *nursing)* fournit ainsi l'occasion d'observer les compétences et les options éducatives parentales. Les professionnels exercent une influence plus ou moins appuyée sur ces pratiques lorsque celles-ci s'écartent de ce qui est jugé favorable à l'enfant, notamment d'un principe d'émancipation progressive (Renaut, 2002). De même, au travers de l'éducation au traitement, un certain modèle de « parentage » est transmis aux parents : faire appel à la persuasion et au contrat plutôt qu'à la peur ou la force physique ; faire en sorte que l'enfant soit dans un état de « conscience ouverte[1] » (Strauss, 1992) – c'est-à-dire qu'il soit tenu au courant de sa maladie et de son évolution et du traitement qu'elle suppose, y compris quand celui-ci est douloureux –, qu'il accède de manière progressive et concertée à l'autonomie, qu'il développe ses capacités…

Le contrôle des pratiques parentales ne s'exerce pas sur tous, mais sur ceux qu'on juge à l'écart des normes contemporaines de la parentalité. Or ces dernières ne sont pas totalement dégagées de toute considération ethnocentrique (Serre, 1998, 2004) et, en raison d'une centration sur la relation, appréhendée selon une grille de lecture culturaliste ou psychologisante, ont tendance à occulter le différen-

1. Ce concept, forgé par Anselm Strauss et Barney Glaser à propos des malades mourants, désigne la situation dans laquelle le patient et le personnel médical partagent la même définition de la situation du malade. Dans le « contexte de conscience ouverte » « le personnel médical et le patient sont tous deux conscients que ce dernier est mourant » (Strauss, 1992, p. 113-114). J'ai choisi d'étendre ce concept aux relations entre adultes (personnel hospitalier ou parents) et enfants hospitalisés pour désigner les situations dans lesquelles les enfants sont amenés à partager la même définition de la situation que les adultes sur leur maladie et les modalités du traitement.

tiel de ressources dont disposent les parents pour faire face à leurs obligations.

Seront donc présentés dans cette deuxième partie les résultats de l'enquête ethnographique qui permet de saisir les conséquences, telles qu'elles se donnent à voir sur le terrain, de la politique d'ouverture mise en œuvre à partir des années 1980. Cette enquête a permis de constituer deux types de matériaux : des entretiens informels avec les parents, des scènes d'interaction entre les acteurs présents sur la scène hospitalière pour lesquels il n'a été possible de prendre des notes qu'après coup, avec tous les défauts éventuels liés aux défaillances de la mémoire ; des observations de réunions entre professionnels pendant lesquelles des notes ont pu être prises sur place, suivent le contenu des échanges de la manière la plus étroite possible, mais ne présentent pas l'exhaustivité d'un enregistrement. J'ai tenté dans les deux cas de restituer le plus possible la parole des acteurs et la chair des interactions recueillies *in situ*.

Dans les deux services étudiés, une obligation de présence et de participation aux soins (entendus au sens large) s'impose aux parents, en raison d'un idéal d'attention à l'enfant malade, mais aussi des défaillances de l'institution hospitalière, qui ne parvient pas toujours à tenir ensemble des contraintes managériales de plus en plus pesantes et la volonté d'accueillir les malades et leur entourage avec humanité.

Chapitre II

Des parents inégalement présents

La *Circulaire de 1983 relative à l'hospitalisation des enfants* marque le début d'une politique intensive d'ouverture des services aux parents. Au cours des deux dernières décennies, s'est ainsi affirmé, dans les services de pédiatrie, le basculement d'un « droit de visite » vers un « devoir de présence ». Pourtant, les conditions d'accueil des parents ne sont pas toujours réunies : leur présence, tout en étant fortement prescrite, reste circonscrite par des professionnels qui souhaitent garder la maîtrise des usages faits de leur service et de ses ressources et ne parviennent pas toujours à partager leur « territoire » et les soins à l'enfant. L'enquête réalisée en 2003 par l'association Sparadrap[1], sur la base d'une sélection de 136 services tirés au sort[2], montre en effet que si 82 % des unités déclarent ne pas limiter la présence des parents, seulement 48 % des parents le confirment (*Parents d'enfants hospitalisés, visiteurs ou partenaires ?*, 2004, p. 23). Parmi les 57 % de parents qui ont déclaré avoir demandé à rester la nuit, « 23 % ne l'ont pas fait : « *parce qu'il n'y avait plus de place* », « *parce qu'ils ne savaient pas que c'était possible* », ou « *parce qu'ils ont été découragés de le faire* » » (*Parents d'enfants hospitalisés, visiteurs ou partenaires ?*, 2004, p. 45).

1. Fondée en 1993, cette association a pour « objectif d'améliorer de façon concrète l'accueil et la prise en charge des enfants malades et hospitalisés, dans le souci de concilier les besoins des enfants, des parents et des professionnels » (*L'hôpital et l'enfant : l'hôpital autrement ?...*, 2005, p. 141).
2. Cette enquête par questionnaire a été réalisée à la fois auprès des équipes pédiatriques et des parents au moyen de « boîtes aux lettres » laissées dans les services. 1 479 questionnaires remplis par les parents ont été analysés.

Si les parents sont désormais autorisés et conviés à rester au chevet de l'enfant hospitalisé, comment s'opère la division du rôle de garde-malade au sein de chaque configuration familiale ?

LA DIVISION FAMILIALE DU RÔLE DE GARDE-MALADE

Dans le service d'hépatologie pédiatrique, les parents (les mères surtout) sont largement présents, à toute heure, auprès de leur enfant. Dans le service de pédiatrie générale la situation est plus contrastée : certains enfants reçoivent très peu de visites quand d'autres sont accompagnés jour et nuit, par un de leur parent au moins, tout au long de leur hospitalisation.

Les mères d'abord

Dans les petites maladies d'enfant, on peut repérer une assignation du rôle de garde-malade aux mères. « L'enfant malade est, de ce point de vue, un enfant comme les autres : il est pris en charge principalement par les femmes. Si l'enfant malade reste à la maison, c'est le plus souvent sous le regard attentif de sa mère » (Singly, 1993b, p. 9). La dimension de garde-malade est peu présente dans la définition du rôle paternel (Singly, Maunaye, 1995)[1]. Ce déséquilibre renvoie plus généralement à l'investissement quotidien des mères auprès de l'enfant qui reste plus intense que celui des pères. Le maintien de cette prééminence maternelle peut surprendre si l'on considère qu'aujourd'hui les pères se sont vus reconnaître une place dans les soins au jeune enfant. Il révèle l'existence d'un écart persistant entre le modèle normatif des « nouveaux pères » et sa traduction dans le quotidien des familles (Neyrand, 2000).

1. Les mères assurent la garde de leur enfant malade dans 51 % des cas, les pères dans 13 % seulement. À l'encontre de l'idée que les nouveaux pères seraient un modèle propre aux classes moyennes, il est deux fois moins fréquent que les pères assurent la garde de l'enfant malade chez les pères professions intermédiaires que chez les pères ouvriers. De même, les femmes qui ont fait des études supérieures ont un conjoint moins souvent garde-malade que les femmes qui ont fait des études moyennes (Singly, 1993).

La dramatisation inhérente à l'hospitalisation, en particulier pour une maladie grave et des interventions risquées, change-t-elle la donne ? La prééminence féminine reste marquée à l'hôpital, même s'il existe des exceptions à cette règle. L'hospitalisation enfantine semble exercer un effet amplificateur de l'assignation du rôle de garde-malade aux mères. Lorsque les deux parents travaillent, l'hôpital ne sert pas d'espace-tampon pour permettre un investissement professionnel « équilibré » : l'un d'entre eux (le plus souvent la mère) doit en rabattre sur son investissement professionnel pour être présent aux côtés de l'enfant hospitalisé. Le « devoir de présence » se décline ainsi principalement au féminin et les arguments permettant de justifier une absence sont affectés d'une pondération différente pour la mère ou le père. Être enceinte constitue l'une des rares situations conduisant à une absence maternelle complète au profit du père. Cette prégnance de l'assignation aux mères du rôle de garde-malade se lit dans la nécessité de justifier une absence maternelle qui n'a pas sa réciproque pour les pères.

> Alors qu'il discute avec la mère d'Alexis, le père de Damien explique que sa femme n'a pas pu venir parce qu'elle est enceinte de huit mois : « Damien a dû faire avec, c'est pas pareil avec papa, mais ça, c'est pas trop mal passé, même si à la maison, il est plus proche de sa maman. » (Notes de terrain, hépatologie)

Dans cet échange, la mère d'Alexis n'éprouve pas la nécessité de justifier l'absence de son mari.

La condition d'une présence parentale prolongée est la « disponibilité » temporelle, caractéristique traditionnellement plus féminine que masculine. Cependant, les arrangements au sein de chaque famille sont divers et la question du partage du devoir de présence est résolue différemment par chacune d'entre elles. Certains pères souhaitent être partie prenante de l'hospitalisation, y compris en allant à l'encontre d'une division des rôles préexistante, ce qui peut laisser entendre qu'il y a bien un effet propre à l'hospitalisation. Leur volonté de s'investir dans le rôle de garde-malade peut néanmoins rencontrer l'opposition de leurs conjointes si celles-ci se sentent dépossédées de ce qui à leurs yeux constitue leur prérogative (en particulier en cas de division des rôles de type traditionnel) ou revendiquent un savoir-faire non transférable et qui ne s'improvise pas.

> La mère d'Ahmed, qui a deux filles plus âgées et ne travaille pas, me raconte que son mari est venu tous les après-midi depuis que son fils est hospitalisé : « Il me dit : "c'est mon fils aussi".

> – Ah bon, tu veux dormir ici, vas-y si c'est ton fils?
> – Oui, je peux, je te dis, c'est pas un problème».
> (La mère d'Ahmed rit en évoquant cette discussion car il n'est pas question pour elle de laisser son mari seul avec Ahmed). (Entretien informel, pédiatrie générale)

On peut penser qu'il s'agit pour la mère d'Ahmed de souligner que sa tâche est plus difficile que ne le croie son mari. Le savoir-faire dans les soins au nourrisson est un enjeu important dans les arrangements familiaux, l'exclusivité maternelle (qu'elle soit voulue ou subie) ne laissant aucune flexibilité.

> La mère d'Idriss, dont le fils est hospitalisé «chez les bébés» depuis cinq jours, m'explique qu'elle n'a pas pu dormir à cause du bruit (sa chambre étant mitoyenne au poste de soins des infirmières).
> Moi : «Vous n'avez pas eu envie de rentrer dormir chez vous?
> La mère d'Idriss : Non non, je ne peux pas le laisser et mon mari ne sait pas. Il est trop petit parce qu'il a besoin d'être pris dans les bras et mon mari, lui, n'aime pas ça.» (Notes de terrain, pédiatrie générale)

Il ne s'agit pas cependant pour le père d'Idriss de se défausser de toute responsabilité familiale : il a pris des jours de congé pour s'occuper de sa fille aînée, âgée de trois ans.

Si elles sont *a priori* les premières sollicitées, les mères ne sont pas seules à assumer le rôle de garde-malade. Dans le service d'hépatologie, il arrive que ce soit le père qui prenne un congé parental (situation qui à nouveau ne manque pas de retenir l'attention alors que, dans sa version féminine, un tel choix ne suscite pas de commentaires particuliers, tant il renvoie à l'évidence d'une assignation à la mère du rôle de garde-malade). Dans le partage du devoir de présence, les ressources professionnelles de chaque membre du couple peuvent être mises en balance. Le père de Savinna (âgée d'un peu moins de deux ans, Savinna vient d'être greffée) est plus présent que son épouse, qui vient seulement en fin d'après-midi, après son travail. Sa femme est informaticienne dans une grande entreprise, lui, technicien dans une entreprise en voie de liquidation. Cette présence prolongée est vécue comme une remise en cause d'une division souhaitée des rôles par le père de Savinna. Il me confie : «Je ne suis pas macho, mais psychologiquement, c'est difficile». Il me dit ressentir un sentiment de «honte» vis-à-vis de son père et de ses frères. «Mais, ils ne disent rien, ils comprennent» (entretien informel, hépatologie pédiatrique). Dans cet exemple, il semble que ce soit la gravité de la maladie, la situation extrême de la greffe qui légitiment un réaménagement des rôles et encourage la présence masculine. La crise ouverte par l'hospitalisation, si elle n'est pas l'occasion d'une remise en cause systématique du fonctionnement préexistant des couples, peut dans certains cas amener des réaménagements inédits.

Si les pères n'assument pas le rôle de garde-malade au cours de l'hospitalisation, ils peuvent néanmoins contribuer à l'exercice de ce rôle par leur conjointe. En effet, lorsqu'elles sont présentes au premier chef, les mères ont besoin d'un relais, même de courte durée, qui pourra être assuré par leur conjoint.

> Je discute avec la mère d'un bébé. Elle m'explique que son mari est passé la veille au soir pour qu'elle puisse prendre une douche « parce que j'avais dit que je resterais avec lui. Hier on s'était posé la question si le papa restait parce que les fauteuils ne sont vraiment pas confortables. Mais il fallait faire les courses et je n'ai pas mon permis (elle rit) (à l'adresse de son bébé), alors c'est maman qui est restée. » Elle précise que son mari est allé chercher son fils aîné qui a trois ans et demi « chez les grands-parents », a fait les courses et à manger. « Ce matin, il est allé l'emmener à l'école. J'ai vu, y'a une maman, elle a dû partir ce matin amener ses enfants à l'école parce que son mari part plus tôt. Moi je peux ne penser qu'à celui-ci. Je n'ai pas à me préoccuper pour l'autre. » (Entretien informel, pédiatrie générale)

Le conjoint fournit un relais dans le rôle de garde-malade, mais également dans l'organisation familiale globale. Or celle-ci a tendance à être profondément perturbée en cas d'hospitalisation. Pour autant, les mères ne sont pas déchargées de l'ensemble des tâches domestiques courantes. Celles qui sont restées longuement à l'hôpital, expliquent ainsi qu'elles attendent que l'hospitalisation se termine pour faire le ménage qui s'est accumulé en leur absence ; celles qui rentrent chez elles pendant que leur enfant est à l'hôpital, qu'elles en profitent pour faire tourner la machine à laver, faire à manger et le ménage.

> La mère d'Ahmed me raconte que depuis une semaine, elle n'est rentrée qu'une fois chez elle : « j'ai fait trois machines, tout s'était accumulé. Ma belle-mère donne un coup de main mais… Mon mari, je lui avais demandé des vêtements parce que je n'avais rien. Je lui ai dit : « c'est pas possible comme ça, ça va sentir mauvais dans la chambre, il faut absolument que tu me ramènes quelque chose ». Mais il m'a dit : « je sais pas ce qui est propre, ce qui est sale ». Parce qu'avant de venir, Ahmed avait vomi sur moi, j'avais tout mis en tas, c'était resté comme ça, avec les vêtements d'Ahmed aussi. (Elle baisse la voix) En plus j'étais indisposée. Je lui ai dit : « il faut absolument que je rentre au moins deux

> heures ». Ma belle-sœur est venue. Je suis partie à 14 heures jusqu'à 7 h 30. Elle n'a pas réussi à lui donner le biberon, il n'a pas voulu. Quand je suis arrivée, elle me dit : « mais comment tu fais ? ». J'ai essayé, et il a pris. Je lui ai dit : « tu vas essayer devant moi. » (Entretien informel, pédiatrie générale)

Lorsque la division des tâches réduit toute indépendance de la part du partenaire masculin, une présence maternelle prolongée à l'hôpital déstabilise fortement l'organisation domestique et rend peu efficace le relais assuré par le conjoint. De même, une exclusivité maternelle trop clairement affirmée dans les soins quotidiens (la mère d'Ahmed semble en tirer une certaine fierté, avec un recentrage très fort de son identité personnelle sur son identité maternelle) complique toute tentative pour organiser un relais, même féminin, auprès de l'enfant. Les pères, quant à eux, tentent de se défendre face à l'image caricaturale d'une complète impotence ménagère, devenue peu flatteuse en raison de la montée en puissance d'un principe d'autonomie domestique masculine au moins potentielle (de Singly, 2007) :

> Je discute avec le père d'Ahmed, en présence de sa femme, alors que tous deux attendent les derniers papiers pour sortir. Je lui demande comment sa femme va retrouver la maison en rentrant : « Ça va. On n'a pas trop sali. On a essayé de ranger. On va dire que c'est fait à moitié. Mais c'est vrai, moi je ne fais pas comme elle, alors je préfère la laisser faire. C'est elle qui sait. La machine, j'y touche pas, parce que je connais pas. Je ne veux pas faire une inondation. J'ai rempli la machine, mais je ne l'ai pas mise en route. » (Notes de terrain, pédiatrie générale)

L'abstention ménagère du père d'Ahmed est présentée non comme un refus *a priori*, mais comme la volonté de respecter les idiosyncrasies ménagères féminines et d'éviter les effets de la maladresse masculine.

Comme on le voit dans ce dernier exemple, il arrive que les parents souhaitent être présents ensemble au chevet de l'enfant hospitalisé.

Lorsque les deux parents sont présents

Malgré une prééminence féminine, en cas d'hospitalisation, il n'est pas rare que les deux membres du couple souhaitent être présents ensemble. Cette situation permet d'observer la manière dont s'opère le partage du rôle de garde-malade entre les parents en situation de coprésence.

> Alors que Gaël pleure dans les bras de sa mère depuis un moment, malgré ses tentatives pour l'apaiser, le père de Gaël arrive. Il se lave les mains avant de prendre Gaël dans ses bras qui se calme sur le moment. La mère de Gaël explique : « quand son père arrive c'est toujours comme ça, Gaël lui tend les bras, ce qu'il ne fait jamais avec moi. » Gaël s'est remis à pleurer. Son père essaie de le calmer en le balançant un peu. Puis il le met debout sur le tapis de change, l'assoit dans le lit. Il essaie de l'allonger, mais Gaël devient tout rouge de pleurs. Il le reprend alors dans ses bras. Mais rien n'y fait. Son père décide d'attendre que ça passe. Il assoit Gaël sur le tapis de change pour lui essuyer le nez. Gaël tourne son visage vers sa mère et pleure de plus belle. Son père moqueur lui dit : « ne regarde pas ta maman. Je sais, elle est comme ça, on ne va pas la changer », ce qui fait sourire la mère de Gaël. Au bout d'un moment elle lui demande : « tu veux que je prenne le relais ? ». Le père de Gaël accepte. Il prend des mots croisés et s'assoit sur le fauteuil en disant : « il est quatre heures moins 10, il prend son biberon à 16 h 30. Il ne s'endormira pas avant son biberon. » (Notes de terrain, pédiatrie générale)

Les pères peuvent se montrer aussi compétents que les mères, marquer leur autonomie dans les soins apportés à l'enfant (dans l'interaction ci-dessus, la mère de Gaël n'intervient pas dans les choix de son conjoint), tout en déléguant assez facilement les tâches de soins à leur conjointe lorsque celles-ci se révèlent plus fastidieuses. Mais la coprésence peut aussi être mise au service d'une division des rôles, la mère continuant d'assurer les soins à l'enfant, le père s'instituant en interlocuteur des professionnels. Ainsi parce que la mère de Jérémie parle mal le français, son mari a pris des jours de congés pour être présent lui aussi et veiller à l'articulation des relations avec le personnel (notes de terrain, hépatologie).

La coprésence peut sembler être une situation plus favorable pour les mères qui n'ont pas, dans ce cas, à gérer seule le travail de garde-malade et peuvent partager un certain nombre de responsabilités avec leur conjoint. Mais ce serait oublier que les pères ont souvent besoin de l'aide discrète de leur conjointe. La coprésence peut en effet gêner le « travail de maîtrise de soi » (*composure work*)[1] (Strauss *& al.*, 1982b), condition importante du droit de présence et de participation aux soins, peut-être en raison de la difficulté à trouver un équilibre entre rôle de conjoint et rôle de parent dans cette situation. Tout se passe comme si le « travail de maîtrise de soi » était plus facile à réaliser devant un professionnel que devant un proche.

1. Nécessité pour le patient ou son entourage de garder la maîtrise de lui-même face aux sentiments d'angoisse, de peur, de douleur suscités par la réalisation de certains gestes médicaux, l'annonce de certaines procédures ou une évolution défavorable de la maladie (Strauss *& al.*, 1982b).

> La mère de Blandine (Blandine âgée de moins de deux ans a eu une greffe de foie), m'explique qu'elle préfère être seule [sous-entendu ici sans le père de Blandine], car sinon, pour faire face à son angoisse, elle devient agressive et ressent le besoin de se décharger sur les autres : « ce n'est jamais agréable mais on peut le comprendre ». (Entretien informel, hépatologie)

La coprésence peut également impliquer un surplus de travail. Quand son mari est là, la mère de Blandine doit, en plus de la difficulté à gérer la situation, l'aider « *quand il se sent mal, ça fait trop !* » (entretien informel, hépatologie). Un « travail sur les sentiments » pour aider son mari à tenir s'avère donc nécessaire.

La coprésence peut cependant être vécue positivement. Elle laisse la possibilité de cumuler rôle de parent (proche du rôle de « patient secondaire » soumis au rythme propre de l'hôpital et à ses contraintes) et rôle de conjoint.

> Je demande à la mère de Diane, dont la fille âgée de quelques mois est hospitalisée dans le service d'hépatologie dans l'attente d'une greffe, si les journées sont différentes quand ils sont deux : « Ah, bah, ça passe plus vite déjà. Parce que bon, à midi on sort un peu, on va manger dehors, c'est pas pareil. Quand elle dort, on est dehors, c'est pas pareil. A deux ça passe beaucoup plus vite, oui. Et puis quand elle dort, on discute, sinon on peut discuter avec les parents mais c'est pas pareil. On ne dit pas aux parents ce qu'on dit à son mari, c'est pas pareil. On se raconte ce qui s'est passé dans la semaine… » (Entretien, hépatologie)

La coprésence transforme le déroulement d'une journée passée à l'hôpital. Le couple garantit la préservation d'une marge d'autonomie par rapport à la vie en collectivité et l'organisation institutionnalisée du temps. Lorsque le rôle de parent devient superflu (« quand elle dort »), le rôle de conjoint semble donner corps à la vie vécue à l'hôpital. Il limite le sentiment d'enfermement (« on sort ») et la proximité imposée avec les autres personnes présentes. La coprésence permet également de resserrer les liens entre conjoints (« on discute… »)[1] et d'assurer une forme de continuité dans la vie conjugale à distance, par le rappel des événements qui se sont déroulés en l'absence du conjoint.

Quel que soit le partage du rôle de garde-malade établi, reste posée la question de l'amplitude de la présence parentale, allant de la simple « visite » à l'enfant à une présence quasi continue au cours de son séjour à l'hôpital.

---

1. On sait toute l'importance accordée par Berger et Kellner à la conversation avec les « autrui significatifs » dans la socialisation des individus à un monde nouveau (Berger, Kellner, 1988).

Les différentes modalités de présence parentale

On peut repérer plusieurs modalités de présence parentale, de la quasi-absence à une présence quasi continue. Mais quelle que soit leur préférence en matière de temps de présence, les parents/les mères ne sont pas entièrement libres de leurs choix : en cas d'absence ou de visites épisodiques à l'enfant, ils sont jugés très négativement par le personnel. *A contrario*, des services d'hôtellerie peu adaptés viennent leur rappeler que leur présence n'est pas nécessairement souhaitée 24 heures sur 24. Malgré la reconnaissance d'un droit de présence, les parents/les mères n'en ont pas fini de négocier leur place dans les services, comme en témoignent les tensions suscitées par la revendication d'assister aux soins.

La version « dure » du devoir de présence

Dans la version « dure » du devoir de présence, les parents/les mères[1] ne se contentent pas de rendre visite à leurs enfants quelques heures par semaine, mais vivent exclusivement à l'hôpital. S'ils/elles n'y dorment pas, ils/elles y restent du lever au coucher de l'enfant. Dans le service d'hépatologie, le portrait du parent « très présent » pourrait être décrit de la manière suivante : la mère d'un jeune enfant hospitalisé réside à *La Maison des parents*. Elle se lève tôt pour être présente dès le réveil de son enfant et reste ensuite toute la matinée avec lui. Après le repas, elle attend que son enfant soit endormi pour aller manger rapidement (elle n'est pas autorisée à manger sur place) et revenir avant qu'il ne se réveille de sa sieste. Elle reste auprès de lui jusqu'à ce qu'il soit endormi après le repas du soir. À l'hôpital, il y a en quelque sorte extension du principe de « disponibilité permanente » des mères. Dans le service de pédiatrie générale, les parents/les mères peuvent dormir aux côtés de leur enfant, dans un fauteuil, mais ne sont pas autorisés à manger dans le service[2].

1. Au risque d'une certaine lourdeur, cette présentation sera adoptée dans le reste du texte pour éviter de participer à l'invisibilisation de la prééminence des mères, tout en tenant compte du fait que certains pères sont eux aussi présents et actifs.
2. Cette interdiction vient freiner les tentatives de normalisation de la vie de l'enfant à l'hôpital (voir *infra*) en limitant la possibilité de faire « comme si » on était chez soi.

Une obligation de présence fortement intériorisée par les parents

Dans le service d'hépatologie, le « devoir de présence » est intériorisé par la majeure partie des parents/des mères, ce qui apparaît dans le discours de la mère de Clément (son fils cadet, âgé de deux ans, vient de subir une deuxième greffe de foie après l'échec de la première) : « *Je lui ai dit que je serai toujours là avec lui* » (entretien informel, hépatologie).

Le devoir de présence peut être approprié au point que certaines mères se substituent aux soignantes pour inciter d'autres mères à rester.

> La mère d'Idriss, hospitalisé depuis cinq jours dans le service, me raconte, alors que nous sommes avec son mari dans la salle d'attente : « Moi j'ai fait la traduction pour des mamans qui ne parlent pas le français. Parce qu'il y a des parents qui ne comprennent pas. Y'a une maman je lui ai dit : « il faut que tu restes avec ton fils ». Parce qu'elle était partie, elle me demande : « il a pleuré ? ». Je lui dis : « Oui. Tu travailles ? Tu travailles pas. Alors il faut que tu restes avec lui parce que les infirmières, elles ont quatre-cinq enfants, elles ont pas le temps de le prendre dans les bras quand il pleure ». Alors elle est restée ». (Entretien informel, pédiatrie générale)

Tout en jouant un rôle de réassurance affective, l'adoption du devoir de présence peut aussi se justifier par la volonté d'assurer la surveillance du bon déroulement de l'hospitalisation et, dans le service de pédiatrie générale, la crainte que l'enfant ne soit laissé à lui-même, confortée par le moindre indice allant dans ce sens (les couches souillées constituent en particulier une « pomme de discorde » entre parents et infirmières).

> Lorsque je discute avec la mère d'Alexis, hospitalisé chez les bébés, elle m'explique que son mari ne veut pas qu'on le laisse seul. Ils se relaient : « On s'est croisé ce matin quand mon mari est rentré de l'hôpital. Il m'a dit que la nuit s'est bien passée, mais quand je suis arrivée, j'ai trouvé du vomi dans son lit ». Elle m'explique les raisons pour lesquelles elle ne veut pas le laisser seul : « parce que parfois je me dis que si j'étais pas là, on le laisserait tout seul comme ça. La nuit parfois il se réveille, je lui touche le bras, il se rendort. Donc c'est important pour lui qu'on soit là. » (Entretien informel, pédiatrie générale)

Les parents/les mères ont donc parfois le sentiment que l'enfant est entouré de soins moins diligents lorsqu'ils sont absents. L'observation des autres enfants laissés à eux-mêmes malgré leurs pleurs renforce cette conviction.

> La mère de Sofian, hospitalisé « chez les bébés », a confiance dans le service car elle a déjà fréquenté l'hôpital pour ses aînés : « Ici il est dans de bonnes mains. Donc j'ai pas d'inquiétude ». Elle ne veut pas cependant le laisser seul : « si il pleure, elles n'ont pas le temps de venir tout de suite. Je vois les autres bébés, ça me fait mal au cœur. » (Entretien informel, pédiatrie générale)

Le manque de personnel ou une organisation du travail qui ne laisse pas suffisamment de place au confort de l'enfant renforcent également le sentiment d'une présence indispensable.

> Je discute avec la mère d'un enfant hospitalisé dans le service, je lui demande si pour elle c'est important d'être là : « Oui, c'est important. Pour les parents aussi. Je vois, ce sont souvent les mamans qui sont là. Ça aide pour que ça se passe un peu comme à la maison. On se dit « est-ce qu'ils vont savoir comment le faire manger etc. », même si les puéricultrices ici, elles ont l'habitude des enfants, c'est sûr. Mais on n'est pas tranquille. Surtout mon mari. Ça aide aussi à ne pas culpabiliser. Et puis comme ça, on peut savoir ce qui se passe. Parce qu'avec les enfants, j'ai remarqué, ça change vite. Plutôt que de demander seulement des nouvelles par téléphone ». (Entretien informel).

Plusieurs arguments sont mobilisés : rester pour l'enfant, pour soi, pour contrôler ce qui se passe, repousser le sentiment de culpabilité d'avoir un enfant malade, accéder aux informations au fur et à mesure ou encore assurer une certaine continuité avec les soins délivrés à domicile.

Une présence quasi continue

Le devoir de présence dans sa version « dure » s'assortit d'une obligation de continuité : continuité au cours du séjour de l'enfant (un parent au moins doit être présent chaque jour), continuité au cours de la journée.

> Dans le service de pédiatrie générale, je discute avec les parents de Nina qui me racontent qu'ils n'ont laissé seule leur fille, âgée de trois mois, hospitalisée depuis un mois pour une coqueluche, que deux fois pour aller manger ensemble le soir, après avoir attendu que le personnel soit disponible et que tous les biberons aient été donnés. (Entretien informel, pédiatrie générale)

Dans le service d'hépatologie, les parents ne sont pas autorisés à rester la nuit, sauf exception. La version « dure » du devoir de présence implique alors de ne partir qu'une fois l'enfant endormi.

> J'assiste à une discussion entre la mère de Flora (âgée d'un peu moins de trois ans), et la mère de Doria (qui a environ six-sept ans) dans la chambre que leurs

> filles partagent dans le service d'hépatologie. La mère de Flora raconte que Doria a pleuré dans son lit après le départ de sa mère, la veille au soir. La mère de Doria, qui a deux fils plus âgés, explique qu'elle doit partir avant que sa fille ne soit endormie pour qu'ils puissent manger. (Notes de terrain, hépatologie)

La mère de Doria ne peut satisfaire à la règle de ne partir qu'une fois sa fille endormie. Elle maîtrise le registre de justification de cette discontinuité en évoquant ses responsabilités vis-à-vis de ses autres enfants.

Dans le service de pédiatrie générale, un seul parent est autorisé à rester la nuit. Pour ceux qui ne restent pas, on retrouve la règle qui veut que l'on ne parte qu'une fois son enfant endormi. Or, celle-ci complique l'organisation familiale car le moment d'endormissement de l'enfant n'est pas toujours prévisible.

> La mère de Stanislas me raconte qu'hier son fils, âgé de deux-trois ans, n'a pas dormi dans l'après-midi et « à 19h30, il s'est endormi. Après le repas, pouf! Alors pour moi, c'est mieux parce que comme ça, je sais que quand je pars, il dort.
> Moi : il ne s'est pas réveillé?
> – Si, j'ai appelé vers 22 heures, elles m'ont dit qu'il s'était réveillé vers 21 heures mais qu'après il s'était rendormi. » (Notes de terrain, pédiatrie générale)

À cette règle vient s'ajouter une contrainte supplémentaire : assurer le « travail de séparation » en prévenant l'enfant de son départ.

> Léa, infirmière de nuit, me raconte : « la nuit, c'est différent dans le service. Les enfants ont des moments d'angoisse. En plus, y'a des parents qui partent sans rien leur dire et quand ils se réveillent les enfants ne les voient plus, ils pleurent. Les parents ne les ont pas prévenus. (Une éducatrice-stagiaire marque son étonnement en l'entendant). Oui, il y en a qui pense que c'est mieux. Mais c'est pire. Et nous, il faut gérer après. En plus, il y a des enfants qui ne veulent pas s'endormir parce qu'ils ont peur de ne plus voir leurs parents quand ils se réveillent ». (Notes de terrain, pédiatrie générale)

Le principe de « conscience ouverte »[1] qui doit être maintenue chez l'enfant – traité comme un « semblable différent » (Renaut, 2002) – explique l'attachement à cette règle qui consiste à préparer l'enfant au moment de la séparation. Le « travail de séparation » est délicat à réaliser s'il faut préserver, à la fois, la « conscience ouverte » de l'enfant et s'assurer qu'il continue de maîtriser ses sentiments après son

1. Voir définition en note de bas de page, p. 66.

départ. En cas de non-respect du principe de conscience ouverte de l'enfant, les professionnels peuvent s'autoriser à intervenir.

> Une stagiaire éducatrice me raconte que le père de Viviane [âgée d'environ cinq ans] part toujours sans la prévenir, en prétextant qu'il va aux toilettes. La stagiaire est ce soir-là présente lorsque le père de Viviane se prépare à partir. Viviane se met à pleurer. La stagiaire intervient alors en proposant au père de Viviane qu'elles l'accompagnent jusqu'à l'ascenseur, l'empêchant ainsi de faire appel à sa tactique habituelle. Lorsqu'elle me rapporte cette scène (pour m'inciter à aller voir Viviane alors qu'elle-même a fini sa journée), elle condamne vivement ce comportement. (Notes de terrain, hépatologie)

Pour les parents/les mères, un tel comportement permet de faire l'économie du travail délicat consistant à dénouer les liens parent-enfant. Certains parents peuvent valider le principe de « conscience ouverte » dans leur discours, sans pour autant toujours l'appliquer, telle la mère de Clément qui affirme prévenir son fils quand elle part, mais souvent s'éclipse discrètement pour aller fumer une cigarette. Pour les parents/les mères, partir suppose un difficile « travail de relation » (qui vise dans ce cas non à resserrer les liens mais à les distendre), l'enfant devant poursuivre son activité, seul ou sous la responsabilité d'un autre adulte. S'éclipser évite de requérir explicitement la délégation du travail de surveillance de l'enfant qui place le parent dans une position de demandeur. Il faut en outre parvenir à réaliser ce « travail de séparation » non seulement pour l'enfant, mais éventuellement aussi pour son propre compte.

> La mère de Flora [âgée de trois ans] évoque ses difficultés à s'absenter : « Mon mari vient le samedi, il me propose de rester toute la journée, mais je ne peux pas, l'après-midi je suis là. Je ne peux pas la laisser. Flora est habituée à être tout le temps avec moi, si je ne suis pas là une heure, elle pleure. Parfois on en a assez l'une de l'autre. Je lui dis : « je m'en vais ». Flora me dit, « Vas-y, maman ! », mais dès que j'ai passé la porte, elle se met à pleurer. » (Notes de terrain, hépatologie)

Une présence parentale continue peut donc devenir extrêmement contraignante. Elle limite fortement l'autonomie de l'enfant (« si je suis pas là, elle pleure »). Dans cet exemple, le devoir de présence n'est pas uniquement déterminé par le besoin ressenti de l'enfant (« je ne peux pas la laisser »). Si la présence des parents est déterminée essentiellement par un besoin de leur part, ils courent le risque d'être jugés hyperprotecteurs.

Assurer une présence continue ne va pas sans un certain ennui pour les parents/les mères qui doivent alors trouver le moyen d'occuper les temps morts.

> La mère de Samir me confie : « Le temps passe lentement, surtout le week-end, c'est terrible et le soir après 17 heures. Avant ça va. »
> J'aperçois une maman en train de broder. Une autre fait des mots croisés et joue avec les gommettes de son fils. La mère d'Ahmed, à propos de la broderie qu'elle a commencée, m'explique : « c'est comme ça que je m'occupe à l'hôpital ». Certains parents s'assoupissent avec leur enfant lors de la sieste, regardent la télévision si la chambre est équipée[1]. (Notes de terrain, pédiatrie générale)

La répétition des journées passées à l'hôpital face à un enfant qui ne se montre pas toujours très aimable (comme le remarquait Ann Hill Beuf, 1989) peut devenir pénible :

> La mère de Stanislas, âgé de deux ans, ne pourra venir le lendemain car elle travaille. Face aux ronchonnades de son fils, un peu irritée, elle remarque : « finalement demain ça fera une coupure, parce que c'est pas évident de venir tous les jours à l'hôpital. Ça fait une semaine que ça dure. » (Notes de terrain, pédiatrie générale)

Des parents exceptionnellement absents dans le service de pédiatrie générale

Dans le service de pédiatrie générale, les parents sont exceptionnellement absents. L'ambiance du service s'en ressent : les pleurs des enfants constituent le fond sonore habituel du service, un certain désordre (y compris matériel) règne : biberons et corn flakes renversés dans les lits ou à terre, livres déchirés... Certains enfants réclament, parfois à corps et à cris, leurs parents manifestant leur difficulté à supporter une séparation prolongée :

> Pendant la visite, Jordan, âgé d'un an et demi, hospitalisé longuement dans le service pour une malformation de l'œsophage qui a supposé la pose d'une gastrostomie[2], se promène dans les couloirs [...]. Lorsqu'il croise l'une des professionnelles du service, il l'appelle « maman » en lui tendant les bras en pleurant pour retenir son attention. (22 février 2002)

1. Dans le service de pédiatrie générale, seules les chambres des « grands » (destinées aux enfants âgés de plus de deux ans, ces chambres représentent le tiers de l'unité) sont équipées d'une télévision.
2. La gastrostomie est un orifice créé artificiellement afin de relier l'estomac à la peau du ventre. Le « bouton » ainsi créé permet le branchement d'une sonde pour l'alimentation de l'enfant sans passer par la bouche et l'œsophage.

Jordan, depuis ce matin, arrache tout : tubulure, sonde de gavage et perfusion. (5 mars 2002)
Jordan, debout dans son lit, essaye d'attirer l'attention de tout le monde. En se tenant à la barre supérieure du lit, il saute tout en souriant. Mais comme personne ne vient le voir, il se met à pleurer longuement. Kelly, hospitalisée chez les bébés, pleure elle aussi, debout dans son lit, en criant, coléreuse : « maman ! maman ! maman ! », sans discontinuer. (12 mars 2002)

Le contraste est souvent frappant entre les enfants laissés à eux-mêmes dans leur chambre et ceux qui, paisibles ou enjoués, profitent des interactions avec leur parent présent.

En raison de la rotation rapide des malades qui ne permet pas de connaître la situation familiale de chacun, les contraintes qui limitent les possibilités de visite des parents ne sont pas toujours connues dans le service de pédiatrie générale, alors qu'elles sont beaucoup plus souvent évoquées dans le service d'hépatologie. En l'absence de contact avec les parents absents dans le service de pédiatrie générale, restituer les raisons qui les empêchent de rester auprès de leur enfant ne peut se faire qu'en creux. Il est possible de repérer plusieurs variables qui semblent déterminantes pour permettre une présence parentale à l'hôpital, parmi lesquelles la disponibilité professionnelle semble primordiale.

Je demande à la mère de Maël, hospitalisé « chez les bébés » pour une infection pulmonaire, qui vient tous les jours à l'hôpital, comment elle s'est arrangée pour son travail. Elle m'explique qu'elle est gérante, donc elle s'est arrangée avec son patron : « j'ai quand même plus de liberté ». Elle a trouvé quelqu'un pour la remplacer : « heureusement parce que sinon, j'aurai sûrement perdu mon travail. » Elle travaille dans une société d'échafaudage : « ça marche très bien en ce moment ». (Entretien informel, pédiatrie générale)

La possibilité de trouver une solution de garde adaptée pour les frères et sœurs éventuels est également déterminante :

Les parents de Lola, hospitalisée « chez les bébés », se relaient auprès de leur fille, sa mère étant présente le jour et son père la nuit. Comme elle est encore en congé maternité et que son mari est au chômage, « ça n'a pas posé de problème ». Pour ses deux fils aînés, « ça ne pose pas de problème. Mon mari est là. Ils sont grands déjà, il n'y a rien à faire. Je prépare les repas à l'avance. » (Entretien informel, pédiatrie générale).

En l'absence de relais familial adapté, lorsque l'enfant hospitalisé est membre d'une fratrie, il est beaucoup plus difficile pour ses parents/sa mère d'assurer une présence continue à l'hôpital.

La maman d'Inès, hospitalisée « chez les bébés », vient voir sa fille pour prendre de ses nouvelles. Elle me demande d'abord si elle va mieux et, comprenant sa

> méprise, s'adresse à la chef de clinique qui se trouve au poste de soins qui lui répond : « Oui, elle a une gastro-entérite, un germe dans les intestins ». La mère d'Inès repart vite après ces explications parce que son fils aîné, âgé d'environ trois-quatre ans, au lieu de l'attendre à l'extérieur du service, comme elle le lui avait demandé, l'a suivie. Elle le raccompagne vers la sortie, mais quelques minutes plus tard, il est à nouveau là. Après l'avoir ramené à nouveau, elle reste au bout du couloir pour surveiller qu'il ne revient pas, mais comme son fils ne veut pas entendre raison, elle m'explique qu'elle va rentrer chez elle et le confier à une voisine. « Ma sœur doit revenir demain, elle pourra s'en occuper. » (Notes de terrain, pédiatrie générale)

Les bricolages mis en place par les parents/les mères restent fragiles et leur font courir le risque d'être jugés « négligents ».

> Une « maman » vient prévenir la mère de Kelly que son fils pleure dans la salle d'attente. La mère de Kelly demande aux infirmières si elle peut emmener sa fille « comme hier » dans la salle d'attente. Elle obtient leur accord. Alors que je suis en train de prendre des notes à proximité dans le bureau-vestiaire des internes, j'entends le frère de Kelly qui pleure et crie parce que sa mère s'est à nouveau absentée pour retourner dans le service avec Kelly. Louise, l'interne, qui revient dans le service après avoir mangé se demande comment ça se fait qu'on laisse un enfant si petit seul. « Il n'y a même pas de jeux. Les gens ne se rendent pas compte ». Claire, la chef de clinique vient annoncer que Kelly peut partir, mais du coup, la mère de Kelly doit à nouveau laisser son fils pour suivre Claire pour les dernières explications. Claire mentionne, comme elle l'avait déjà fait la veille, l'association située au rez-de-chaussée qui assure une garderie pour les frères et sœurs des enfants hospitalisés.
> La maman de Kelly : « Oui, hier j'y suis allée, ils m'ont dit que je ne pouvais pas le laisser. » (Notes de terrain, pédiatrie générale)

L'attention accordée à l'enfant hospitalisé se fait en outre aux dépens des frères et sœurs, l'exceptionnalité de la situation permettant de justifier d'enfreindre l'impératif d'égalité de traitement entre chaque enfant.

> Je discute avec la mère de Lena, hospitalisée « chez les bébés », qui me montre la photographie de la sœur jumelle de Lena, Lila, qui est à la maison. « Sa grand-mère est venue la garder. Ça se passe très bien. Nous, on s'occupe de Lena. C'est dur à dire mais c'est comme ça, elle a plus besoin de nous. C'est vrai que Lila on ne la voit pas beaucoup. Le matin, un peu, mais après je viens ici et l'après-midi j'ai des démarches à faire parce que je suis une formation et je n'ai pas le choix. Je suis obligée de le faire. Le papa lui, il vient l'après-midi dès qu'il a fini son travail. Et le soir, on rentre, souvent il est tard, parfois Lila est déjà couchée. » (Entretien informel, pédiatrie générale)

Les femmes qui élèvent seules leur enfant, *a fortiori* si elles en ont plusieurs, se retrouvent dans une situation difficile, d'autant plus que le service refuse de se prêter au rôle de « garderie » pour les frères et sœurs des enfants hospitalisés.

> La mère d'Adela, âgée d'environ un an, hospitalisée pour une bronchiolite, est réfugiée Tchétchène et ne parle que le russe. Elle est arrivée seule en France avec ses deux filles. Elle n'a pas le droit d'entrer dans le service avec sa fille aînée (âgée d'environ sept-huit ans). Une infirmière, en la voyant entrer avec sa fille, l'arrête : « elle n'est pas hospitalisée ici cette enfant ? Vous n'avez pas le droit de rester. » Elle vérifie que la petite fille est bien repartie vers la sortie du service. (Notes de terrain, pédiatrie générale)

Alors qu'elle ne bénéficie d'aucune alternative compte tenu de sa situation, aucun aménagement n'est proposé à la mère d'Adela. Derrière les risques de contagion mis en avant pour justifier l'interdiction des visites des frères et sœurs de moins de quinze ans, on peut aussi repérer la crainte des professionnels qu'ils ne viennent troubler l'ordre (précaire) du service et que leurs parents n'assurent pas efficacement leur surveillance. Pourtant, à d'autres moments, l'interdiction pour les enfants de moins de quinze ans d'entrer dans le service peut être contournée par les équipes : ce fut le cas de la sœur aînée (âgée d'une dizaine d'années) d'un bébé hospitalisé dans le service qui est autorisée à rester parce qu'elle sert d'interprète à sa mère chinoise qui ne parle pas le français (dans ce cas, loin d'alourdir par sa présence le travail de l'équipe, elle le simplifie). Dans le service d'hépatologie, certains parents obtiennent également des « passe-droits » pour permettre la visite des frères et sœurs, mais au cas par cas et à la latitude de l'équipe infirmière et de la surveillante. Seule la gravité de la maladie semble estomper les réticences des équipes à admettre les visites des frères et sœurs.

> Dans le service de pédiatrie générale, Marie-Pierre, infirmière, raconte que de sa propre initiative, sans demander l'autorisation à personne et avant même que les parents ne le demandent, elle a proposé d'autoriser la grande sœur d'Houda (âgée de six ans, Houda est en fin de vie en raison d'un grave problème cardiaque) qui a huit ans à venir. « Normalement avant quinze ans, ils ne peuvent pas mais là… La grande sœur, elle avait demandé à la voir. Elle était inquiète. Alors les parents m'ont dit : « vraiment merci, on voulait vous demander ». Ce matin, elle est venue, elle a fait des bisous à Houda. Elle était contente. Parce que ça faisait trois jours qu'elle ne l'avait pas vue. Et puis après, parce qu'elle allait s'ennuyer sinon, elle est descendue avec l'éducatrice faire des découpages. Après quand

elle remontera, elle ira faire des bisous à Houda. Houda aussi était contente de voir sa grande sœur». (Notes de terrain, pédiatrie générale)

L'exceptionnalité de la situation se voit dans le fait que la sœur d'Houda a eu accès à la *Maison de l'enfant* habituellement réservée aux enfants hospitalisés.

Dans le service de pédiatrie générale aussi, comme on le voit à travers ces divers exemples, certains parents ont fortement intériorisé le «devoir de présence». D'ailleurs une «dame en rose», bénévole qui intervient dans le service pour s'occuper des enfants, alors qu'elle discute avec deux aides-soignantes explique : «Je trouve qu'il y a de plus en plus de parents qui viennent. Moi ça fait depuis 92 que je suis là, parfois on a du mal à trouver des choses à faire» (notes de terrain, pédiatrie générale). Mais dans les deux services, le devoir de présence lorsqu'il s'assortit d'une exigence de continuité rencontre de nombreux obstacles.

Des services d'hôtellerie peu adaptés

Dans le service de pédiatrie générale, les parents peuvent rester la nuit – au prix d'un certain inconfort – ce qui conduit à une extension du principe de présence continue. Malgré l'autorisation de rester jour et nuit, assurer une présence continue est rendu difficile par l'absence de services d'hôtellerie adaptés proposés aux parents qui ne disposent ni de lit, ni de salle de bain[1] et ne sont pas autorisés à manger dans le service. Pour manger, ils peuvent se rendre dans la salle d'attente, située à l'extérieur du service. De petite taille (6-7 m^2) réaménagée à l'aide d'une opération pièces jaunes, elle comporte une grande table, quelques jeux accrochés au mur et deux fauteuils. L'entretien laisse à désirer et les enfants qui y attendent seuls leurs parents ont gribouillé sur les murs. Les fauteuils en skaï de couleur jaune clair n'ont pas tardé à devenir crasseux. Quant aux toilettes réservées aux visiteurs, il y a des trous dans le mur, la peinture est écaillée; il n'y a pas de miroir, ni d'essuie-mains.

Dans la salle d'attente, trois mères sont présentes en même temps à l'heure du repas de midi. Deux d'entre elles commentent l'état des toilettes : «pourtant elles sont lavées tous les jours, mais hier elles étaient dans un état catastrophique.

1. Les parents sont autorisés à utiliser la salle de bain des enfants qui comporte une baignoire (parfois bouchée) et peuvent se faire prêter une alèze de l'hôpital pour faire office de serviette.

Il y a des gens vraiment! La douche, même chose, elle était bouchée. Moi je préfère me doucher chez moi, hier je me suis juste lavée à la baignoire parce que la douche était bouchée. Pour les enfants ce n'est vraiment pas génial. » (Notes de terrain, pédiatrie générale)

En principe, les parents/les mères peuvent commander un plateau-repas, mais en réalité cette possibilité n'est quasiment jamais utilisée par les parents/les mères, car difficile à mettre en œuvre et assez onéreuse.

Alors que je suis restée un vendredi soir après 19 heures, j'assiste à la discussion suivante entre le père d'un enfant nouvellement hospitalisé dans le service et les infirmières de nuit. Il leur demande s'il est possible de commander un plateau. « Ah, il est trop tard, il faut le commander dans la journée. Je crois qu'il y a un self. Vous avez une cafétéria mais je ne sais pas si elle est encore ouverte maintenant vous devriez aller voir ». (Notes de terrain, pédiatrie générale)

En fait la cafétéria étant fermée, il n'est pas possible de se procurer à manger le soir. Il arrive donc que le parent qui reste la première nuit, après souvent de longues heures d'attente aux urgences, passe la nuit sans manger.

Ainsi la mère d'Alexis, hospitalisé « chez les bébés » pour une gastro-entérite, lorsqu'elle évoque les « petites choses qui pourrissent la vie », énumère, hormis les fauteuils inconfortables et cassés : l'absence de distributeur « le premier jour, je n'avais pas d'argent, je n'ai pas pu manger. La cafétéria est fermée le soir, il n'y a rien autour. » (Entretien informel, pédiatrie générale)

De plus, la possibilité de commander un plateau-repas, dans l'esprit des parents/des mères, présente l'intérêt de manger aux côtés de l'enfant. Avant qu'ils ne découvrent qu'ils n'ont pas le droit de manger dans le service :

La mère d'un enfant hospitalisé « chez les bébés » a commandé un plateau. Elle fait remarquer à l'aide-soignante, Claire, que ça a augmenté. Le prix est désormais en euros : « 6,50 euros, ça me paraît plus cher, faîtes le calcul. ». Elle demande si on peut lui faire chauffer. Claire, l'aide-soignante, alors qu'elle se dirige vers l'office, s'arrête dans son mouvement pour dire : « mais vous savez que vous n'avez pas le droit de manger dans les chambres. Vous allez manger où ?
– Ah bon ?
– Oui oui, c'est écrit sur le règlement vous n'avez pas vu ?
– Ah non.
– Il est affiché en gros, vous verrez.
La maman entre dans la chambre. Claire, avant de poursuivre son chemin,

attend le commentaire de la maman qui ne tarde pas. La maman se penche sur une feuille photocopiée, collée à côté du lavabo : « Ah pardon, excusez-moi, je n'avais pas lu ». Claire fait une mimique entendue à mon adresse. (Notes de terrain, pédiatrie générale)

La cafétéria ne remportant pas un franc succès, les parents/les mères prennent leur mal en patience ou profitent d'un relais familial pour se faire apporter à manger. La mère de Samir m'explique qu'elle mange à la cafétéria : « C'est pas très bon, et c'est très cher pour ce que c'est. Alors mon mari m'amène à manger. » (Entretien informel, pédiatrie générale). La rupture vécue avec les pratiques alimentaires usuelles est présentée par les parents/les mères comme un élément important de la pénibilité du séjour à l'hôpital. J'assiste à une discussion entre plusieurs mères. L'une d'entre elles raconte qu'elle veut rentrer chez elle pour manger. « J'ai faim, j'en peux plus. J'en ai marre de manger des sandwichs ! » (Notes de terrain, pédiatrie générale).

Une présence continue auprès de l'enfant conduit également à développer un sentiment d'enfermement. J'entends à plusieurs reprises des mères, lorsqu'elles décrivent leur séjour à l'hôpital, comparer la chambre de leur enfant à « une cage ».

Une mère, alors que nous discutons, m'explique qu'elle a « l'impression d'être en prison ». Elle voudrait rentrer, faire le ménage qui s'est accumulé depuis une semaine et dormir. Elle témoigne également de la coupure vis-à-vis du monde extérieur : « Les soldes ont commencé on m'a dit. Ici on ne sait rien ». (Entretien informel, pédiatrie générale)

La crainte des microbes explique que les parents/les mères acceptent d'être cantonnés dans les chambres. Ce cantonnement a les préférences du personnel, qui n'hésite pas à agiter la peur des microbes, car il facilite la surveillance et la disponibilité à tout moment de l'enfant pour les soins, et évite la constitution de coalitions entre parents qui viendraient briser un face-à-face individualisé plus aisément maîtrisé par les « blouses blanches »[1].

Malgré des conditions relativement « spartiates », lorsque l'hospitalisation se prolonge, on observe une certaine appropriation des chambres par les parents/les mères.

1. Selon l'enquête quantitative réalisée pour le compte de l'association Sparadrap, 45 % des services interrogés ont sélectionné dans une liste de problèmes rencontrés les « parents qui se regroupent et discutent dans les couloirs » (*Parents d'enfants hospitalisés : visiteurs ou partenaires ?*, 2004, p. 30).

> La mère d'Ahmed a un bref échange sur le pas de la porte avec la mère de Nassim qui occupe un box à proximité. Cette dernière conclut : « bon, je rentre chez moi.
> – Chez toi ?
> – Non dans la chambre, pour l'instant, ça, c'est chez moi. J'attends qu'on me dise quand je peux me casser. » (Notes de terrain, pédiatrie générale)

Y compris dans le service d'hépatologie alors même que les parents ne dorment pas sur place. La mère de Paula, âgée d'environ deux ans, dit à sa fille alors qu'elle s'apprête à la ramener dans sa chambre : « Allez, on rentre à la maison ! » (notes de terrain, pédiatrie générale). Le réaménagement de l'espace de la chambre, sa personnalisation – à travers un bricolage d'affaires récupérées dans le service et d'affaires personnelles – contribuent à marquer le territoire de chacun. La mère de Clément, âgé d'environ deux ans, a installé une des petites tables d'enfant dans la chambre de son fils, qui n'est pas autorisé à sortir de sa chambre. L'étagère fixée tout le long de la fenêtre est remplie des affaires de Clément : jeux, livres… (notes de terrain, hépatologie). L'appropriation peut également être faite pour le compte des parents eux-mêmes :

> J'aperçois un jour deux parents en train de se laver les dents dans la chambre de leur enfant et porter des chaussures d'intérieur à la place de leurs chaussures de ville. (Notes de terrain, hépatologie)
> J'aperçois dans le box d'un enfant des vêtements qui sèchent sur le rebord d'une chaise et mon regard est frappé par la présence d'une brosse à dents et d'un tube de dentifrice qui font du box un lieu habité non seulement par l'enfant (ici un bébé) mais aussi par ses parents. (Notes de terrain, pédiatrie générale)
> Les boxes des bébés ne sont pas équipés en télévision. Je remarque dans un box une petite télévision portative, amenée par des parents, installée sur l'une des étagères hautes. (Notes de terrain, pédiatrie générale)

Cette appropriation de l'espace de la chambre, y compris lors d'hospitalisation prolongée, est loin d'être systématique.

> Sonia [âgée de deux-trois ans dans l'attente d'une greffe de foie] est de nouveau hospitalisée après être rentrée chez elle pour éviter une attente jugée inutile à l'hôpital. J'entre dans sa chambre. Je suis frappée par son dénuement, sans doute accentué par l'impression de vide en l'absence du lit voisin (certains enfants sont déplacés alors qu'ils sont alités pour les opérations qui ont lieu dans d'autres services). Près de son lit, se trouvent une poupée en mauvais état et un petit lion, rien de plus. (Notes de terrain, hépatologie)

Si les chambres sont appropriées par les parents, ils n'ont pas toute latitude : les usages faits de la chambre de l'enfant restent sous l'autorité du personnel soignant qui peut faire valoir pour cela les « exigences du service ».

> Le ton monte entre Madame Jacquet, la surveillante générale, et la mère d'un enfant hospitalisé dans l'unité des « bébés ». Madame Jacquet lui fait sortir des jeux de la chambre en disant : « on ne peut plus passer !
> – Ce n'est pas moi qui les ai pris, je les ai trouvés dans la chambre », se défend cette mère. (Notes de terrain, pédiatrie générale)

Dans le service d'hépatologie aussi, la manière dont les parents/les mères s'approprient les chambres et les aménagent à leur manière, en y apportant des affaires personnelles ou en accumulant certains éléments du service (table et chaise d'enfant par exemple), fait l'objet de commentaires critiques de la part des soignantes. La règle est une accessibilité maximale aux chambres pour les soignants, venant signifier le caractère tout relatif de l'appropriation des chambres par les parents/les mères. L'interne est dans la chambre de Savinna, je suis également présente ainsi que le père de Savinna. Un médecin entre, sans plus de formalité, pour transmettre une information à l'interne, sans un mot pour le père de Savinna (notes de terrain, hépatologie). Dans cette situation, l'espace de la chambre tend ainsi à redevenir un espace public et collectif du service, un espace de travail et non un espace de vie.

Dans le service d'hépatologie, aucun dispositif permanent n'est prévu pour permettre aux parents de dormir sur place. La *Maison des parents*, située dans l'enceinte de l'hôpital, est supposée y suppléer. La règle tacite est que les parents ne restent pas dormir la nuit dans le service, ce que l'équipe justifie par la nécessité de préserver ses forces au cours d'hospitalisations qui se comptent souvent en mois. Les parents peuvent être autorisés ponctuellement à passer la nuit sur un matelas, dans la chambre de leur enfant. Mais il s'agit d'un droit sous condition. En témoigne cette discussion entre deux infirmières, lors du repas :

> Agnès : La maman d'Alexis (Alexis âgé d'environ un an est dans l'attente d'une greffe de foie) a demandé à dormir dans le service après lundi soir, parce que son mari est hospitalisé à Saint-Luc pour les examens[1] et ses filles sont en vacances.

1. Les examens réalisés par le père d'Alexis doivent permettre d'évaluer s'il peut être donneur de la moitié de son foie pour son fils.

> Mimi : « Attends ! Chez les bébés ? Avec toutes les pompes, les fils ?
> – Oui, mais on peut la faire dormir à côté comme d'habitude. Écoute la maman si elle n'a pas le moral, elle a le droit.
> – Non et puis avec la maman d'Alexis, il faut faire fissa parce qu'elle ne te lâche plus après. » (Notes de terrain, hépatologie)

Si le droit de rester est disputé à la mère d'Alexis, c'est en quelque sorte parce qu'elle prend « trop » de place, une place mesurée en termes de disponibilité à lui accorder. Cependant, ce droit lui est concédé parce qu'il est supposé la conforter dans son travail de maîtrise de soi (« si elle n'a pas le moral »).

Dans le service de pédiatrie générale, un seul des deux parents est autorisé à rester la nuit. Ils disposent pour dormir d'un simple fauteuil, réservé en priorité « aux mamans qui allaitent ». Au cours de l'enquête, ces fauteuils ont fait l'objet de nombreux commentaires que ce soit de la part des parents, mécontents, ou des soignantes. Les anciens fauteuils, abîmés, ont dû être remplacés. Ils pouvaient être inclinés et comprenaient un appui-tête et des accoudoirs, ce que n'ont pas les nouveaux fauteuils, choisis expressément pour cette raison par la surveillante, comme en témoigne la scène suivante :

> La surveillante générale, Madame Jacquet, vient récupérer un fauteuil tout neuf, de couleur bleue, prêté par le magasin de l'hôpital suite à la commande faite de ce type de fauteuils par la surveillante. Elle explique à la maman qui l'utilisait : « on va vous donner autre chose ». Elle essaye elle-même le fauteuil dans le couloir et, à l'attention de l'infirmière qui se trouve à ses côtés, commente : « Je le trouve bien celui-là (s'adressant à la maman à laquelle elle l'a repris) Hein, il est bien ? ». Remarquant qu'il est bien sauf pour dormir (il ne comprend pas d'appui-tête), elle ajoute : « De toute façon, elles ne sont pas là pour dormir. Bah tant pis sinon, elles mettront un oreiller.
> L'infirmière : On n'a pas d'oreiller ».
> Mme Jacquet rit avant d'expliquer qu'elle a commandé des fauteuils avec un revêtement en plastique pour qu'on puisse les nettoyer plus facilement. (Notes de terrain, pédiatrie générale)

Un relatif consensus semble s'être établi sur ce choix, comme en témoignent les explications fournies par Dominique, auxiliaire de puériculture, lorsque je lui explique que je travaille sur la place des familles à l'hôpital :

> « Les mamans peuvent rester 24 heures sur 24. On essaie de leur faire une place. Vous avez vu les fauteuils là-bas ?
> Moi. : Oui. On ne peut pas les incliner.

> Dominique : Celui-là (elle me montre le fauteuil dans la chambre) il est plus confortable. Mais c'est d'abord l'enfant. On essaie de leur expliquer. Hier, il y a une maman qui m'a demandé un fauteuil. Je lui ai dit qu'on n'en avait pas assez. « Apportez-moi un lit alors ». Mais ce n'est pas possible. Il faut qu'elles comprennent que c'est le confort de l'enfant d'abord. C'est déjà bien qu'elles soient là pour l'enfant. C'est trois jours. Elles rattraperont quand elles seront rentrées à la maison. » (Notes de terrain, pédiatrie générale)

La volonté de dissuader les parents de rester dormir la nuit est très explicitement exprimée par les soignantes, dans les coulisses du service :

> J'assiste à une discussion entre une infirmière et une aide-soignante. Après avoir laissé entendre que les précédents tire-lait du service ont été volés, l'aide-soignante, en montrant les chaises neuves, ajoute : « Oh si les parents pouvaient, ils les prendraient, ils les mettraient dans un sac ». L'infirmière et l'aide-soignante pensent que les nouveaux fauteuils sont très bien pour dissuader les parents de rester dormir. Elles parlent des parents qui refusent de respecter le règlement, qui restent à deux, qui sont désagréables. « C'est pour ça ces fauteuils, c'est très bien » concluent-elles. (Notes de terrain, pédiatre générale)

Le consensus comporte néanmoins des failles, tout en se révélant résistant à toute remise en cause.

> Je raconte à Martine, l'assistante sociale que jeudi la maman de Nicoleta (Nicoleta âgée de 14 ans est arrivée récemment de Roumanie et ne parle pas français ; elle est hospitalisée dans le service dans l'attente d'une intervention cardiaque) s'est plainte d'avoir les pieds et les mains enflés à force de dormir assise. Marie-Jo, la psychologue du service, se joint à notre conversation ainsi que Julie, puéricultrice. [...] Marie-Jo s'indigne de ce qui est proposé aux parents. Julie raconte qu'avant quand on lui demandait : « « Marfan, c'est un hôpital mère-enfant ? » À chaque fois, j'étais très embêtée, je ne savais pas quoi répondre. Je disais : « mère-enfant parce qu'il y a une maternité pour les mamans et des services de pédiatrie ». Mais c'est vrai ! ».
> La discussion se poursuit sur les nouveaux fauteuils.
> Julie : « c'est vrai il a fallu les changer parce qu'ils avaient été abîmés, mais les nouveaux fauteuils c'était aussi parce qu'il y a eu des excès, les parents qui viennent, qui s'installent, qui amènent la petite télé portative, le réchaud, c'est pas possible. Les nouveaux fauteuils, c'est aussi pour qu'ils ne restent pas la nuit. » (Notes de terrain, pédiatrie générale)

Dans le service de pédiatrie générale, au cours de nos discussions informelles, les parents se plaignent de l'inconfort des fauteuils, parfois à voix haute de telle sorte à être entendus de tous.

> Je discute avec la mère d'un enfant hospitalisé dans le service qui prend son repas dans la salle de repos. Elle m'explique que normalement son fils ne sort pas avant demain. « J'en ai assez, la nuit c'est vraiment pas confortable. Je comprends, les enfants sont là pour être soignés, mais quand même, pour dormir il faudrait faire quelque chose. Elle fait pas ça Madame Chirac ? » (notes de terrain, pédiatrie générale)

Plusieurs mères m'ont fait remarquer qu'aux urgences les fauteuils sont plus confortables et comportent un repose-pieds.

> La mère de Léa, hospitalisée chez les bébés, me raconte qu'elle a dormi sur le sol et qu'elle a mal partout. « Ça fait deux nuits. Il faut que je dorme dans un lit pour tenir le coup ». Elle m'explique qu'aux urgences, les fauteuils sont beaucoup mieux, ils peuvent être allongés entièrement. « Quand je suis arrivée ici, j'ai demandé si je peux avoir un fauteuil. On m'a dit « mais c'est ça le fauteuil ! ». J'ai essayé le premier soir, j'ai mis les pieds sur une chaise mais j'ai compris tout de suite que ça n'irait pas. » (Entretien informel, pédiatrie générale)

L'argument de la taille des boxes ne permettant pas d'installer un lit pour les parents n'est guère recevable à leurs yeux comme en témoigne la remarque d'une maman qui me raconte que dans le précédent hôpital où son fils a été hospitalisé, il y avait des « mousses » pour les parents dans les chambres pourtant beaucoup plus petites (entretien informel, pédiatrie générale). En me montrant le fauteuil, la mère d'Ahmed, non s'en humour, me dit : « ça, c'est ma chambre à coucher ! » (entretien informel, pédiatrie générale). En désespoir de cause, de nombreux parents décident de dormir par terre. Qu'ils dorment par terre ou sur les fauteuils, tous les parents/les mères se plaignent « d'avoir mal partout » le matin. Une mère me raconte qu'elle a dormi au pied du lit de sa fille. Mais les parents, en principe, ne sont pas autorisés à partager le lit de leur enfant, même s'ils sont nombreux à contourner cette règle.

> Après le petit-déjeuner du matin, je remarque que la mère de Nicoletta, âgée de quinze ans, et celle de Katia, âgée de deux ans, dont les filles partagent la même chambre, ont toutes les deux les yeux cernés. Elles m'expliquent qu'elles ont eu du mal à dormir à cause des appareils qui ont sonné toute la nuit pour l'une et pour l'autre. La mère de Katia a pu s'installer plus confortablement, car comme sa fille est petite, elle peut partager son lit. (Notes de terrain, pédiatrie générale)

Certains parents s'équipent pour tenter de dormir plus confortablement, en apportant une couette, en détournant tapis de change ou tapis de jeux en matelas de fortune.

> J'aperçois vers 10 heures la mère de Chaïma, hospitalisée « chez les bébés », qui dort encore par terre. Elle utilise un tapis de jeu pour les enfants comme matelas de fortune. Un peu plus tard dans la journée, je repère dans la chambre un sac de voyage dans lequel elle a placé une petite couette. (Notes de terrain, pédiatrie générale)

Les soignantes essaient de le leur interdire ces détournements, tout en refusant, pour des raisons de sécurité, que les parents/les mères amènent leur propre matelas. Pendant les vacances, les infirmières profitent de la fermeture d'une partie du service pour offrir à certains parents un deuxième fauteuil. J'aperçois ainsi le père de Lina qui a installé, dans le box de sa fille, deux fauteuils l'un à côté de l'autre, munis d'un petit édredon, et ainsi transformés en lit (notes de terrain, pédiatrie générale).

Mais les infirmières ne veillent pas toujours au confort des parents/des mères. Il faut que j'explique que la mère de Nicoleta a les mains et les pieds gonflés, à force de dormir assise sur une simple chaise, pour que Malika, l'une des infirmières, aille chercher l'un des fauteuils stockés dans la salle de repos. La situation prend un tour pittoresque le jour où la maman d'une petite fille, suivie en cardiologie, hospitalisée dans le service, obtient un lit de camp provenant du service de cardiologie. L'équipe s'inquiète alors que les autres parents réclament à leur tour un lit et de l'entorse faite à un règlement de type bureaucratique (un fauteuil pour tout le monde au mieux). Une exception semble envisagée par l'équipe concernant « les mamans qui allaitent » pour lesquelles, à l'image des arguments les plus anciens en faveur d'une présence maternelle, on juge légitime qu'elles restent dormir la nuit.

La présence lors des soins

La possibilité pour les parents de rester lors des soins ne fait pas consensus. De tels débats signalent que le droit de présence des parents ne doit pas être compris de façon trop extensive : les professionnels continuent de se réserver le droit de demander aux parents de sortir. Selon l'enquête réalisée pour le compte de l'association Sparadrap par questionnaires auprès de 1479 parents, 18 % d'entre eux ont déclaré que leur présence a été « découragée ou interdite pendant les soins courants (pansements, ablation de fils) », 30 % « pendant certains soins ou examens (prise de sang, injection, perfusion) » et 60 % « pendant des soins ou examens douloureux ou impressionnants » (*Parents d'enfants hospitalisés : visiteurs ou partenaires ?*, 2004, p. 27).

Les parents/les mères ne sont autorisés à rester que s'ils ont fait la preuve de leur capacité à maîtriser leurs émotions, face à des gestes parfois douloureux et souvent mal vécus par l'enfant.

> La mère d'Alexis, hospitalisé chez les bébés, m'explique que contrairement à son mari, elle n'éprouve pas de difficulté à rester pendant la pose de la perfusion : « ça ne me dérange pas. Bon, il ne faut pas que ça dure trop longtemps non plus. C'est difficile pour elles [les infirmières] sur un enfant. » (Entretien informel, pédiatrie générale)

Les parents doivent de surcroît faire la preuve du bienfait de leur présence, en obtenant une meilleure acceptation des soins de la part de leur enfant.

> Hélène, infirmière, vient de vérifier la perfusion d'une petite fille qui n'est pas accompagnée par ses parents. Je l'interroge : « Qu'est-ce que ça change quand les parents sont là ?
> Hélène : Oh bah, parfois ça aide. Mais ce n'est pas toujours évident. Parfois l'enfant est très angoissé quand ses parents sont là. » (Notes de terrain, pédiatrie générale)

Dans le cas contraire, leur droit de présence est remis en cause quitte à mobiliser une « politique du mensonge » :

> À la banque de sang, alors que je patiente, j'entends les propos suivants tenus par un médecin au téléphone à propos d'une petite fille très difficile à piquer : « même si elle est sage, on ne pique pas comme ça. Il faut la détendre, la séparer de son père. « Pour l'hygiène », on lui dira que l'on fait toujours comme ça. » (Notes de terrain, pédiatrie générale)

Si les parents/les mères ne contribuent pas à rassurer leur enfant, les professionnels peuvent s'autoriser à les faire sortir, soulignant la fragilité de la position parentale. Cependant, le fait de devoir inventer un prétexte révèle une nécessité nouvelle pour les « blouses blanches » de justifier une mise à distance des parents devenue illégitime. Pour justifier leur présence lors des soins, les parents/les mères font valoir leur rôle de réassurance émotionnelle :

> La mère de Nassim, âgé de six mois, qui vient d'arriver des urgences après y avoir eu une ponction lombaire, me raconte que pendant « la P. L. », ils lui ont demandé de sortir « mais le médecin m'a dit que ça s'était bien passé. Il a juste eu un peu mal au moment où ils ont mis l'aiguille.
> Moi : Vous auriez préféré rester ?
> – Oui, moi pendant les prises de sang tout ça, je reste. On l'a surnommé « bébé courage », parce qu'après tout ce qu'on lui a fait, lui, il ne dit rien, il se laisse faire.

> – C'est important pour vous de rester avec lui ?
> – Oui, je lui tiens la main. Je le caresse comme ça (elle se penche pour le caresser du bout des doigts et l'embrasse). (Entretien informel, pédiatrie générale)

L'intérêt de l'enfant est généralement mis en avant par les infirmières pour justifier leur demande. Ce qui est passé sous silence, c'est la difficulté à réaliser un soin délicat sous le regard sourcilleux des parents. Dans le service d'hépatologie, les infirmières éprouvent d'autant plus de difficultés que les parents/les mères ont acquis une telle familiarité avec les soins qu'ils peuvent juger l'adresse de chacune et élever leur niveau d'exigence en conséquence :

> Lors du repas des infirmières, Micheline parle de la mère de Raïssa : « Elle ne supporte pas la douleur de sa fille. Il faut la piquer une seule fois, c'est du premier coup ! Sinon, elle est adorable, mais il ne faut pas toucher à sa fille. Moi, elle me stresse. Hier, je lui ai fait sa piqûre à Raïssa avant qu'elle n'arrive ».
> Élève puéricultrice : Elle supporte pas la douleur de sa fille. Les premiers jours, je me suis demandée si elle était infirmière[1].
> Micheline : Elle me dit « vous lui changez le cathlon[2] ! ». Je lui ai dit « Ah non, non ! » Je suis allée chercher Bernadette [la surveillante de salle]. Elle me dit « tu fais sortir la maman ». Mais, c'est pas toujours possible, elle argumente la maman. » (Notes de terrain, hépatologie)

Que l'infirmière ait utilisé un moment d'absence parentale pour réaliser un soin délicat est révélateur d'une difficulté nouvelle à justifier toute mise à distance. Dans cet exemple, le niveau d'exigence des parents quant à la réalisation des soins fait l'objet de deux interprétations différentes : il provient soit d'une insuffisante maîtrise de soi de la part de la mère de Raïssa, soit de la détention d'une expertise professionnelle qui lui permet de juger la qualité des soins.

Lorsque les soins doivent être imposés par une contrainte physique (en utilisant son poids pour maintenir l'enfant en position immobile par exemple), les infirmières préfèrent éloigner les parents, dans l'idée que ceux-ci ne sont pas préparés à supporter une telle scène et, par leur angoisse, vont contribuer à alimenter la peur de l'enfant. Cette décision n'est pas laissée au bon vouloir des parents, mais tranchée au préalable par l'infirmière qui adopte alors une position « paternaliste » (« maternaliste » ?) vis-à-vis des parents.

1. On peut penser que la mère de Raïssa est tellement pointilleuse et précise dans ses demandes qu'elle peut donner l'impression de détenir un savoir que seule une infirmière est en mesure de posséder.
2. Le cathlon est une aiguille souple munie d'un embout qui peut être laissé en place plusieurs jours pour permettre des injections ou des prélèvements sans avoir à repiquer l'enfant.

> Après m'avoir demandé de l'aider à faire un bilan, Axelle m'explique : « Faire sortir les parents, c'est mieux. Ils sont là pour consoler, pas pour assister à la barbarie. Pour l'enfant c'est quand même des gestes un peu... Il vaut mieux qu'ils ne voient pas leurs parents participer à ça. » En entrant dans la chambre pour faire un soin, elle annonce : « Maman va sortir ». Quand la mère de Denis se présente dans la chambre de sa propre initiative à la fin du bilan, Axelle lui indique : « Vous pouvez le consoler. On vous a laissé le meilleur ! »
> La mère de Denis (qui s'exprime difficilement en français) : je ne comprends pas xelle : c'est pas grave. (Notes de terrain, pédiatrie générale)

La justification d'un éloignement des parents devenue plus fragile devient d'autant plus vaine ici qu'elle ne peut être communiquée à cette maman qui ne comprend pas le français.

L'absence de nombreux parents dans le service de pédiatrie générale est révélatrice d'une appropriation inégale du « devoir de présence » par les parents, notamment en fonction de leur appartenance sociale car ce sont pour beaucoup des parents dans des situations sociales de grande précarité qui se révèlent absents. Mais n'ayant pas eu accès aux dossiers médicaux des enfants et en l'absence d'énoncé de cette variable lors des staffs, il est difficile d'objectiver ce sentiment, qui rejoint des observations déjà faites dans l'environnement scolaire mais également dans les services de pédiatrie. Le différentiel de présence entre les parents ne renvoie pas seulement à la durée des hospitalisations et la gravité des maladies, il peut aussi masquer un différentiel de ressources, comme l'ont montré Carol Heimer et Lisa Staffen au cours de leur enquête dans deux services de réanimation pédiatrique américains. Elles ont comptabilisé le nombre de visites mentionné dans les dossiers des enfants et repéré la proportion d'enfants qui n'ont reçu aucune visite. Dans l'hôpital de la périphérie qu'elles ont étudié (au recrutement plus privilégié), 8,4 % des mères n'ont rendu aucune visite à leur enfant contre 17,6 % dans l'hôpital du centre-ville (au recrutement plus populaire) (Heimer, Staffen, 1998).

L'absence de nombreux parents dans le service de pédiatrie générale a été également l'occasion de vérifier les effets produits par cette absence qui excèdent la détresse émotionnelle de l'enfant au principe, historiquement, d'une ouverture des services. Il en découle en effet un ralentissement et une certaine désorganisation de la trajectoire hospitalière des enfants, comme le montre l'analyse de la place occupée par les parents dans la division du travail hospitalier.

Chapitre III

Des parents partenaires des soins ?

Dans la lignée des travaux réalisés par Geneviève Cresson, il s'agira ici de montrer que le travail profane est l'une des conditions de possibilité du travail professionnel (Cresson *in* Cook, Dommergues, 1993). L'idée que les parents à l'hôpital sont des « travailleurs » peut néanmoins surprendre. Elle s'inspire de la perspective ouverte par Anselm Strauss (Strauss, 1982a). Jusqu'alors, les études portant sur l'hôpital tendaient à considérer les patients comme les objets et non les sujets du travail hospitalier. Leur statut de « membres » (provisoires) de l'organisation de l'hôpital était peu pris en compte (Album, 1989). Des patients aux familles, il ne restait plus qu'un pas à franchir.

Repérer la place prise par les parents dans la division du travail hospitalier permet d'identifier leur position à l'hôpital, de saisir « la position que les familles occupent dans la relation thérapeutique » (Waissman, 1989, p. 83), celle-ci exerçant un rôle majeur dans la construction des rapports entre les familles et les professionnels (Waissman, 1989).

Décomposer et qualifier le « travail » effectué par les parents n'est pas une opération analytique facile en raison du brouillage des positions et de leur place mal définie dans la division du travail (Martin, Lesemann, 1992). De plus, par la relation qui les unit à leur enfant, les parents ne sont pas des travailleurs comme les autres (Morawski-Bachimont, 2002). Selon les situations, cette implication dans la relation avec l'enfant peut être un atout (pour asseoir leur place dans la division du travail, tordre la relation de service en leur faveur et réduire l'asymétrie dans leurs relations avec les professionnels) ou au contraire un handicap. Je voudrais montrer que les parents, lorsqu'ils sont présents et se révèlent compétents dans leur rôle de garde-malade (ce qui n'est pas toujours le cas), contribuent à accélérer la trajectoire hospitalière, à réduire la durée de séjour. Ils apparaissent également comme la « cheville ouvrière » de la politique d'humanisation des services pédiatriques par leur attention personnalisée à l'enfant et leur contribution à la normalisation[1] de son séjour à l'hôpital en faisant en sorte que leur enfant continue à vivre le plus normalement possible. La participation des parents ne se limite pas aux tâches les moins qualifiées. Fortement syncrétique, elle inclut de nombreuses composantes, associant le pôle médical à une action sur les sentiments et l'identité de l'enfant malade, en tant qu'être en devenir dont il faut protéger le développement.

Une participation requise pour les soins quotidiens

Une nouvelle exigence

La Circulaire du 1er août 1983 recommande activement la participation des parents.

> « La technicité des soins médicaux ou infirmiers, les problèmes de sécurité et de responsabilités interdisent le plus souvent de confier ces soins aux parents. En revanche, ces derniers peuvent souvent se charger auprès de leur enfant, des soins de la vie quotidienne : le nourrir, le changer, faire sa toilette, aller lui chercher quelque chose, l'accompagner, le calmer... Les agents sont ainsi libérés pour des tâches plus techniques ou pour mieux soigner les enfants dont les parents ne sont pas là. En outre, mieux vaut une mère occupée auprès de son enfant qu'une mère inactive, anxieuse, qui harcèle le personnel. » (*Circulaire de 1983*, p. 7)

La participation des parents se fonde sur trois séries d'arguments : la volonté d'alléger le travail infirmier et de pacifier les relations avec les soignants ; l'intérêt des enfants qui ne bénéficient pas de la présence de leurs parents ; finalement, l'intérêt de la mère, même

1. Le concept de normalisation forgé à propos des maladies chroniques, désigne tout le travail entrepris pour faire en sorte que le malade retrouve une vie « normale » malgré sa maladie.

si celui-ci reste subordonné à la régulation de l'anxiété maternelle dans l'intérêt de l'enfant (« il vaut mieux » y réfère de façon très lointaine). La technicité est le critère qui *a priori* permet de distinguer les tâches effectuées par les parents/les mères et les soignants. La vision de la présence de la mère est ici des plus ambivalentes (par l'accumulation de termes à connotation négative : « inactive », « anxieuse », « qui harcèle »). On notera au passage le glissement qui s'est opéré entre l'attribution d'une participation aux parents de manière indifférenciée et la justification finale qui fait intervenir la seule figure (négative) de la mère. Ce glissement illustre une fois de plus l'occultation de la différence genrée et des inégalités persistantes de prise en charge des enfants entre père et mère introduite par l'utilisation du vocable « parent ». Dans ses mémoires, le pédiatre Daniel Alagille, qui a dirigé l'un des services promoteurs de la nouvelle politique d'ouverture aux parents à l'hôpital Kremlin-Bicêtre, fournit une image plutôt idyllique de cette présence assortie d'une participation active :

> « La présence des parents auprès de leur enfant, aussi fréquente qu'ils la souhaitent, a facilité leur intégration dans l'équipe soignante. Dès le matin, les mères arrivent pour la toilette qu'elles assurent « comme à la maison » ; elles donnent les repas avec patience, leur disponibilité récupérée leur permet une présence bénéfique pour l'efficacité des traitements imposés à leur enfant. Elles se déculpabilisent en prenant une part active aux soins, soulagent un personnel infirmier dont la compétence et le dévouement n'effacent pas complètement l'insuffisance numérique. L'hôpital est « dédramatisé » : d'innombrables témoignages des familles confirment le succès de cette opération : « Cet hôpital, c'est un paradis » ose écrire une mère dont l'enfant de cinq ans a traversé quelques mois plus tôt la lourde épreuve d'une greffe du foie… ». (Alagille, 1992, p. 208)

La réalisation de certaines tâches par les mères doit contribuer à la normalisation du séjour à l'hôpital (« comme à la maison »). La présence maternelle se voit attribuer une fonction thérapeutique (« une présence bénéfique au traitement »), fonction sur laquelle est rabattu tout investissement à l'hôpital. On retrouve le même glissement d'une participation « théorique », qui concerne *a priori* les deux parents, vers une participation effective, attribuée uniquement aux mères. Il semble donc difficile pour les professionnels de se dégager de l'idée que le rôle de garde-malade revient essentiellement aux mères. La justification est principalement de nature psychologique (avec une vision assez moralisatrice du travail rédempteur) même si l'argument du travail des professionnels ainsi économisé n'est pas écarté. L'implication des mères est interprétée comme une réponse à leur sentiment de culpabilité (qui n'aurait pas d'équivalent masculin). Le sentiment de responsabilité vis-à-vis de l'enfant comme incitation positive à agir n'est pas envisagé (Bubeck, 1995). Si la disponibilité maternelle est requise, la continuité de la présence n'est pas obligatoire et apparaît dans un registre relativement libéral (aux parents d'en déterminer la fréquence).

Contre cette vision « libérale », j'ai constaté que la participation constitue un impératif puissant. Dans le service d'hépatologie, dès ma première entrevue avec la psychologue, celle-ci évoque le contrôle exercé par les infirmières sur la participation des parents. Les infirmières, m'explique-t-elle, n'hésitent pas à appeler « les mamans » à la *Maison des parents*, si elles tardent trop à venir le matin. (Imitant la voix des infirmières) : « Elles ne sont pas là pour se prélasser ! » (notes de terrain, hépatologie).

L'intérêt porté par les infirmières à la participation des mères s'explique aussi par la reconnaissance de l'allégement de leur travail qui en découle. Au cours de l'entretien, la surveillante générale reconnaît que la présence des parents permet d'économiser sur le travail des soignantes :

> «… c'est vrai que quand les parents sont là, bah automatiquement l'équipe a moins de… a moins de travail. Puisque tout ce qui est *nursing*, petits soins qu'elles font habituellement à la maison bah, elles le font ici. Elles changent leur petit, elles… » (Extrait d'entretien, hépatologie)

De même, les infirmières intègrent cette participation dans leur évaluation de leur charge de travail et dans sa répartition. Ainsi, sachant qu'elles seront peu nombreuses le lendemain, les infirmières du service d'hépatologie se consultent lors du repas pour savoir quelles sont les « mamans » qui seront là pour assurer la toilette de leur enfant, ce qui leur permettra d'épargner autant sur leur temps de travail.

L'exigence de participation se lit aussi dans les critiques émises par les professionnels à l'encontre des parents qui détournent la relation de service, en demandant au personnel de réaliser les tâches de *nursing* désormais définies comme étant de leur responsabilité.

> Lors d'un *staff*, les médecins remarquent à propos de la mère de Jade : « elle est pénible et désagréable avec tout le monde. […] Dimanche, les infirmières

> avaient fait du thé, elles en ont proposé aux mamans. Elle leur a dit : « non merci, vous n'auriez pas du café? » (rire général). Y'a des gens qui se croient au restaurant.
> – Oui l'autre fois la maman de [?] elle a dit : « je paye, alors je veux que ma fille soit changée toutes les cinq minutes ».
> – Oui souvent les gens ils veulent qu'on fasse tout.
> Luc (praticien hospitalier) : lavage, graissage
> Camille (chef de clinique) : astiquage
> Christiane (surveillante) : et qui emportent aussi les couches en partant ». (Notes de terrain, pédiatrie générale)

Il s'agit bien pour les parents/les mères de participer et non d'être les ordonnateurs des tâches à accomplir. La manière dont les infirmières insistent auprès des pères, lorsqu'ils viennent seuls, pour qu'ils changent leur enfant témoigne également d'une attente forte de participation des parents aux tâches de *nursing*.

> Pendant le repas des infirmières, Carine se plaint que le père d'Abdoulaye ne sait pas changer son fils et lui a demandé de le faire. Elles remarquent que le père d'Ernest, lui sait s'occuper de ses enfants. « Mais il n'a pas le choix parce que sa femme est malade et il a d'autres enfants. Abdoulaye en avait vraiment partout, ajoute Carine, alors je l'ai changé, mais sinon, je le laissais comme ça pour que la mère le trouve comme ça. » Les infirmières tombent d'accord sur l'idée que les pères « pourraient apprendre à changer leur enfant quand même ». (Notes de terrain, pédiatrie générale)

Cette mise en avant de la figure des « nouveaux pères » tranche avec un discours des équipes souvent plus « conservateur ». Elle n'intervient qu'en l'absence des mères, le père étant alors invité à servir de relais.

Si elle fortement prescrite, la participation des parents répond aussi à une attente de la part de certains parents qui y voient une possibilité de limiter la délégation des soins au pôle médical/technique.

Largement admise par les parents/les mères

La norme de la participation est partagée par de nombreux parents, en particulier ceux/celles qui ont bénéficié d'une socialisation préalable à « l'ordre » du service, en raison du long passé de la maladie de leur enfant (et de leur plus forte présence aux côtés de l'enfant).

> La « mamie » d'Alexandre, âgé de quinze ans, (il s'agit en fait de sa mère adoptive) s'étonne que les mères puissent s'absenter : « A quoi elles servent alors? Pourquoi

> elles restent à la *Maison des parents*? Je ne comprends pas qu'on ne reste pas pour coucher l'enfant. Il y a huit ans [lorsqu'Alexandre a été greffé] ce n'était pas comme ça. » (Entretien informel, hépatologie)

Cette nouvelle exigence de participation, qui contraste avec les pratiques anciennes, est perçue comme un signe de progrès.

> La grand-mère de Marine, âgée de trois-quatre ans, après avoir exposé ses griefs, reconnaît *a contrario* : « Il y a eu des progrès, je ne dis pas. Moi ma mère a été hospitalisée quand j'avais quatorze ans pour une méningite, quand on allait la voir, on était une potiche. Il fallait sortir pendant les soins, il fallait sortir quand on refaisait le lit. Là hier, j'ai aidé une aide-soignante à faire le lit, elle était toute seule. » (Entretien informel, pédiatrie générale)

Les parents ont clairement conscience d'alléger le travail des soignantes. « Les parents c'est nécessaire, m'explique la maman de Daniel, hospitalisé « chez les bébés ». S'il pleure, pour lui changer sa couche. C'est aussi pour ça qu'ils devraient être gentils parce que les parents ça aide. Ça leur fait moins de travail » (entretien informel, pédiatrie générale). Non sans coût personnel important. La mère de Daniel ajoute en effet : « je suis fatiguée. Je suis allée voir le médecin, j'avais huit de tension. Je crois que si je reste encore ici, les vingt kilos que j'ai pris pendant ma grossesse, je vais les perdre. Je veux rentrer. » (Entretien informel, pédiatrie générale). Lorsque les parents/les mères s'obligent à une certaine continuité de présence, la difficulté et la pénibilité de ce travail, notamment en raison des soins infirmiers qui viennent troubler le confort de l'enfant, se révèlent par la fatigue qu'il suscite.

> Ce matin, Ahmed, hospitalisé « chez les bébés », dort dans les bras de sa maman. Elle ne le repose pas dans son lit pendant tout le temps où nous parlons alors que son fils paraît profondément endormi. Elle m'explique que ce matin, il n'était pas aussi calme : il a beaucoup pleuré, comme hier. Elle avait réussi à l'endormir, mais on l'a réveillé pour la tension. Il s'est rendormi. « Après on avait oublié de prendre sa température, on l'a réveillé à nouveau. Là il dort, mais comme la dame va revenir pour lui enlever le « truc » [la sonde de la phmétrie], il va se réveiller encore. Cette nuit, ajoute-t-elle, il a très mal dormi : il était gêné par son « truc », ça le gratte, il tousse ». Elle m'explique qu'elle a dû dormir 1 h 30 seulement. « Ce n'est pas grave, on va rentrer, on va récupérer, on va dormir », commente-t-elle, philosophe. Elle a d'ailleurs des cernes, mais est toujours aussi souriante. (Notes de terrain, pédiatrie générale)

La primauté accordée aux soins rend l'organisation des tâches de *nursing* délicate, la disponibilité maternelle voire son temps de repos ayant alors tendance à jouer le rôle de variable d'ajustement au service du confort de l'enfant.

Assurer soi-même les tâches de *nursing*, c'est aussi avoir la garantie qu'elles seront réalisées comme on l'entend, en préservant un certain niveau d'exigence. En effet, en l'absence des parents, le personnel, en raison de la surcharge de travail et d'une priorité donnée aux soins infirmiers, ne place pas au premier plan les soins de *nursing*. L'existence d'un différentiel dans l'attention portée aux soins de *nursing* révèle en creux la manière dont les parents/les mères sont devenus « la cheville ouvrière » des politiques d'humanisation de l'hôpital.

> Yaya, âgé de quatre-cinq ans, qui porte des lunettes à oxygène qui l'empêche de se lever de son lit, est seul dans la chambre. Lorsqu'il me voit errer dans le couloir, il me fait signe : « par ici, par ici ». Il mange des corn flakes et en a répandu une bonne partie par terre et sur son lit. Il semble perdu dans la chambre en l'absence du lit de son voisin. Je ramasse avec lui les corn flakes tombés dans son lit. Il fait un dessin en rangeant au fur et à mesure soigneusement les feutres. On regarde les voitures, les camions et les motos qui passent dans la rue qu'il peut apercevoir depuis son lit. Yaya veut faire pipi, mais ne peut se rendre aux toilettes à cause de ses lunettes à oxygène. Il parvient seul à faire dans le pistolet, mais en met à côté. J'appelle une élève infirmière qui nettoie son pénis et change sa couche, mais ne change pas son pantalon sur lequel il a également fait pipi. L'aide-soignante passe plus tard. Elle veut changer la couche de Yaya après son repas. Je lui explique qu'il vient d'être changé, mais que par contre il en a mis sur son pantalon et l'infirmière ne l'a pas changé. Elle me répond : « c'est pas grave, ça séchera ! ». (Notes de terrain, pédiatrie générale)

Yaya prend son petit-déjeuner seul. Le désordre répandu dans son lit semble être une manière d'attirer l'attention face à cet isolement puisqu'il se montre très soigneux avec ses feutres. On voit ici que l'absence des parents n'est que très partiellement compensée par les soignantes qui ne prennent pas le temps de changer le pantalon souillé de Yaya. Le manque de temps semble bien être une variable clé pour rendre compte de ce comportement. Le personnel assure aussi des soins qualité à condition d'en avoir la disponibilité (plus grande pour les stagiaires) et de ne pas avoir été gagné par une mécanisation des sentiments qui en limite la portée :

> Après avoir essayé sans grand succès de donner son biberon à Hamidou, qui a un peu plus d'un an, hospitalisé depuis trois semaines, notamment en réanimation, après avoir avalé du white spirit, une élève auxiliaire de puériculture le tient dans ses bras pendant que l'interne l'examine. Puis elle lui met de la musique. Hamidou suit le rythme de la musique en balançant la tête. L'élève auxiliaire installe également un portique de jeux devant Hamidou et fait tinter de la main les éléments qui y sont accrochés. Elle fait des petites chatouilles dans le coucou

d'Hamidou, ce qui le fait rire. Hamidou veut se lever du transat dans lequel il est assis. L'auxiliaire lui enfile des chaussures. Hamidou a encore une démarche instable et l'auxiliaire le suit dans ses déplacements dans la chambre pour qu'il ne touche pas au matériel et ne risque pas de tomber. Elle rit avec lui et se montre enjouée. (Notes de terrain, pédiatrie générale)

Les soins de *nursing* apporté par les soignantes ont cependant tendance à être plus circonscrits dans le temps, hachés, et n'offrent pas toujours la garantie d'être bien articulés à l'ensemble des activités de la journée. De même, l'articulation entre les tâches dévolues aux parents et les soins infirmiers n'est pas toujours assurée : il arrive ainsi que des parents qui ont informé la veille les infirmières de leur désir de donner le bain, trouvent leur enfant déjà lavé quand ils arrivent le lendemain, à la suite d'une mauvaise transmission de l'information entre les équipes et à une certaine routinisation de l'organisation du travail.

Je suis auprès d'Assia, une petite fille hospitalisée pour une drépanocytose, lorsque sa mère arrive dans la matinée. Je lui rapporte qu'Assia n'a pas pris son biberon ce matin. Sa mère m'explique : « Elle mange seule le matin, un bol et les tartines. Je leur avais dit hier. » (Notes de terrain, pédiatrie générale)

Des hospitalisations courtes ne favorisent pas l'apprentissage des habitudes de vie de l'enfant par les soignants. Des parents présents à tout instant facilitent le respect de ces habitudes car il suffit alors de les interroger.

Laurence, infirmière, vient apporter un biberon à Nasrin (petite fille de quatre mois hospitalisée pour une bronchiolite) et demande à sa mère : « Vous voulez la changer tout de suite ou après ?
La mère de Nasrin : Comment ?
– Comment vous faites chez vous ?
– Après.
– Bon, alors vous la changerez après. » (Notes de terrain, pédiatrie générale)

Lorsqu'ils s'absentent, les parents/les mères veulent s'assurer qu'une certaine continuité sera respectée en précisant quelles sont les habitudes de l'enfant. D'ailleurs les dossiers infirmiers comportent une rubrique intitulée « habitudes de vie de l'enfant », remplie à l'aide des parents[1]. Celle-ci formalise la volonté d'assurer une continuité entre domicile et hôpital et de personnaliser les soins à l'enfant.

1. Les informations à recueillir auprès des familles ne sont pas toujours renseignées dans les dossiers infirmiers dans le service de pédiatrie générale. On peut y voir la conséquence de la barrière de la langue qui empêche d'interroger certains parents, de l'absence de certains parents, mais aussi d'une

> Avant de partir à 18 heures, une maman précise pour l'infirmière : « le soir il faut lui laisser un biberon parce que sinon il est capable de ne pas dormir ». Elle conseille de lui laisser un biberon d'eau avec du sucre : « Quand il se réveille, il le prend tout seul. » L'infirmière, Hélène, lui répond qu'elle va le noter : « Ne vous inquiétez pas ». La mère du petit garçon fait également remarquer à Hélène que son fils n'a pas eu de selles du tout aujourd'hui. Béatrice regarde dans son dossier et voit qu'hier il n'a eu qu'une selle à 8 heures le soir. Elle ne semble pas s'inquiéter. Au moment de partir, la maman de ce petit garçon répète à l'intention de l'infirmière : « Au revoir. Et n'oubliez pas s'il vous plaît de lui laisser un biberon avec de l'eau sucrée.
> – Oui oui, ne vous inquiétez pas. Je le dirai à ma collègue. » (Notes de terrain, pédiatrie générale)

Faire « comme à la maison » ?

Les parents/les mères se voient confier des tâches de *nursing* (nourrir, laver, habiller, changer…) supposées être dans la continuité des tâches réalisées à la maison. Cependant l'expression récurrente « comme à la maison » ressemble souvent à une figure de style, en particulier lorsqu'un enfant a été hospitalisé de façon quasi continue depuis sa naissance (et *a fortiori* s'il s'agit d'un premier enfant). Dans ce cas, l'expression « comme à la maison » doit être traduite par « comme les parents/les mères devront le faire une fois rentrés à la maison ». Plus généralement, la réalisation de ces tâches à l'hôpital ne peut se faire sans aménagement. Anne-Marie Arborio faisait ce même constat à propos des tâches réalisées par les aides-soignantes qui sont proches de celles réalisées par les parents/les mères. « Lorsqu'elles se déroulent dans le cadre hospitalier, ces activités quotidiennes sont réglées par l'institution du fait des nécessités d'un fonctionnement collectif, d'une part, et, d'autre part, du fait de l'impératif d'hygiène qui entoure ces différentes pratiques » (Arborio, 1996, p. 87). De même, l'éducation des parents aux tâches spécifiques de *nursing* en milieu hospitalier s'interpose entre leur expérience préalable et celle acquise à l'hôpital. Cette éducation est en partie occultée, le « maternage », après une brève initiation, étant considéré comme une affaire de bon sens.

> Au cours de notre entretien, je demande à la surveillante générale du service d'hépatologie si les infirmières sont amenées à apprendre aux parents certaines tâches de nursing.

---

faible incitation pour les infirmières à accorder de l'attention à ces aspects en raison du taux de rotation des malades.

> La surveillante : « Si c'est une maman qui n'a jamais eu l'occasion tu peux avoir à lui apprendre, bien sûr. Mais ça, c'est rare… ça, c'est rare. Tu peux être amené à leur apprendre à faire un biberon tout simplement. C'est quand même important. Mais c'est vrai, tu ne sais pas forcément, quand tu l'as jamais fait. Non, non, mais c'est vrai quand t'as jamais eu l'occasion, tu sais pas – bon, on te montre une fois, tu comprends […]. Une fois qu'on t'a montré, bah tu sais. » (Extrait d'entretien, hépatologie)

Pourtant, il existe plusieurs façons de procéder. Une stagiaire auxiliaire de puériculture me confie qu'avant de se lancer dans cette formation, elle avait déjà l'expérience de changer un enfant, mais qu'elle ne peut plus faire comme avant désormais (entretien informel, hépatologie). Surtout, le matériel hospitalier (perfusions, cathéter, phmétrie, pansements, etc.) complique les tâches de *nursing*. De plus, l'indépendance des parents dans leur réalisation est loin d'être complète dans le cadre hospitalier et modifie à nouveau les façons de faire.

> La maman de Nourredine (petit bébé atteint de la maladie des os de verre) a apporté de la compote pour son fils. Comme elle pense qu'il a faim, elle me demande d'aller demander à l'infirmière si elle peut lui donner. Nathalie, l'infirmière, me répond : « je préfère demander d'abord à Francine [la chef de clinique] parce que ça contient de la fraise, c'est très allergisant. » Francine se montre *a priori* d'accord, mais souhaite « d'abord discuter avec la maman. Je ne veux pas lui faire un choc allergique ». Du coup, Nathalie demande à la mère de Nourredine de patienter. Nourredine tombe de sommeil pendant ce temps. (Notes de terrain, pédiatrie générale)

Des gestes qui paraîtraient anodins en temps normal prennent une connotation plus « dramatique » dans le contexte hospitalier où la sécurité prime et couvre un large spectre d'événements. Les professionnels ont voix au chapitre sur les manières de faire adoptées par les parents. D'une manière générale, la priorité est toujours conférée aux soins infirmiers, ce qui peut perturber d'autant la réalisation des tâches de nursing par les parents.

> Dominique, l'infirmière, change la compresse du bouton de gastrostomie de Jordan alors que sa mère est en train de lui donner à manger un petit pot. Alors que Jordan semblait se réjouir de manger, il se met à pleurer. Dominique explique qu'il a sans doute mal autour du bouton que l'on vient de lui changer car la peau est un peu inflammatoire. Entre deux opérations, alors qu'elle doit aller chercher une compresse qui lui manque, elle propose à la mère de Jordan d'en profiter pour lui donner une cuiller de purée de carottes. Après le départ de l'infirmière, la mère de Jordan continue de lui donner à manger, mais Jordan se met à pleurer de plus en plus fort. La mère de Jordan ne sait que faire pour

> le soulager : elle le pose dans son lit, le prend dans ses bras, lui passe de l'eau fraîche sur le visage, mais rien n'y fait. (Notes de terrain, pédiatrie générale)

L'infirmière n'a pas attendu que Jordan ait mangé pour procéder à des soins qu'elle savait devoir être un peu douloureux et se situer justement au niveau de l'abdomen. Or, Jordan a des difficultés d'alimentation, justifiant la pause d'une gastrostomie, et il est important de maintenir une alimentation normale, en plus des poches de nutriments qui lui sont délivrées par son bouton, pour éviter qu'il ne devienne entièrement dépendant de ce mode d'alimentation.

Les parents peuvent néanmoins tenter de rétablir une continuité avec les soins réalisés à domicile, telle la mère d'Ahmed qui transvase le contenu du biberon, qu'on vient de lui apporter, dans un biberon personnel, en m'expliquant qu'elle ne veut pas que son fils s'habitue aux tétines de l'hôpital et qu'en rentrant à la maison il ne veuille plus prendre ses biberons (notes de terrain, pédiatrie générale). Ce choix s'intègre également dans l'ensemble des tâches de « domestication » ou de « familialisation » de l'univers hospitalier accomplies, telle cette mère que j'aperçois en train de frotter énergiquement le tapis de change pour le nettoyer, tout en chantant (notes de terrain, pédiatrie générale) ; une autre interpelle sa voisine depuis le box mitoyen pour lui demander : *« tu fais ta vaisselle ? »* (notes de terrain, hépatologie). La domestication de l'espace entre pleinement dans les soins de confort délivrés à l'enfant.

> Je repasse voir la mère de Jordan alors qu'elle est en train de coucher son fils. Elle ferme les rideaux, jette tout ce qui traîne par terre à la poubelle (les infirmières pour gagner du temps jettent parfois de loin, dans la poubelle, les emballages de leur matériel, sans toujours atteindre leur but). Elle remet les jeux dans la caisse prévue pour cela, de l'ordre sur le plan de travail. Elle met de la musique, installe les doudous de Jordan autour de lui. (Notes de terrain, pédiatrie générale)

Elle peut également renvoyer à la peur des microbes associée à l'univers hospitalier.

> Alors que je discute avec la mère de Salma, hospitalisée chez les bébés pour un malaise, Salma qui sautille dans son lit laisse échapper un jouet par terre. Sa mère après l'avoir ramassé, le désinfecte soigneusement avant de le rendre à sa fille. Elle m'explique : « ici j'ai peur, je n'ai pas envie qu'elle attrape quelque chose parce qu'à l'hôpital… Je ne vais pas dehors [à l'extérieur de la chambre] avec elle. Je désinfecte tout. J'ai bien désinfecté sa chaise ce matin. » (Entretien informel, pédiatrie générale)

Les parents sont donc chargés d'assurer les tâches de *nursing* de façon à maintenir une certaine continuité, dans les soins délivrés à l'enfant, entre domicile familial et hôpital. Les conditions de réalisation des soins familiaux à l'hôpital en perturbent cependant le déroulement. Surtout, un glissement s'opère des tâches de nursing vers des tâches plus professionnalisées. Ce n'est donc pas seulement le transfert des tâches de soins à domicile qui justifient une relative professionnalisation des tâches parentales. Y compris en présence des professionnels, les parents/les mères sont amenés à réaliser de nombreuses tâches contiguës à celles des soignantes.

Assurer la surveillance de l'enfant

Jean Peneff a montré que la présence des familles dans les services d'urgence est essentiellement mise au service d'un contrôle du malade de telle sorte à ce qu'il adopte le comportement attendu par les professionnels (patienter, rester dans l'espace qui lui est imparti, se prêter aux examens malgré son inquiétude, etc.) (Peneff, 1992). Dans les services de pédiatrie, la nature de la surveillance est déterminée par le fait que les patients sont d'abord des enfants. La présence des parents permet la délégation de tâches de surveillance amplifiées par la faiblesse de l'auto-contrôle enfantin.

Une tâche prescrite

Le vocabulaire de la surveillance est peu utilisé dans le service d'hépatologie. Lors d'une courte discussion, Gérard, bénévole, définit son activité à *la Maison de l'enfant* de la manière suivante : « surveiller un enfant quand il n'y a pas assez de personnel » (entretien informel, hépatologie). La mère de Diane fait appel également au vocabulaire de la surveillance pour décrire le déroulement de ses journées à l'hôpital qu'elle juge à la fois « très simple » et « très compliqué ».

> Moi : « Pourquoi compliqué ?
> La mère de Diane : Ben, compliqué, c'est parce que déjà, il faut toujours surveiller, voir si elle dort, si elle dort pas et c'est compliqué, oui. » (Entretien, hépatologie)

S'il est aussi peu fait appel au vocabulaire de la surveillance, c'est parce que ce travail est largement dévalorisé au profit du « travail de relation », du travail éducatif et de soutien affectif. En effet, en surveillant, les parents/les mères font toujours un peu « autre chose ». La surveillance est incluse dans la nébuleuse d'activités consistant à « s'occuper » d'un enfant. Par rapport à celle qui peut être exercée par un membre de l'équipe, la qualité de la surveillance parentale provient de l'exclusivité de cette tâche, les parents/les mères étant *a priori* relevés de leurs autres obligations lorsqu'ils sont à l'hôpital. Tout en étant peu énoncée, la surveillance de l'enfant par ses parents est fortement prescrite.

Le travail de surveillance est le plus souvent tacitement délégué aux parents et n'est explicité qu'en cas de refus de collaborer.

> Une infirmière et une élève infirmière discutent dans la salle de repos :
> L'infirmière : « C'était une famille montée des urgences, l'enfant était déjà tombé aux urgences. Je demande à la maman si elle peut rester près de lui : " non, je ne peux pas.
> – Moi non plus je n'ai pas le temps."
> Du coup, on l'a fait redescendre aux urgences et je crois qu'ils l'ont fait rentrer chez lui. » (Notes de terrain, pédiatrie générale)

L'obligation faite aux parents de surveiller leur enfant est explicitée par les soignantes lorsqu'il y a échec de la surveillance.

> Christelle raconte que ce matin, Salma, âgée de deux-trois ans, est tombée derrière ses jambes. « Moi, je l'avais pas vue. Sa mère était là assise dans la chambre, la gamine était dans le couloir, elle ne la surveillait même pas. Si elle est là, elle est là pour la surveiller quand même ! » (Notes de terrain, pédiatrie générale)

La surveillance assurée par les parents/les mères est donc supposée aller de soi. Plus la surveillance de l'enfant est difficile, que ce soit pour des raisons médicales ou comportementales (enfants turbulents, handicapés), plus l'obligation de présence parentale augmente.

> Une infirmière dit à la maman de Hadji, âgé de deux-trois ans, qui s'apprête à partir, en expliquant qu'elle a un autre enfant à nourrir : « Non, vous ne pouvez pas laisser un garçon d'un an et demi tout seul. Non, il sort aujourd'hui, vous ne pouvez pas partir. Vous devez être là à quatre heures ! » Son fils est intenable, j'en fais moi-même les frais. Comme la maman de Hadji est partie malgré ses remarques, j'entends l'infirmière, au cours du compte rendu qu'elle fait à sa collègue, dire : « Elle est partie comme une voleuse ! Y'a pas d'autres mots comme une voleuse ! ». En début d'après-midi, au lieu de faire la sieste, Hadji se sauve du service pour prendre les ascenseurs. Il est ramené par une infirmière de l'unité III (« les bébés ») alors qu'il est hospitalisé à l'unité I (« chez les grands »).

> À haute voix pour être entendue : « Il faut qu'ils surveillent leurs enfants chez les grands. Ce n'est pas à nous de le faire ! » L'infirmière de l'unité I se justifie : « Il était assis là [le poste de soins de l'unité I est situé face à la table utilisée comme espace ludique et éducatif pour les enfants qui peuvent sortir de leur chambre en dehors des repas], je le voyais bien ! (à Hadji, en le prenant par la main, d'un geste un peu brusque) Viens là toi ! Bon, maintenant, je me fâche. Tu t'assois là ! Tiens voilà un livre et tu ne bouges plus ! » (Notes de terrain, hépatologie).
> Par contraste, l'infirmière au cours du soin qu'elle réalise pour Matthieu, âgé de cinq-six ans, remarque : « il est marrant votre fils, il n'arrête pas de parler.
> La mère de Matthieu : une pipelette ».
> Malgré son traitement à base de cortisone, Matthieu conserve une activité organisée (il vient de dessiner avec sa mère). C'est lui-même qui demande à sa mère de partir manifestant ainsi son autonomie.
> Matthieu : « Maman, je n'ai pas envie que tu restes. Tu peux partir, je suis un enfant courageux. Tu peux aller travailler.
> La mère de Matthieu : Bon, si tu veux, moi tu sais j'y vais hein ».
> Lorsque la maman de Matthieu annonce qu'elle va partir, l'infirmière lui dit : « Vous pourrez vous reposer un peu.
> La mère de Matthieu : Oui, j'en ai besoin. Je reviendrai pour le repas vers 18 h 30. » (Notes de terrain, pédiatrie générale)

Contrairement à la mère de Hadji, la mère de Matthieu prévient l'infirmière de son départ (qu'elle a préalablement négocié avec son fils) et obtient son assentiment. Son absence n'est pas perçue comme un risque de désarticulation de la trajectoire hospitalière de son fils (pour Hadji au contraire, l'infirmière semble craindre que sa sortie ne soit retardée si sa mère s'absente), ni comme un alourdissement de la charge de travail des infirmières, face à un garçon plus âgé qui poursuit calmement ses activités dans sa chambre, sans requérir l'attention constante d'un adulte.

Dans le cas des adolescents, l'analyse est plus complexe en raison d'un principe d'autonomie plus marqué. Un travail de surveillance peut toutefois s'avérer nécessaire pour éviter une subversion de l'« ordre » du service. La délégation aux parents de cette tâche, si elle peut être souhaitée par le personnel, ne va pas toujours de soi. Les « blouses blanches » ne devraient-elles pas être garantes d'une forme d'autorité supérieure ? En fait, elles disposent de peu de moyens pour imposer leur autorité. En particulier, lorsque l'urgence médicale est en jeu, elles ne peuvent pas menacer d'exclusion et, par rapport à l'institution scolaire, ne dispose pas de cette ressource. Les infirmières parlent d'un adolescent qui, quelques jours plus tôt, s'est amusé à utiliser le téléphone intérieur pour raconter des « âneries » au téléphone.

Elles concluent : « il était temps qu'il parte celui-là ! » (notes de terrain, hépatologie). Au mieux, l'équipe peut donc jouer sur les marges de manœuvre à sa disposition pour tenter d'accélérer la trajectoire hospitalière de l'adolescent perturbateur et peut se révéler dépendante des parents pour réguler le comportement des adolescents. Mais les parents, au nom de l'autonomie de leur enfant, peuvent refuser ce rôle. La mère de Gilles, âgé de quinze ans, rejette la fonction qui lui est conférée dans la régulation des rapports entre son fils et les infirmières (elle utilise le jargon de l'hôpital en les appelant « les filles »).

> « Les « filles » m'ont dit qu'il leur parle mal. Je leur ai dit « Je peux lui faire la remarque, mais après c'est à vous de gérer, de voir avec lui. C'est pas à moi toujours de le reprendre ». » Elle souligne d'ailleurs qu'elle-même ne le laisse pas faire : « Je lui ai dit « Moi, tu ne me parles pas comme ça ! ». Je veux qu'il me respecte. » (Entretien informel, hépatologie)

La mère de Gilles dispose pour cela d'un moyen de pression que n'ont pas les infirmières : menacer de partir, moyen de pression limité en raison du devoir de présence. Cette mère cependant a déjà mis cette menace à exécution.

Une surveillance collégiale

Le caractère tacitement prescrit de la surveillance transparaît dans sa dimension collégiale : la surveillance des enfants hospitalisés est une obligation qui repose sur l'ensemble du collectif des adultes, selon un ordre de priorité : des parents aux infirmières jusqu'aux médecins.

> Clément, âgé de deux ans hospitalisé dans le service après sa deuxième greffe de foie, est « seul » pour quelques heures parce que ses parents n'ont pas réussi à organiser un relais familial (dans ce cas l'isolement est tout relatif car on ne cesse en toutes circonstances de passer le voir). La mère de Gaétan vient l'aider à s'endormir, pour la sieste, en lui faisant un câlin, à moitié allongée sur son lit. L'éducatrice passe rapidement et lui propose de rester auprès de Clément. La mère de Gaétan décline son offre. L'éducatrice repart en lui disant que si elle souhaite s'éclipser, elle n'a qu'à l'appeler à *la Maison de l'enfant* et elle viendra tout de suite. (Notes de terrain, hépatologie)

Les initiatives des parents pour s'occuper des autres enfants hospitalisés restent encadrées par les soignantes. À travers ces initiatives, les parents/les mères contribuent fortement à maintenir « l'ordre » général du service.

C'est l'heure du petit-déjeuner. Trois enfants, dont Bouba et une fille du même âge (un peu plus de six ans), accompagnée par sa mère, sont à table. Celle-ci s'exclame : « Ah non Bouba, ça suffit maintenant ! Déjà hier soir, ça va maintenant, tu ne vas pas continuer ». Arrive, Élisabeth, l'aide-soignante, de l'office situé à proximité, qui demande ce qui se passe.
La mère de la petite fille répond : « C'est Bouba qui envoie du chocolat. (À Bouba) Ça ne va vraiment pas ! Il faut que tu arrêtes maintenant, ça ne peut plus continuer comme ça ! » Élisabeth abonde dans son sens. (Notes de terrain, pédiatrie générale)

Du maintien de l'ordre général du service à l'évitement de risques de désarticulation de la trajectoire hospitalière des enfants hospitalisés la frontière est ténue :

Une maman vient aux postes de soins des infirmières et en me présentant le bras de son fils et le bracelet qu'il a à son poignet [qui permet d'identifier chaque enfant], me demande : « Est-ce que pouvez lui enlever ?
– Pourquoi ?
– Parce qu'il a mis celui de Bilal.
– Ah bon ?
– Je lui ai dit : c'est très bien de rigoler, mais on va te faire les piqûres de Bilal. Du coup il a peur, il veut l'enlever. » (Notes de terrain, pédiatrie générale)

Les bébés sont au contraire exclus d'une surveillance exercée par un autre parent. Dans le service d'hépatologie, la surveillante me donne pour toute consigne de départ de ne pas m'occuper des bébés alors que la psychologue m'a clairement indiqué qu'il convenait que je m'occupe des enfants plus grands. Dans le service de pédiatrie générale, les parents qui s'aventurent à entrer dans le box d'un autre enfant se voient fermement rappeler à l'ordre.

Pendant le repas de midi, Mme Jacquet, la surveillante générale du service, exceptionnellement, vient manger dans la salle de repos. Elle raconte : « La nuit, un père avait agressé une des infirmières parce qu'elles étaient occupées, un enfant pleurait et le père était allé le voir. C'était au 23. Ça partait d'un bon sentiment, mais quand l'infirmière l'a vu dans la chambre, elle lui a dit : « qu'est-ce que vous faites là ? Vous n'avez pas le droit de rester là !
– Mais vous laissez les enfants pleurer !
– Oui, mais c'est le règlement… »
L'infirmière avait laissé un mot. Le lendemain je suis allée voir les parents du 22 : « Vous vous rendez compte si vous étiez arrivés et que vous ayez vu un homme dans la chambre de votre enfant, ça ne vous aurait pas plu.
– Ah bah non !
– Ah bah oui, là c'est pareil. Vous comprenez, j'ai déjà pas beaucoup d'infirmières alors si vous les agressez qui c'est qui va les soigner vos gamins ? » Sa femme me dit : « mais c'était pas méchant !

> – Je sais, ça partait d'un bon sentiment, mais c'est le règlement. Les infirmières y'en a pas une par malade alors elles ne peuvent pas prendre les enfants qui pleurent. C'est comme ça. » (Notes de terrain, pédiatrie générale)

Ce contrôle ne concerne que les bébés. Pour les enfants plus grands, en particulier lorsque les chambres sont partagées, les parents/les mères s'occupent du voisin de chambre de leur enfant sans que les infirmières ne s'en mêlent. Comment interpréter une telle exclusion ? S'agit-il de préserver la dyade mère-enfant, éventuellement étendue à la triade père-mère-enfant ? L'identité du bébé comme « enfant de » est-elle encore trop fragile pour permettre à un autre adulte, dont la neutralité affective n'est pas garantie par les habits professionnels, de s'en occuper ? C'est oublier que les « blouses blanches » aussi développent des relations d'attachement aux nourrissons, avec d'autant plus de latitude que leurs parents sont peu présents ou inexistants (dans le cas des enfants abandonnés), tout en se voyant parfois rappeler à l'ordre par leurs collègues.

La collégialité concerne également le groupe soignant. Il arrive exceptionnellement que le travail de surveillance soit effectué par un interne

> Kevin, âgé de deux ans, dont les parents ne sont pas présents dans le service, est assis à côté de l'interne, Peter, qui fait ses prescriptions. Avec beaucoup de plaisir, Kevin joue avec les ronds d'un classeur qui sert de dossier infirmier. De temps en temps, Peter intervient pour lui dire de faire attention et de ne pas se faire mal avec les ronds en métal qui menacent de lui pincer les doigts. La possibilité de concilier la surveillance avec son propre travail rend possible la participation (exceptionnelle) de l'interne. La situation est cependant suffisamment incongrue pour retenir mon attention et celle de la chef de clinique, qui juge la situation amusante. Y a-t-il dans ce cas « abandon de rôle » de la part de Peter ? Au moins un léger déplacement. En effet, la chef de clinique tourne la situation en dérision. Elle s'adresse à Kevin comme s'il était Peter et en lui demande en utilisant le jargon professionnel : « Alors Peter tu as fait tes pres'[prescriptions] aujourd'hui ? » (notes de terrain, hépatologie).

En général, le travail de surveillance ne concerne que de manière lointaine les médecins « seniors » qui sont placés en deuxième ligne et n'interviennent que si les autres adultes en présence ont échoué. Confier la surveillance d'un enfant à un médecin constitue de toute manière une forme de confusion entre « blouses blanches ». Elle marque le caractère novice des parents et suscite des rappels à l'ordre souvent peu avenants.

> La maman d'Amina, âgée d'environ deux ans, est partie faire les papiers de sortie. Amina, pendant ce temps erre dans les couloirs et va jusqu'à l'unité des nourrissons, avant que la mère d'un autre enfant ne la ramène vers l'unité des grands en expliquant qu'elle rentre dans les chambres. Elle tombe sur Claire, la chef de clinique, qui lui répond : « je ne peux pas m'occuper de tout ! ». Je remercie la maman et je reprends Amina en mains. Je glisse à Claire que la maman d'Amina est partie faire les papiers de sortie : « Oui, mais elle peut emmener sa fille, me répond Claire, moi je ne peux pas être partout. » (Notes de terrain, pédiatrie générale)

« Libérer » les enfants

La surveillance assurée par les parents/les mères a fortement contribué à l'humanisation des conditions d'hospitalisation enfantine, en faisant tomber en désuétude la pratique consistant à attacher les enfants les plus petits dans leur lit, en assurant des possibilités de mobilité et de jeux plus grandes aux enfants hospitalisés. Pour les enfants en bas âge, en cas d'absence des parents, le personnel fait appel à des moyens impersonnels de surveillance (laisser l'enfant dans son lit, dans un transat pour les bébés, entouré de jouets, accompagné de musique ou par la télévision pour les plus grands). Les bébés sont fermement maintenus en position allongée dans leur lit par un baudrier qui enserre leur taille, fixé aux barreaux du lit. La pratique consistant à attacher les bébés aux barreaux du lit par des liens aux poignets n'a pas totalement disparu, mais elle est désormais réservée à des circonstances exceptionnelles :

> Je m'occupe d'une petite fille, âgée de quelques mois, qui en l'absence de ses parents, parce qu'elle a dû être perfusée à la tête, est attachée aux poignets par des liens en tissu (de la gaze) pour éviter qu'elle n'arrache sa perfusion. La jeune infirmière qui s'occupe de cette petite fille est soulagée que je puisse rester un moment avec elle et s'indigne de l'absence des parents dans ces circonstances. (Notes de terrain, pédiatrie générale)

S'ils sont présents, les parents permettent d'éviter le recours à ce type de pratiques (l'insuffisance de personnel ne permettant pas de détacher une « blouse blanche » pour s'occuper d'un seul enfant). Ils évitent plus largement que l'enfant ne soit cantonné dans son lit ou dans un transat.

> Alors que je discute avec sa mère, Nassim, âgé de six mois, hospitalisé pour une bronchiolite, se met à pleurnicher. Sa mère le sort du baudrier qui le

maintenait dans son lit et l'installe debout par terre en le soutenant. Nassim se tient bien ferme sur ses jambes : « ça va être le bébé qui marche le plus tôt du service, à six mois ! », commente sa mère en riant. Nassim s'est agrippé à un portique pour bébé installé par terre. Sa mère le laisse se tenir seul en plaçant ses mains à cinq centimètres de distance derrière son dos. (Notes de terrain, pédiatrie générale)

« Libérer » les enfants, par exemple les sortir de leur lit pour les prendre dans ses bras, suppose un certain savoir-faire comme en témoigne l'anecdote suivante :

La mère d'un petit bébé de deux mois et demi, avec laquelle j'ai noué le dialogue, me raconte que son fils à dû être perfusé à la tête. « Mon mari hier l'a pris mais comme il faisait chaud ça s'est décollé. Il a dit : « Oh là là qu'est-ce que j'ai fait ? » Après, il ne voulait plus le prendre, il n'ose pas. En plus avec tous les fils. » (Entretien informel, pédiatrie générale)

Les parents peuvent en outre servir de « moyens de contention » – certes plus humanisé et parfois mieux accepté par l'enfant que des attaches qui limitent sa mobilité –, en tenant l'enfant ou en s'assurant qu'il reste dans la position souhaitée lors des soins (Strauss, 1992). Les parents veillent également à limiter la surface des déplacements de l'enfant, dans la chambre et dans le service.

Émilie, âgée de deux-trois ans, entre sur le pas de la porte laissée ouverte d'une chambre et regarde, curieuse, ce qui s'y passe. Son père arrive en lui disant : « viens ici Émilie. Je t'ai déjà dit de ne pas entrer dans les chambres. Si tu continues, tu vas rester une semaine de plus à l'hôpital. » (Notes de terrain, pédiatrie générale)

Le père d'Émilie vise donc un double objectif : dans un service où les maladies infectieuses sont fréquentes, il craint que la sociabilité entre enfants – en d'autres circonstances prônée pour ses vertus éducatives – ne comporte un risque de contamination ; il cherche également à faire respecter la règle qui veut que les enfants n'entrent pas dans les autres chambres. En l'absence de leurs parents, il n'est pas rare que les enfants, dès qu'ils sont en âge de marcher, s'échappent de leur unité, voire du service, empruntent seuls les ascenseurs.

Francine, aide-soignante, alors qu'elle est en train de manger dans la salle de repos me raconte : « les petits ça arrive qu'ils se baladent, mais en général, il y a toujours quelqu'un qui les voit. Y'a pas longtemps, y'a un enfant d'hémato qui allait à la *Maison de l'enfant* et je sais pas comment il a fait, il a pris l'ascenseur, il jouait au ballon en PGIII (l'une des unités réservées à l'hospitalisation des

> bébés). Les infirmières, d'abord, ont cru qu'il était chez les grands, elles ont demandé « où est cet enfant ? ». Mais après, elles ont vu, comme il n'avait pas de cheveux, elles se sont dit : « ça, c'est un enfant d'hémato ». » (Entretien informel, pédiatrie générale)

La surveillance assurée par les parents s'étend au-delà de l'enfant lui-même et concerne son environnement médical et technique. L'aménagement du « métier de parent » à l'hôpital tient à la fragilité de l'enfant malade ; il prend une dimension plus « technique » permettant de fonder l'hypothèse d'un déplacement des soins parentaux vers le pôle professionnel en cas d'hospitalisation enfantine.

La surveillance des machines et des perfusions, appendices au corps de l'enfant

La surveillance peut porter sur les machines et le matériel technique utilisés. Elle est tacitement déléguée aux parents et n'est explicitée qu'en cas d'échec.

> À propos de Momo, un petit garçon de moins de deux ans, hospitalisé pour une intoxication au plomb, Marie-France, infirmière, raconte à Hélène, infirmière, dans la salle de repos : « Sa mère quand elle était là, elle ne l'a pas surveillé. Il s'est roulé par terre, il a arraché sa perf'. Sa mère riait. Ah j'étais pas contente ! J'ai dit à Joséphine de le reperfuser. Je n'en pouvais plus[1]. Deux fois, il l'a arrachée. La maman, je lui ai dit dans le couloir : « Vous ! ». Elle me dit : « Vous êtes gentille ». Je lui dis : « Ah non ! Là je suis fâchée. » (Notes de terrain, pédiatrie générale)

Les parents sont également chargés de donner l'alerte en cas de perturbation de la situation de l'enfant indiquée par l'appareillage technique. La mère de Matthieu se déplace jusqu'au poste de soins pour demander aux infirmières de venir voir son fils car explique-t-elle : « depuis que son masque à oxygène s'est arrêté, sa sat'[saturation] est tout de suite passée de 100 à 86[2] » (notes de terrain, pédiatrie générale). Dans le service d'hépatologie, il est fait un large usage des perfusions automatiques. Lorsque la machine émet un signal indiquant que la perfusion touche à sa fin, le parent présent appelle les infirmières. À certains moments, la machine sonne inutilement. Les parents/les mères « initiés » connaissent la marche à suivre pour relancer la machine

1. Lorsque la situation devient trop délicate à gérer entre un parent et une infirmière, la règle veut qu'elle puisse s'adresser à une collègue pour la remplacer et essayer ainsi de désamorcer les conflits.
2. La saturation correspond au taux d'oxygène dans le sang. Elle est mesurée par un appareil. Lorsque tout va bien le taux est de 100 %.

sans avoir à déranger les infirmières ; ce que je n'ai pas observé dans le service de pédiatrie générale en raison de durées d'hospitalisation courtes et d'une moindre compétence acquise par les parents/les mères dans le maniement des appareils. Cette surveillance favorise une plus grande autonomie de l'enfant qui peut ainsi se déplacer et poursuivre ses activités. Elle contribue à lever les contraintes liées à la technologie des soins hospitaliers. Elle renvoie plus largement à une fonction plus large de « sentinelle »[1], à l'affût de toute perturbation de la trajectoire hospitalière de l'enfant, assurée par les parents.

Un rôle de garde-malade composite

Les parents présents ont le souci de servir les intérêts de leur enfant hospitalisé en veillant sur son corps, les machines qui l'entourent, mais aussi sur ses sentiments.

Des parents « sentinelles »

La fonction de « sentinelle » désigne la façon dont les mères cherchent à construire un écran protecteur autour de leur enfant, en le protégeant des conséquences émotionnelles de son séjour à l'hôpital et en surveillant le déroulement de son traitement pour éviter tout risque d'erreur (Saiki-Craighill, 1997). Cette métaphore, utilisée par Saiki-Craighill à propos des mères d'enfants atteints de cancer, fait en partie écho à la fonction de « chiens de garde » des familles évoquée par Erving Goffman (1968) et Anselm Strauss (1992). Cependant, dans le quotidien du service, l'idée que les parents/les mères sont en mesure de limiter l'accès de leur enfant aux soignants reste assez symbolique, hormis vis-à-vis des élèves et stagiaires, cas rare où les parents/les mères s'autorisent à exprimer à haute voix leurs réticences. Chez les bébés, j'entends une maman très présente auprès de sa fille dire à l'élève infirmière, tout en prenant sa fille dans ses bras : « Bon, ça suffit maintenant. Fini de martyriser ma fille. Au plaisir mademoiselle ! » (rires) (notes de terrain, pédiatrie générale).

Parce qu'ils se sentent responsables du bien-être global de leur enfant, les parents/les mères vont s'intéresser à la trajectoire hospi-

1. Voir *infra*.

talière de l'enfant, y compris dans ses composantes techniques, pour éviter notamment toute désarticulation de celle-ci qui pourrait retarder d'autant la sortie de l'enfant (notamment en cas de mauvaise transmission de l'information entre « blouses blanches », occurrence fréquente à l'hôpital ; Amar, Minvielle, 2000) ou plus généralement affecter son développement à plus long terme.

> Une maman arrive avec son bébé dans le service. Elle explique aux infirmières qu'il est très dur à perfuser : « Il faudra faire attention à la perfusion. Elles ont essayé hier partout, elles n'ont pas réussi. C'est l'anesthésiste qui est venu, il l'a piqué à la tête ». (Notes de terrain, pédiatrie générale)

Dans ce cas, le rappel est superflu car les infirmières savent bien ce que signifie une perfusion sur la tête de l'enfant. Mais il arrive que des risques de désarticulation soient évités de justesse par les parents.

Une présence discontinue des parents complique le travail de surveillance globale de la trajectoire hospitalière de l'enfant.

> La mère de Nicoleta, adolescente roumaine de quatorze ans qui a subi une opération du cœur, à qui je sers d'interprète, me demande de dire aux infirmières qu'il ne faut pas que sa fille prenne sa douche seule, qu'elles doivent attendre qu'elle soit là. « Parce qu'hier le monsieur lui a dit d'aller prendre sa douche » mais l'a laissée seule et elle s'est penchée pour se laver les cheveux [Nicoleta a de très longs cheveux noirs] et elle a dû mettre de l'eau sur sa cicatrice si bien qu'hier ça a saigné et on a dû lui mettre un pansement. Elle me demande également de demander aux infirmières s'il ne faut pas enlever le pansement à présent pour laisser sécher. (Notes de terrain, pédiatrie générale)

La manière dont les parents/les mères assurent une fonction de sentinelle n'est pas si éloignée du travail des surveillantes de salle, aujourd'hui appelées « cadres de soins », qui assurent un contrôle sur le travail des soignantes.

Les professionnels entretiennent des rapports ambivalents vis-à-vis des parents-sentinelles. Ils cherchent à aiguiser leurs capacités d'observation sur l'état de l'enfant, tout en refusant l'inversion de la relation de service à laquelle elle peut conduire :

> La maman de Violette, hospitalisée « chez les bébés », vient voir Lucie, la chef de clinique, et Louise, l'interne. Elle souhaite qu'elles viennent voir Violette : « Vous avez vu, elle tire », signale la mère de Violette.
> – « Je n'ai pas vu, mais quand je suis venue la voir, elle dormait », lui est-il répondu.
> La maman de Violette est jugée angoissée par les deux pédiatres qui ni l'une ni l'autre ne se déplace pour aller voir Violette. (Notes de terrain, pédiatrie générale)

Pour conforter le bien-être de l'enfant, assurer une surveillance de sa trajectoire, pour éviter toute désarticulation ou ralentissement de celle-ci, ne suffit pas. Il faut aussi agir directement sur l'état émotionnel de l'enfant.

Un « travail sur les sentiments »

La surveillance assurée par les parents s'accompagne d'un « travail sur les sentiments ». Forgé par Anselm Strauss, ce concept recouvre le travail accompli pour obtenir du patient qu'il maîtrise ses sentiments et que ces derniers n'interfèrent pas avec la réalisation du travail médical. Le malade doit accomplir un travail de « maîtrise de soi » (*composure*) (Strauss *& al.*, 1982b) (maîtriser sa peur et son anxiété, rester calme, ne pas bouger…). Bien que parfois occulté – quoique de moins en moins en raison de la montée en puissance d'une attention globale à l'enfant qui a rendu les équipes de pédiatrie plus sensibles à cette dimension –, ce travail est essentiel à la réalisation du travail médical. Le fait qu'il porte sur les sentiments contribue à son invisibilité car il a tendance à être réalisé dans les interstices du travail des équipes. Pourtant, son importance ne doit pas être sous-estimée : « la plupart du travail non sentimental ne pourrait pas être réalisé aussi facilement et efficacement, voire du tout, si le travail sur les sentiments requis n'était pas effectué » (Strauss *& al.*, 1982b, p. 274, traduit par l'auteure). Sa visibilité augmente s'il est accompli par les professionnels, ce qui permet à Anselm Strauss de défendre l'idée qu'il s'agit bien d'un travail en ce qu'il suppose « de l'énergie, du temps, de l'habileté, de l'argent et même une division du travail » (Strauss *& al.*, 1982b, p. 255, traduit par l'auteure). Même lorsqu'il est réalisé par un membre de l'équipe, il reste en partie invisible à moins de devenir une priorité pour l'équipe (Strauss, 1982b). Il repose sur une division du travail relativement flexible qui facilite l'intégration des parents dans sa réalisation, notamment lors des soins ou des visites du médecin. Lors de l'examen réalisé par l'interne, le père de Savinna, âgée de deux ans, lui dit : « Il ne faut pas pleurer Savinna, tu ne dois pas avoir peur ! » (notes de terrain, hépatologie). Mais, si le travail sur les sentiments réalisé par la famille n'est pas perçu par les membres de l'équipe, c'est, le plus souvent, parce qu'ils n'y assistent pas (leurs contacts avec l'enfant et son entourage sont discontinus), note Anselm Strauss.

> Malika, infirmière, entre dans la chambre qu'occupe Nicoleta, adolescente de quatorze ans, pour lui annoncer qu'elle doit être à nouveau prélevée « parce qu'il lui manque un bilan. Les médecins ont demandé un bilan supplémentaire, il me faut un autre tube[1]. Je suis vraiment désolée, mais il faut le faire. Je vais prendre un tout petit peu de sang, je mettrai la pommade Emla[2] et je ferai tout doucement ». Nicoleta accepte tout en faisant la grimace. Après le départ de Malika, Nicoleta se met à pleurer en expliquant qu'elle ne veut plus être prélevée, que ce matin elle a eu mal lorsque Malika l'a prélevée sur l'autre main. Sa mère insiste en disant qu'il faut le faire. Quand Malika revient, Nicoleta se laisse faire. (Notes de terrain, pédiatrie générale)

La présence lors des soins peut être interprétée à tort comme un besoin ressenti pour le parent d'être près de son enfant, de contrôler le travail des soignantes, et non comme nécessaire à la réalisation du travail de maîtrise de soi de la part de l'enfant. Parmi les jeunes médecins en formation, l'idée d'une présence parentale nécessaire à la sécurité émotionnelle de l'enfant semble néanmoins s'être diffusée :

> Un externe qui se destine à la pédiatrie m'explique : « Quand les parents sont là ça se sent. Les enfants quand leur maman est là sont rassurés. Moins si c'est le papa. Elle leur sert de bouclier. Ils savent que si elle est là on ne leur fera rien, elle les protège. » (Entretien informel, pédiatrie générale)

S'ils parviennent à maîtriser leur sentiment de peur, les enfants peuvent en tirer des valorisations symboliques, tels les « brevets de courage » décernés à l'enfant dans le service d'hépatologie[3]. Les parents/les mères peuvent découvrir avec surprise les ressources dont fait preuve leur enfant :

> Je discute avec la mère de Yanis, âgé de six-sept ans, pendant que ce dernier s'affaire à côté de la table des grands avant le repas de midi. Elle me raconte : « quand on a appelé un taxi pour venir à l'hôpital samedi, il m'a dit : « T'inquiète pas maman, je supporte ». Moi, je ne voulais pas pleurer devant lui, c'était à moi de l'encourager mais c'est lui qui m'a dit : « t'inquiète pas maman, je supporte ». » (Entretien informel, pédiatrie générale)

1. Malika m'explique un peu après qu'en fait il y a eu un problème au niveau d'un tube envoyé le matin qui a coagulé et n'a pas pu être analysé. Selon elle, c'est le laboratoire qui a attendu trop longtemps. On repère ici, une dissimulation des désarticulations inhérentes à la lourde machine hospitalière en vue d'assurer la compliance aux soins.
2. Crème anesthésiante qui doit être posée quarante-cinq minutes à l'avance pour rendre les piqûres moins douloureuses.
3. Certains services se sont dotés de « vrais » certificats sous format papier, notamment sur les recommandations de l'association *Sparadrap*.

De façon plus routinière, à un enfant qui supporte un geste douloureux, sans pleurer ni se plaindre, on dira : « C'est bien, tu as été très courageux ! ». Pour Renée Fox et Judith Swazey, le courage fait partie des valeurs partagées dans les services de transplantation et contribue à ce que les patients ne soient pas traités comme des patients ordinaires (Fox, Swazey, 1974). De même, les vertus de courage encouragées chez les enfants hospitalisés manifestent qu'ils ne sont pas traités comme des patients comme les autres, y compris dans les services « tout venant ». Une telle perception des patients encourage en outre une certaine symétrisation des positions (Fox, Swayzey, 1974), dont bénéficient les parents. Le personnel soignant valorise par ailleurs les enfants qui se montrent compliants sans l'intervention de leur parent. Pour deux raisons me semble-t-il : ils font preuve ainsi d'une autonomie fortement valorisée par le modèle éducatif contemporain (Singly, 1996) ; le personnel n'est plus dépendant des parents pour assurer la compliance de l'enfant. Ce que l'on peut saisir *a contrario* dans la scène suivante :

> Anthony est un petit garçon de deux ans qui ne parle pas français. Son père s'est absenté pour s'occuper des papiers de sortie. Lydie, une jeune infirmière, souhaite peser Anthony. Elle apporte la balance qu'elle pose aux pieds de la chaise où est assis Anthony qui se met à pleurer et se débat, en refusant de se laisser faire. Un homme arrive et demande à le voir, en s'adressant à Hélène, l'infirmière qui se trouve au poste de soins.
> Hélène : « Il vous connaît vous ? Allez le voir avec vous ça ira peut-être mieux ».
> Voyant Anthony pleurer, l'homme demande à Lydie ce qui se passe. Lydie lui explique qu'Anthony s'est mis à pleurer quand elle a voulu le peser. L'homme prend Anthony dans ses bras et l'amène quelques pas plus loin. Il lui parle dans sa langue et le console. Lydie qui n'a pas bougé à côté de la balance le rappelle : « Monsieur, vous pouvez venir le peser ? Avec vous ça ira peut-être mieux. » Anthony se remet à pleurnicher et Lydie glisse au Monsieur : « Tout ça pour une pesée ! » (Notes de terrain, pédiatrie générale)

La réalisation de ce travail suppose une maîtrise de soi du parent présent, en particulier de sa propre anxiété. À cette condition, les parents/les mères sont autorisés à rester lors des soins et des examens. Cette règle semble intériorisée par les parents/les mères « compétents ».

> La mère de Clément, dont le fils âgé de deux ans environ, vient d'être greffé pour la deuxième fois, s'est fixée pour règle de partir si elle sent qu'elle risque de « craquer ». Lorsque sa fille était hospitalisée au Portugal, la mère de Paula, âgée d'un an environ, a interdit qu'on lui rende visite parce qu'elle ne voulait pas que l'on « pleure sur son sort ». Elle considère qu'elle seule a le droit de pleurer, mais

> comme la mère de Clément, se l'est interdit. Elle m'avoue ne s'être laissée aller qu'une seule fois à pleurer devant sa fille : « je ne suis pas de pierre », commente-t-elle. (Entretiens informels, hépatologie)

La maîtrise de soi ne doit donc pas déboucher sur une mécanisation des sentiments. Les professionnels établissent eux aussi une frontière entre maîtrise de soi et absence de sollicitude pour l'enfant.

> Claire, la chef de clinique, fait remarquer à Christelle, infirmière, qu'une « maman alors qu'on a piqué son enfant pendant des heures n'a pas gueulé. Peut-être qu'elle ne se rend pas bien compte à quel point ça fait mal. Moi, on fait ça à mon gosse, je pleure.
> Christelle : le papa, j'ai l'impression plus.
> Claire : En fait, tu sais pas, peut-être que quand ils rentrent chez eux, ils pleurent aussi. » (Notes de terrain, pédiatrie générale)

Le travail de maîtrise de soi est un travail difficile sur un temps continu. Par glissement, les brevets de courage destinés aux enfants peuvent symboliquement être décernés aux parents (non sans un certain paternalisme). La reconnaissance, par les équipes, de cette difficulté transparaît également dans la recommandation faite aux parents de « souffler » (en se séparant de l'enfant) pour permettre la reconstitution de leurs forces. La psychologue exerce un rôle important pour garantir la poursuite de ce travail (Lépinard, 2000). Le père de Savinna me raconte qu'il est allé voir la psychologue du service « pour vider son sac » (notes de terrain, hépatologie). Certains parents font usage de psychotropes.

> Lors d'une discussion avec la mère de Doria, la mère de Flora raconte pourquoi elle en est venue à prendre des médicaments : « Je pleurais tout le temps, parfois rien qu'en voyant le médecin arriver, la moindre chose, je me mettais à pleurer.
> La mère de Doria : Qu'est-ce que vous prenez, vous ? Je les connais tous. » (Notes de terrain, hépatologie)

Les autres parents peuvent jouer également un rôle important. La mère de Clément m'explique qu'à la *Maison des parents*, la règle veut que l'on donne de brèves nouvelles de son enfant, pour parler ensuite d'autre chose. Dans certains cas, les discussions avec les autres parents servent aussi d'espace tampon. Un parent peut s'autoriser à se laisser aller temporairement, selon l'idée que si « on craque, ça ira mieux après » (entretien informel, hépatologie). La sociabilité à la *Maison des parents* peut donc être mise au service du travail de maîtrise de soi, en autorisant un abandon de rôle qui permet de sauver la face dans le service, c'est-à-dire à l'avant-scène pour le travail hospitalier.

Le travail sur les sentiments vise à assurer le confort émotionnel de l'enfant mais conserve également une visée plus « utilitariste » : faire en sorte qu'il accepte le traitement et se montre « compliant ».

Assurer la compliance de l'enfant

La présence d'un parent est supposée apaiser, sécuriser l'enfant et ainsi faciliter sa compliance, avec un minimum de perturbations pour ce dernier.

> Alors qu'elles sont dans la chambre de Jordan qui a un peu plus d'un an, une infirmière explique à une élève que pendant l'aérosol il est préférable de rester avec l'enfant car sinon il l'arrache. « Si les parents sont là, ils peuvent s'en occuper ». (Notes de terrain, pédiatrie générale)

On repère dans cet exemple un rapport de substitution entre la surveillance assurée par les parents/les mères et les infirmières pour garantir la compliance de l'enfant.

> L'infirmière vient apporter du Tiorfan qu'elle donne directement à la mère de Samir, hospitalisé « chez les bébés », qui fait descendre son fils de son lit pour le prendre sur ses genoux. Comme il pleurniche un peu, elle lui dit : « Tu arrêtes tes caprices ! ». Elle l'incline légèrement dans ses bras pour lui donner son Tiorfan, placé dans une seringue pour en faciliter l'administration. Elle lui donne par petites quantités, en attendant à chaque fois qu'il ait bien avalé. Puis elle le laisse jouer avec la seringue vide. Mais quand son fils la fait tomber par terre, elle ne la lui redonne pas et la jette dans la baignoire, en la lançant par-dessus le lit. (Notes de terrain, pédiatrie générale)

Si la relation affective nouée avec l'enfant peut être un atout, elle peut aussi rendre ce travail difficile. À plusieurs reprises, j'ai observé un membre de personnel demander au parent présent de se mettre à distance pendant qu'il entame le travail de persuasion. Fortement intériorisé par les parents, ce rôle exerce un impact sur leur identité, sur l'image d'eux-mêmes comme « bons parents », mais aussi sur leurs relations avec leur enfant. Potentiellement, il prend du temps, surtout lorsqu'un travail de persuasion s'avère nécessaire. Après une brève description de ce qui est attendu de l'enfant, il est en général délégué entièrement au parent présent.

> La tension de Clément, âgé de deux ans, doit être prise toutes les cinq minutes, alors qu'il est allongé sur son lit. Pour que le résultat soit fiable, il doit garder son bras immobile et tendu. L'infirmière, en prenant le bras de Clément, explique à la grand-mère de Clément ce qu'elle doit faire : « Vous voyez quand ça fait ce bruit-là (la machine annonce par un son la prise de tension quelques secondes avant), il ne faut pas qu'il bouge son bras (l'infirmière en même temps montre qu'elle doit être la position du bras). Après il peut jouer. »
> Après le départ de l'infirmière, dès qu'elle entend le bruit annonciateur, la grand-mère de Clément, avec empressement, prend le bras de son petit-fils, en lui demandant avec douceur de ne pas bouger : « C'est bien mon trésor. Voilà, c'est presque fini ». (Notes de terrain, hépatologie)

Il n'y a pas, à proprement parler, de négociation pour obtenir de la grand-mère de Clément qu'elle surveille le bon déroulement de la prise de tension (la prescription d'un acte vaut comme demande de l'effectuer). Cette division du travail est en quelque sorte routinisée (ce qui s'explique si on considère que la participation est une condition de la présence). Les encouragements prodigués font partie du travail sur les sentiments. En affirmant sa maîtrise de la situation, la grand-mère de Clément renforce un droit de présence fragile des grands-parents qui doivent « montrer patte blanche » pour rester dans les services et se voient souvent reprocher une trop grande indulgence allant à l'encontre des objectifs hospitaliers.

Cette participation peut aussi être voulue par les parents/les mères dans la mesure où elle leur permet de maîtriser le mode d'exercice de l'autorité adopté.

> La maman de Katia, petite fille âgée de deux ans, hospitalisée pour bronchiolite, peine à donner son médicament à sa fille qui refuse de le prendre. Élisabeth, l'aide-soignante, venue pour changer les lits, s'assoit alors au bord du lit de Katia pour l'aider : elle prend la seringue posée sur le plateau tout en conseillant à la maman de Katia d'utiliser la seringue plutôt que la cuiller. Elle enfourne la seringue dans la bouche de Katia qui se met à pleurer et tousser et devient toute rouge. Élisabeth lui dit en même temps : « avale, avale ma puce ! » puis la félicite : « C'est bien ma chérie ». Mais la scène est assez brutale et au soupir de la maman de Katia après le départ de l'aide-soignante, je crois comprendre qu'elle regrette d'avoir laissé entendre, en présence de l'aide-soignante, qu'elle n'arrivait pas à faire prendre ses médicaments à Katia. (Notes de terrain, pédiatrie générale)

La manière d'obtenir la compliance éclaire l'évolution des rapports à l'enfant. Celui-ci est en effet prévenu, par « les blouses blanches », des gestes qui vont être accomplis et qui requièrent sa coopération.

On lui demande plus ou moins son accord lorsqu'il est jugé à même de l'exprimer. Il s'agit de privilégier chez l'enfant un « contexte de conscience ouverte » (Strauss, 1992), et d'obtenir une collaboration par conviction et non par peur. Cette norme relationnelle prend désormais une telle place qu'elle peut en faire oublier aux infirmières de rattacher le comportement de l'enfant à la situation spécifique qui est la sienne (puisqu'il est prévenu de ce qui va advenir l'enfant doit parvenir à maîtriser ses sentiments de peur).

> Fara, âgée de six-sept ans, qui a été violée par le compagnon de sa mère, est terrorisée à l'idée qu'on lui fasse une piqûre. Lydie, l'infirmière a fait sortir la mère de Fara. Elle vient rouvrir la porte quand les tubes de prélèvement sont remplis.
> Lydie : Fara, dis-moi si ça t'a fait mal.
> Fara : non.
> Lydie : tu vois, je t'avais dit, avec la pommade [il s'agit de la fameuse pommade Emla], ça endort. Il faut que tu apprennes à faire confiance aux gens. Je t'avais dit que ça ferait pas mal. Quand ça fait mal, on le dit !
> (À la maman de Fara) : Ah ! ils sont terribles quand même ! » (Notes de terrain, pédiatrie générale)

Que l'abus sexuel récemment vécu par Fara ne lui permette plus de faire confiance aux adultes ne traverse pas l'esprit de l'infirmière qui attend de la part de Fara un travail de maîtrise de ses sentiments qu'elle n'est pas à même d'accomplir.

Le choix de privilégier un « contexte de conscience ouverte » peut être à l'origine de conflits si les parents/les mères ne le partagent pas. Les parents/les mères qui n'optent pas pour un tel « contexte » sont perçus négativement par le personnel, sans que celui-ci s'autorise toujours à verbaliser son désaccord.

> Je discute avec la technicienne qui réalise les phmétries[1]. Elle m'explique que lorsque les parents restent pendant la pose de la sonde « parfois ils mentent en disant que c'est pour nettoyer le nez. [...] Quand les parents restent naturels, quand ils expliquent sans entrer dans les détails, on le voit, ça passe mieux. » (Entretien informel, pédiatrie générale)

Il n'est pas sûr cependant que le conflit a toujours pris cette direction, les infirmières ayant longtemps privilégié le contexte de « conscience fermée » (Bluebond-Langner, 1978).

1. La pose d'une sonde passant par le nez jusque dans l'œsophage permet de mesurer l'acidité gastrique et de poser un diagnostic de reflux gastro-œsophagien.

> La mère de Nicoleta me raconte qu'en Roumanie, lorsque sa fille était hospitalisée, les infirmières venaient lui faire des piqûres dans son sommeil. Alors elle-même, prenait toujours le soin, en les entendant arriver, de réveiller sa fille pour que celle-ci soit prévenue de ce qui allait se passer. (Entretien informel, pédiatrie générale)

On a donc assisté à une redéfinition profonde de ce qui constitue le bien de l'enfant depuis les observations réalisées par Fred Davis dans les années 1950 ou Myra Bluebond-Langner dans les années 1970, lorsqu'il allait de soi de ne rien dire aux enfants de leur maladie et de ses traitements, dans le but avoué de les protéger ainsi d'une inquiétude et d'une peur excessive qui auraient pu limiter leur volonté de vivre et d'affronter la maladie (Davis, 1963; Bluebond-Langner, 1978). À partir des années 1970, les manuels de puériculture se sont fait l'écho de cette évolution. Selon Geneviève Delaisi de Parseval et Suzanne Lallemand, la « mère-ouvrière » y est alors promue « mère-cadre » : on ordonne moins, on préfère persuader, le savoir et la maîtrise de soi remplacent l'obéissance et la régularité (Delaisi, Lallemand, 1980). La compliance semble devoir être obtenue à partir d'une attitude flexible, quel que soit l'adulte en charge de l'assurer. L'emploi de la contrainte est dévalorisé au profit d'un travail de persuasion.

> Dans le service de pédiatrie générale, j'assiste à l'examen réalisé par l'interne. Méghane, âgée de deux-trois ans, est couchée sur son lit, sur le dos, sa mère assise à sa tête, lui tient un bras. Le grand-père de Méghane, debout de l'autre côté du lit, lui tient l'autre bras. Méghane pleure bruyamment. Sa mère de temps en temps lui intime de se calmer en lui disant : « tu te calmes », et la menace de la main, paume ouverte près du visage. Elle alterne les « tu te calmes » et la paume levée pendant toute la durée de l'examen. […] Alors que sa mère tient Méghane dans ses bras, son grand-père lui met des barrettes dans les cheveux. Comme Méghane pour la énième fois dit « non », il la menace lui aussi de la main, paume ouverte. (Notes de terrain, pédiatrie générale)

La mère et le grand-père de Méghane font appel à un registre dévalué aujourd'hui (la menace d'une gifle) pour obtenir sa compliance, mais aussi comme mode d'exercice plus général (voire transmis d'une génération à l'autre) de l'autorité. Face à cette situation, l'interne n'intervient pas et continue imperturbablement son examen, ce qui va en partie à l'encontre de l'hypothèse développée dans le chapitre 5 d'une intervention des professionnels sur la relation parent-enfant. Cette intervention n'est donc pas généralisée et ne concerne que certaines configurations familiales et thérapeutiques (la sortie de

Méghane est proche, il ne s'agit pas d'une maladie au long cours, la rotation des malades dans le service conduisant à mesurer la qualité du travail de l'interne à sa rapidité et non à sa capacité à exercer une évaluation plus globale de la situation familiale).

Si on ne peut nier l'émancipation des enfants qui s'est opérée avec la modernité éducative (Renaut, 2002), il faut aussi savoir se méfier des « ruses totalitaires de la pédagogie anti-autoritaire ». « Cette relation pédagogique est-elle vraiment libertaire, s'interroge François de Singly ? La pédagogie libérale n'est-elle pas plutôt une pédagogie autoritaire qui parvient à masquer le pouvoir de violence symbolique qu'elle utilise ? » (Singly, 1988, p. 116). Les impératifs du traitement limitent en effet fortement le libéralisme parental et les parents/les mères font usage de la menace (rarement mise à exécution). Une menace rituellement invoquée est de partir et de laisser l'enfant seul. Le chantage est une arme fréquemment utilisée. Faire miroiter à l'enfant une chose désirée ou au contraire menacer de la lui retirer peut être une stratégie alternative. Dans le service d'hépatologie, la prise de nourriture fait l'objet de longues négociations entre parents et enfants, ces derniers, que ce soit avant ou après la greffe, parvenant difficilement à manger. La mère de Grégoire (âgé de quatre-cinq ans) laisse son fils regarder la cassette vidéo qu'il désire à condition qu'il accepte de finir de manger (notes de terrain, hépatologie). Les parents/les mères peuvent essayer d'avoir leur enfant à l'usure, en faisant preuve de patience. Flora, âgée de trois ans, est toujours la dernière à finir son repas. Sa mère lui donne à manger à la cuillère. Flora accepte de temps en temps, mais très lentement, de manger tout en jouant ou en poursuivant une autre activité (notes de terrain, hépatologie). La délégation est également une stratégie possible, mais elle est risquée, car les parents/les mères doivent faire la preuve de leur capacité à assurer la compliance de leur enfant, s'ils veulent écourter leur séjour à l'hôpital. Dans le service d'hépatologie, au moins pour la prise de nourriture, elle est utilisée de façon assez systématique par la mère de Jean, ce qui lui attire l'animosité de l'équipe. Transparaît dans ce conflit, la règle d'une délégation à l'équipe qui doit rester ponctuelle. Si un membre du personnel parvient à obtenir la compliance de l'enfant de façon répétée, la compétence du parent est alors remise en cause. Dans ce cas, le parent est incité à s'inspirer du comportement du personnel. En cas d'échec des deux côtés, il peut y avoir négociation autour de la définition de la situation pour déterminer qui, des parents ou des membres de l'équipe, est l'interprète qualifié de l'enfant.

> Savinna, récemment greffée, âgée de deux ans, refuse de manger, en menaçant de vomir lorsqu'on lui met des aliments dans la bouche. Ses parents et le personnel s'opposent dans un premier temps sur la définition de la situation. Pour le personnel, il s'agit d'un comportement intentionnel et Savinna, volontairement, se fait vomir pour ne pas manger. Il faut donc la persuader de manger (en la grondant si elle essaie de se faire vomir). Pour les parents de Savinna, si elle vomit de cette façon, c'est que « quelque chose ne va pas » (depuis sa greffe, Savinna a le ventre gonflé d'ascite, et ne prend quasiment pas de poids)[1]. Lors du repas, une infirmière suggère à la surveillante de faire appel à une orthophoniste spécialisée dans les problèmes de déglutition : « Les parents, ils en peuvent plus, on ne peut pas lui donner nous. C'est trop dur pour les parents de voir qu'avec nous elle mange (une infirmière lui dit qu'elle non plus elle n'arrive pas à la faire manger). Même pour nous, c'est intéressant de voir comment elle fait, elle a réussi à faire manger des enfants qui ne mangeaient plus du tout. Elle est très bien. J'avais suivi une formation avec elle, il y a longtemps. Il faudrait la faire venir. » (Notes de terrain, hépatologie)

Selon cette infirmière, l'intervention d'un spécialiste est nécessaire pour apprendre aux parents de Savinna à donner à manger à leur fille. L'intervention d'experts dans le champ de la famille vise à faire en sorte que les parents deviennent des spécialistes dans la prise en charge de leur enfant (Quéniart, Hurtubise, 1998). Dans le cas de la prise des médicaments, l'usage de la contrainte peut être retenu. Une version douce de la contrainte est l'usage des seringues pour injecter le médicament directement dans la bouche de l'enfant, en limitant le risque qu'il ne soit recraché ou pris en quantité insuffisante. En dernier recours, la force physique peut également être utilisée.

> Jean, âgé de deux-trois ans, a refusé de prendre ses médicaments. En l'absence de sa mère – qui procède parfois de la même manière – une aide-soignante le prend sur ses genoux et le contraint à ouvrir la bouche. D'un geste rapide, elle lui fourre alors le médicament dans la bouche. (Notes de terrain, hépatologie)

La rapidité du geste doit compenser l'usage de la contrainte. Les parents/les mères eux aussi peuvent employer la force physique, ce qui n'exclut pas la tendresse une fois la compliance assurée.

> La mère Cédric donne ses médicaments, contenus dans une seringue, à son fils, âgé d'environ deux ans, qui se débat. Elle le penche en arrière tandis qu'il pleurniche et le force à prendre ses médicaments. La mère de Cédric fait un

1. Les parents de Savinna n'avaient sans doute pas tort car leur fille décède peu de temps plus tard.

> Babyhaler[1] à son fils installé sur lit puis range l'appareil dans la commode et propose à Cédric de faire la sieste. Cédric met ses bras autour du cou de sa mère prend une mèche des cheveux de celle-ci entre ses doigts mais ne s'endort pas, curieux de ce qui se passe dans la chambre (Notes de terrain, pédiatrie générale)

Pour la prise des repas, l'usage de la force est exclu et seul un subterfuge peut être utilisé (fourrer une cuillère dans la bouche en prenant l'enfant par surprise). Les techniques de gavage introduisent en effet plus de souplesse dans le suivi du régime alimentaire et rendent l'usage de la contrainte peu légitime. Pour les médicaments comme pour la nourriture, le travail de persuasion est privilégié.

> Cléa, âgée de trois-quatre ans, refuse de prendre un médicament nécessaire pour la réalisation du prochain examen, qui a été dilué au préalable dans un grand verre. Sa mère essaie de la convaincre (la scène se déroule dans le coin repas des moyens, la mère de Cléa est assise à l'une des tables basses, une puéricultrice est assise face à elle, je suis debout à l'arrière-plan, nous sommes nombreux à observer la scène) : « Je ne vais pas te forcer. Bois ton verre et après tu auras du coca. C'est maman qui va le boire (elle met la paille, ajoutée pour que le liquide ressemble moins à un médicament, dans sa bouche et fait semblant de boire. Cléa veut monter dans le trotteur). Oui mais tu bois ça d'abord. (Comme ça ne marche toujours pas, la mère de Cléa use de la menace). Si tu ne bois pas, l'infirmière va te passer un grand tuyau jusqu'à l'estomac pour que tu le prennes (Cléa redemande à aller dans le trotteur). Si c'est moi qui le bois, c'est moi qui vais dans le trotteur (elle fait mine de monter dans le trotteur, Cléa veut monter à sa place). D'accord, mais d'abord tu bois ça (Cléa essaie d'esquiver et réclame du « coca-mamie »). Oui, ça, c'est du « coca-mamie » [subterfuge]. D'accord tu bois ça et tu vas dans le trotteur (Cléa finit par répondre oui. Sa mère la met dans le trotteur après lui avoir demandé). Promis ? Tu bois ça hein ? [Contrat] (Cléa refuse toujours de boire) [le contrat est rompu]. Bon, ben tu restes là alors ? Allez Cléa ! Après on te donnera du coca pour faire passer le goût. » (Notes de terrain, hépatologie)

La mère de Cléa souhaite obtenir la compliance de sa fille sur la base d'un contrat. Elle se conforme ainsi au style adopté par le personnel (Fineman, 1991, p. 357). Parallèlement, la mère de Cléa demande aux infirmières si elle peut avoir du sirop de fraise. Comme pour la paille, le sirop est un moyen de rendre le médicament familier à l'enfant. Il s'agit alors d'un « travail de familiarisation » ("*familiarization work*"), dans les termes de Strauss et de ses collaborateurs (Strauss *& al.*, 1982b), qui contribue au travail de normalisation du

1. Chambre d'inhalation permettant l'administration de médicaments pour l'asthme.

traitement réalisé par les parents. Le travail de persuasion se révèle long et fastidieux. Il repose sur l'établissement d'un contrat entre le parent et son enfant, noué devant autrui le plus souvent, et il est le produit d'une longue négociation avec l'enfant qui peut chercher à monnayer sa compliance (en exigeant du coca par exemple). Mais pour écourter le travail de persuasion, l'enfant peut également être « trompé sur la marchandise », rappelant ainsi que l'enfant n'est pas considéré comme un acteur aussi compétent que l'adulte, même si cette stratégie à de moins en moins les faveurs des adultes désormais car elle va à l'encontre du principe de « conscience ouverte ».

> Parmi tous les médicaments qu'elle doit prendre, Haydée, âgée d'environ cinq ans, refuse de prendre un antibiotique, l'Augmentin. Elle se réfugie dans un coin, le visage contre le mur, les bras autour de sa tête, en pleurant : « Non, je veux pas, je veux pas ! ». Sa mère fait appel à l'infirmière. Devant le refus persistant d'Haydée, l'infirmière – en mettant la mère d'Haydée dans la confidence – use d'un subterfuge : elle donne le même médicament conditionné autrement à Haydée. (Notes de terrain, hépatologie)

Ce faisant, les deux femmes ne satisfont pas à la règle qui veut que l'enfant soit amené consciemment et volontairement à se plier au traitement. Dans ces deux exemples, la priorité est accordée à l'obtention de l'accord de l'enfant et non à la préservation d'un « contexte de conscience ouverte ». Mais l'usage de subterfuges ne peut être systématisé sous peine de perdre toute efficacité et de glisser du « contexte de conscience fermée » au « contexte de conscience feinte mutuelle »[1]. Un aide-soignant m'explique qu'on ne peut pas mentir aux enfants, sinon on perd toute crédibilité, compromettant les chances d'obtenir ultérieurement la compliance de l'enfant. Le respect d'une certaine continuité pédagogique limite l'usage des subterfuges.

Surveiller l'enfant malade, s'assurer qu'il prend bien son traitement, assister le médecin ou l'infirmière pour la réalisation des soins : ces tâches ne relèvent-elles pas du travail de l'infirmière ? La socialisation des parents au service n'aboutit-elle pas à faire d'eux des quasi-professionnels ?

1. Dans le « contexte de conscience fermée », le malade n'a pas conscience de ne pas partager la même définition de la situation que les soignants alors que dans le « contexte de conscience feinte mutuelle », le malade fait semblant de ne pas connaître la définition que les soignants lui cachent de sa situation (Strauss, 1992).

Lorsque les parents/les mères deviennent des « mini-infirmières »

La place des parents dans la division du travail va au-delà des seules tâches de *caring*. Les parents/les mères empiètent ou se voient déléguer certaines tâches assurées en leur absence par les infirmières. Il en découle un déplacement de la frontière professionnel-profane, encouragé pour économiser sur les ressources de l'hôpital mises à la disposition des parents et pour préparer la prise en charge de l'enfant lors de son retour à domicile.

Une délégation préalable ?

La délégation des soins infirmiers aux parents s'appuie sur leur socialisation progressive au traitement délivré à leur enfant, mais également sur une éducation plus spécifique.

> J'interroge la surveillante générale du service d'hépatologie pédiatrique sur ce que les infirmières sont amenées à apprendre aux parents : « Aux mamans ?.... Oui, je pense qu'on est amené à leur apprendre certaines choses... Bon, tout ce qui est éducation par rapport aux médicaments, par rapport à tout ça, ça, c'est sûr qu'il faut qu'on leur apprenne... Par rapport à l'alimentation aussi, on peut avoir à leur apprendre parce que ce sont quand même des enfants qui ont des régimes très particuliers, donc il y a quand même pas mal de choses aussi à leur apprendre de ce côté-là. Si c'est pas nous, il y a aussi la diététicienne qui intervient pour leur expliquer les différents régimes euh, après tout ce qui est nursing de sens général, elles savent, elles savent. » (Entretien, hépatologie)

En dehors de ces actions de formation spécifiques, la présence prolongée des parents favorise une éducation diffuse.

> Alors que cet élément n'est pas central dans la situation (assurer la compliance d'Haydée), une infirmière rappelle à la mère d'Haydée la manière dont doit être utilisé le flacon d'antibiotique ouvert, en utilisant un jargon spécialisé : « la seringue doit toujours rester « à demeure » », indique-t-elle (Notes de terrain, hépatologie).

Cette éducation vise à anticiper la délégation des tâches de soins aux parents après le retour de l'enfant à domicile. Lors de ma première visite dans le service d'hépatologie pédiatrique, j'observe, non sans surprise, qu'une mère prend elle-même les médicaments dans une armoire mobile, placée dans le couloir, à proximité du bureau des infirmières. L'intelligibilité de cette scène ne m'est apparue qu'après coup : l'accès direct aux médicaments se justifie par le fait que les parents/les mères doivent apprendre à donner, sans l'assistance du personnel, toute une série de médicaments (la liste est interminable) qui, pour éviter le rejet du greffon, devront être pris de manière continue par l'enfant tout au long de sa vie. La participation parentale aux soins infirmiers ne se limite pas cependant à la prise des médicaments :

> Abdel, âgé de quatre-cinq ans, hospitalisé à de nombreuses reprises dans le service pour une malformation de l'œsophage depuis qu'il est bébé, revient de la douche où il a été accompagné par sa mère, enrobé dans une serviette. Sa mère lui refait la compresse qui protège son bouton de gastrostomie. Comme je lui fais remarquer qu'elle est devenue experte, Madame Achar m'explique : « A la naissance, il a été hospitalisé en réa et là-bas, ils m'ont expliqué que si je voulais qu'il sorte, il allait falloir que je m'y mette. » Elle ajoute qu'au début, ça ne lui était pas facile, elle ne pensait pas qu'elle serait capable de le faire. Avec une paire de ciseaux, d'un geste sûr, Madame Achar découpe un petit rond pour entourer le bouton de gastrostomie. La peau qui enrobe le bouton est bien lisse sauf tout près du bouton. Madame Achar demande à la mère de Kimberley, qui partage la chambre d'Abdel, de lui passer le flacon d'Éosine qui se trouve sur le plan de travail, près du lavabo, de l'autre côté du lit. (Notes de terrain, pédiatrie générale)

Cette délégation peut donc aller au-delà de ce que les parents/les mères se sentaient prêts à assumer au départ, sans qu'il existe de réel consensus entre les « blouses blanches » sur l'ampleur qu'elle doit prendre :

> Les parents de Cléa, petit bébé hospitalisé pour un malaise dû à un reflux gastro-œsophagien, sont internes tous les deux. Lors de l'entretien qu'ils ont avec M. Courtille, le chef de service, au cours de la visite, le père de Cléa demande s'il ne serait pas possible d'avoir à domicile le matériel d'aspiration au cas où un reflux surviendrait. M. Courtille lui répond que selon lui cela ne se reproduira pas, mais que c'est tout à fait possible de louer un appareil à aspiration « et vous êtes tout à fait compétents pour le faire ». Claire, la chef de clinique, propose de se renseigner pour la location de l'appareil : « Ne serait-ce que pour l'avoir à côté de la table à langer, comme appareil antiphobique. Comme ça, vous serez rassurés ». À l'arrière-plan de la visite, une externe glisse à l'une de ses camarades que, selon elle, ce n'est pas très bon que les parents aient en charge ce genre de soins. (Notes de terrain, pédiatrie générale)

Dans cette scène, un glissement s'opère vers les tâches infirmières en raison des compétences médicales des parents de Cléa. L'opposition des points de vue, qui s'exprime par un canal détourné, apparaît dans une situation où les soins proposés par les parents de Cléa ne sont pas jugés indispensables. Il n'est pas sûr que dans le cas contraire, une telle discussion ait lieu. Les parents ont en effet l'obligation morale d'assumer les soins jugés indispensables, comme le montre *a contrario* l'exemple suivant, dans lequel le refus d'assumer les soins par une famille d'accueil conduit à une institutionnalisation complète de l'enfant :

> À propos de Zoé, petite fille trisomique abandonnée par sa mère, les infirmières racontent pendant le repas : « elle était en famille d'accueil, mais quand il a fallu la gaver la nuit, ils ne se sentaient pas aptes à mettre la sonde ». Du coup, après être passée par le service, Zoé va à la pouponnière de Montreuil. (Notes de terrain, pédiatrie générale)

La délégation de soins infirmiers aux parents est supposée se faire en vertu d'une éducation préalable et après s'être assurée de leur niveau de compétence dans la réalisation des soins. C'est loin d'être toujours le cas.

> Yasmine, qui a environ trois ans, vient d'arriver dans le service et le diagnostic n'est pas encore clarifié dans l'attente d'un examen d'urine. Yasmine, qui pleure dans son lit, annonce qu'elle a envie de faire pipi. Sa mère décide de la mettre elle-même sur le bassin. Joséphine, une infirmière du pool et Charlotte, l'élève puéricultrice, sont présentes à ce moment-là dans la chambre et tentent de poser une perfusion à la voisine de chambre de Yasmine, Aïssa. En conséquence, elles ne prêtent pas attention à la mère de Yasmine qui a installé sa fille sur le lit, mais hésite sur la position du bassin. Elle se demande s'il est vraiment propre, ce que lui confirment les infirmières qui précisent qu'il faut nettoyer soigneusement les lèvres pour que l'examen ne soit pas souillé. La mère de Yasmine demande à Charlotte de le faire. Elle récupère le pipi dans un flacon alors que Charlotte est déjà repartie vers Aïssa. Charlotte revient ensuite l'aider à fermer le flacon. (Notes de terrain, pédiatrie générale)

La délégation des soins infirmiers peut donc se faire par défaut et être éventuellement contrecarrée par les parents, s'ils demandent l'aide des « blouses blanches ». Cette demande n'est pas toujours suivie d'effet, surtout si elle est adressée aux infirmières alors qu'elle relève des fonctions de l'aide-soignante. Dans le service de pédiatrie générale, les infirmières préfèrent en effet déléguer certaines tâches, comme la gestion des selles qui renvoient au « sale boulot », aux parents et tendent à esquiver toute demande d'aide.

> Shirley, âgée de cinq-six ans, est recroquevillée sur elle-même, les genoux contre son ventre, couchée sur le côté. Elle dit souffrir beaucoup si on la bouge. Les infirmières lui ont fait un lavement et posé une couche pour éviter que Shirley n'ait à se déplacer aux toilettes. Shirley (qui supporte mal l'idée de porter une couche) fait une selle et demande à sa mère de la changer. La mère de Shirley aurait souhaité attendre un peu parce que la couche contient peu de selles, mais Shirley insiste. Peu de temps après avoir été changée, Shirley fait à nouveau une selle, cette fois en grosses quantités. Malika et Christine, infirmières, arrivent à ce moment-là pour lui faire un prélèvement. Elles ne changent pas la couche de Shirley. Après le départ des infirmières, la mère de Shirley entreprend de changer sa fille, mais apercevant la grosse quantité de selles, me demande d'appeler les infirmières pour l'aider. Malika vient échanger un mot avec la mère de Shirley, elle apporte un appareil pour le lit d'à côté, mais ne lui apporte pas l'aide demandée. (Notes de terrain, pédiatrie générale)

Face à une délégation des soins infirmiers qui prend généralement une forme explicite, les parents ne restent pas passifs.

Réappropriation ou refus des soins

Les mères peuvent adopter les gestes de l'infirmière ou de l'aide-soignante sans qu'aucune délégation préalable n'ait eu lieu marquant ainsi une volonté forte de réappropriation des soins.

> Alors que je suis dans la chambre après m'être occupée de Maël, hospitalisé « chez les bébés » pour une infection pulmonaire, qui s'est endormi, sa mère arrive. Elle me fait remarquer : « Il fait chaud ici ou c'est moi ?
> Moi : Oui, il fait toujours chaud ».
> Je lui signale qu'en plus, elle va avoir chaud parce que Maël a le corps tout chaud.
> La mère de Maël : « Ah bon, il a de la température peut-être alors ? Je vais voir, j'ai un thermomètre. »
> Elle entre dans la chambre de son fils endormi qui s'éveille au bruit du tiroir qu'on referme et, apercevant sa mère, se réveille tout à fait et sourit. Maël n'a pas de température. Elle le prend dans ses bras. J'explique à la mère de Maël que je n'ai pas pu refermer son body parce qu'il est un peu petit. [...] Elle lui change son body, sans trouver dans la petite pile de linge un body qui lui convienne. Pour remplacer le body de Maël, elle doit retirer le tube de l'oxygène ce qu'elle fait d'un geste assuré.
> Alors que nous discutons, la mère de Maël décide de sortir le tapis de jeux pour y installer son fils. (Notes de terrain, pédiatrie générale)

Mais comme on peut le constater le rôle de « mini-nurse » est beaucoup plus composite et syncrétique que celui de l'infirmière : il s'étend au-delà de la surveillance médicale et engage une attention globale au bien-être de l'enfant (qu'il n'ait pas de fièvre, qu'il porte des vêtements confortables, qu'il ne s'ennuie pas, qu'il puisse exercer sa mobilité, jouer – symbole de l'enfance –...). Assurer ce rôle peut se révéler périlleux, car il est difficile de tenir ensemble toutes ses composantes et de s'y montrer également performant.

> La mère de Maël en entrant dans la chambre vérifie quelle est la quantité d'oxygène donnée à son fils, ce qui suppose de se pencher pour regarder sous la tablette située à proximité de la tête du lit. Elle me demande pendant ce temps de tenir Maël. « Tous ces fils, ça me stresse, me confie-t-elle, je n'aime pas du tout ça. ». Elle me raconte qu'hier elle a voulu changer sa couche, elle avait ouvert la barrière, elle s'est retournée et il est tombé.
> Elle lui donne son biberon alors qu'il est allongé dans son lit après avoir relevé la tête du lit d'un geste assuré. Maël boit la moitié de son biberon puis s'arrête. Elle le relève pour qu'il fasse son rot. Puis elle tente à nouveau de lui donner le restant de son biberon. Elle est plutôt contente parce que ce matin, il n'avait pas beaucoup mangé.
> Laurence, l'infirmière, vient prendre les constantes de Maël. En entrant dans la chambre, en riant, elle fait remarquer à la mère de Maël : « Alors maman, on ne veut toujours pas le masque. Et les mains, vous les avez lavées au moins en entrant ?
> La mère de Maël : Je me suis lavée, je vous promets, (me désignant) demandez-lui. » Du coup la mère de Maël enfile une blouse. Comme elle ne parvient que difficilement à l'attacher dans le dos, elle remarque : « Elles ne sont vraiment pas pratiques. Ils auraient pu mieux faire quand même. »
> [...]
> Laurence réduit la quantité d'O^2. Maël a toujours de la fièvre. La mère de Maël fait répéter à l'infirmière qui a prononcé sa température trop rapidement : « Il a combien ?
> Laurence : 38°6C.
> (La mère de Maël fait la grimace) : C'est beaucoup.
> [...]
> Laurence confie une seringue de médicaments à la mère de Maël en précisant : « Surtout vous essayez de lui donner tout, il faut qu'il ait bien la dose. » Mais Maël, à peine a-t-il vu la seringue, la rejette. Sa mère l'allonge sur le lit, veut lui mettre sa tétine dans la bouche pour que Maël entrouvre les lèvres et qu'elle puisse par un tour de passe-passe lui substituer rapidement la seringue. Mais Maël connaît déjà la manœuvre et garde les lèvres bien serrées à chaque fois qu'elle approche la tétine. Elle finit par placer de force la seringue dans sa bouche. Maël recrache une bonne moitié du contenu de la seringue : « Maël, s'il te plaît, qu'est-ce que tu fais ? L'infirmière, si elle voit ça, va me passer un savon ». Elle lui referme le menton pour que le médicament ne ressorte pas de sa bouche et appuie tout doucement sur ses narines pour qu'il avale. Puis elle lui essuie le cou et la bouche avec un papier que je lui tends. (Notes de terrain, pédiatrie générale)

La mère de Maël a donc développé une certaine expertise dans l'interprétation des indicateurs médicaux (température, quantité d'oxygène délivrée), mais ne parvient pas à assurer la prise des médicaments dans de bonnes conditions et se voit rappeler à l'ordre pour son non-respect des règles d'hygiène (le port du masque et de la blouse).

En se réappropriant les soins et en redéfinissant les conditions de leur participation, les parents/les mères peuvent tenter d'introduire davantage de symétrie dans leurs relations avec les infirmières, mais à nouveau non sans risque d'être remis à leur place.

> Dominique, l'infirmière, amène une seringue de Motilium qu'elle remet à la mère de Marc, hospitalisé « chez les bébés ».
> La mère de Marc : Vous pouvez m'amener une cuiller, s'il vous plaît ?
> Dominique : Pardon ?
> La mère de Marc : Vous pouvez m'amener une cuiller (voix plus sèche) parce qu'il ne le prend pas à la seringue.
> Dominique : Ah bon, il l'a pris pourtant ce matin.
> (Dans le couloir, à l'élève aide-soignant) : Bon, je n'en ai pas donc la maman va attendre deux minutes.
> « Je vais y aller », propose l'élève. (Notes de terrain, pédiatrie générale)

On voit dans cet exemple comment faire attendre est une stratégie aux mains des infirmières pour inciter les parents à limiter leurs demandes. Si les parents/les mères cherchent à redéfinir la division du travail de manière frontale, ils sont immédiatement repérés pour leur manque de collaboration, présage d'une mauvaise compliance dans le suivi des soins nécessaires à leur enfant :

> À propos de la maman de Sonia, âgée d'une dizaine d'années, Marion, la surveillante de salle raconte, à Martine, l'assistante sociale : « ça ne se passe pas bien du tout, parce qu'elle ne veut plus accompagner sa fille à la scinti'[graphie][1]. Elle dit « il y a des infirmières, elles sont payées pour ça. Moi je ne peux pas y aller ». Mais nous, on n'a pas assez de personnel et personne ne peut descendre aujourd'hui, alors ça tombe mal.
> Martine : Je sens que ça va mal se passer avec cette maman. Parce que déjà à Aulnay, ils ont eu des problèmes. Elle a déjà arrêté deux fois le traitement de sa fille, les corticoïdes, alors qu'elle a un (?) et c'est très important pour elle. Si elle ne les prend pas, c'est grave, il faut impérativement qu'elle les prenne. Non, je ne la sens pas bien du tout. (Notes de terrain, pédiatrie générale)

1. Examen radiologique permettant de visualiser certaines infections ou le fonctionnement d'un organe.

Les professionnels cherchent ainsi à garder la maîtrise de la division du travail. Ils peuvent cependant être contrecarrés par les parents/les mères qui n'entendent pas être démis de leur fonction d'avocats et interprètes de l'enfant.

Avocats et interprètes de l'enfant

« En règle générale, écrit Geneviève Cresson, dans l'interaction avec les professionnels de soins, la mère sera une alliée de taille par cette connaissance individualisée de son enfant, c'est elle qui le connaît le mieux » (Cresson, 1991b, p. 44). On peut soutenir l'idée que cette fonction de « traduction » est une forme condensée d'une fonction plus largement remplie par les parents/les mères dans des circonstances plus ordinaires.

> « Le rôle des parents se définit moins en référence à la transmission et plus en référence à « la traduction » ou « la révélation ». La mère et le père doivent en permanence traduire ce que leur enfant veut dire par tel ou tel comportement. Là encore, les magazines mettent en scène ce travail d'interprétation. » (Singly, 1999, p. 126)

C'est pourquoi l'enfant hospitalisé, loin de constituer une figure paradoxale de l'enfance en raison des dangers qui pèsent sur son avenir, peut aussi être envisagé comme une figure paradigmatique de l'enfance contemporaine (Mougel-Cojocaru, 2005).

D'après l'enquête réalisée par Geneviève Cresson sur les soins quotidiens, les mères pensent être davantage responsables de leurs enfants que les médecins. Elles ont le sentiment que c'est à leur enfant devenu adulte qu'elles devront rendre des comptes. Du point de vue des mères interrogées, l'implication à long terme et la perspective de devoir se justifier au bout du compte donnent la priorité à leur responsabilité sur celle des professionnels (Cresson, 1991b). Cette fonction d'avocat, porte-parole des intérêts de l'enfant apparaît *a contrario* dans l'anecdote suivante, racontée par une « dame en rose », bénévole à l'hôpital : « Il y a des parents qui ne comprennent pas très bien. Une maman, ce matin, elle disait – l'infirmière devait lui faire un soin – il fallait attendre pour lui donner son biberon, la maman criait : "Vous affamez les enfants ! Pourquoi vous ne lui donnez pas son biberon !" » (entretien informel, pédiatrie générale)

Si les parents/les mères sont interprètes de l'enfant, c'est aussi au sens propre : ils parlent à la place de l'enfant, traduisent pour le compte du médecin ou de l'infirmière ses manifestations corporelles.

> Je discute avec la maman de Léa (qui est âgée de sept mois) alors que nous prenons ensemble un petit-déjeuner à la cafétéria. Elle me raconte qu'elle est arrivée dimanche soir, emmenée par les pompiers. « Sa fièvre est montée très vite. Elle tressautait ». [...] On lui avait dit en dessous de 38 de fièvre on ne s'inquiète pas. « Ma fille à 37°8, elle a de la fièvre. Là ce matin, elle avait 36°1, c'est sa température habituelle. Moi je savais qu'à 37°8 ce n'était pas normal. Ils ne m'ont pas écouté. Elle a été hospitalisée jeudi et elle est sortie vendredi. Mais je voyais bien qu'elle était pas bien. Là, elle a une otite purulente. Ils n'avaient même pas regardé ses oreilles, moi ça me... Comme dit ma sœur, elle devait déjà l'avoir parce qu'une otite purulente ça ne se déclenche pas comme ça. Elle a un champignon. Ils n'ont pas regardé ses fesses. Ma fille elle a eu deux fois les fesses rouges, je savais que c'était pas normal. » (Notes de terrain, pédiatrie générale)

On attend d'ailleurs d'eux qu'ils y soient attentifs et apprennent à « lire » sur le corps de l'enfant son état de santé.

> Laurence, infirmière, alors qu'elle change Dylan, âgé d'environ un an hospitalisé pour une malformation de l'œsophage et sous alimentation par sonde, remarque qu'il n'a pas fait caca. « Mais ce n'est pas inquiétant, parce qu'hier il a fait trois selles donc... Mais sa mère m'avait dit ce matin : « qu'est-ce qui se passe, il est tout rouge, il se tortille ? Mais bon ce n'est pas grand-chose.
> Moi : Elle s'inquiète facilement la maman de Dylan ?
> Laurence : Oui. Mais c'est vrai souvent les mamans, elles les connaissent tellement, elles voient, elles pressentent avant un changement de couleur. Donc, il faut les écouter. Mais parfois, elles s'inquiètent pour rien. » (Notes de terrain, pédiatrie générale)

Ils sont chargés de signaler tout changement corporel observé chez leur enfant et peuvent se montrer extrêmement consciencieux dans cette tâche, dans l'idée d'aider au mieux à préciser le diagnostic.

> Lors de la visite de Monsieur Courtille, alors que ce dernier vient juste d'avoir un échange au chevet d'un enfant avec sa mère, celle-ci sort de la chambre avec précipitation : « Je voulais vous dire aussi. Depuis que ça a commencé, il a mauvaise haleine ». Monsieur Courtille fait l'hypothèse que cela peut être dû aux amygdales « ce qui peut faire penser à une mononucléose. » (Notes de terrain, pédiatrie générale)

Ils sont jugés trop consciencieux parfois et souvent soupçonnés d'être inutilement inquiets... à moins que :

> Francine, pendant la visite, se place face à Yassine installé dans un transat, à un mètre de distance et l'observe en commentant tout haut : « je le regarde parce que la maman hier a pas arrêté de m'embêter avec ses yeux et là maintenant je le regarde, c'est vrai qu'il a quelque chose. Il faut toujours écouter les mamans. » (Notes de terrain, pédiatrie générale)

Cette fonction d'interprétation du corps de l'enfant et de ses symptômes peut leur être contestée par les soignantes qui font valoir leur différentiel d'expertise, pour relativiser le savoir des parents ou les rassurer.

> Alors que l'infirmière, Muriel, est venue apporter un médicament, la maman de Moustapha, hospitalisé « chez les bébés », lui indique que son fils fait une gastro.
> Muriel : Il a eu combien de selles depuis ce matin ?
> La maman de Moustapha : Trois.
> Muriel : Trois selles comme celle de tout à l'heure ? C'est pas la gastro ça. C'est à cause de l'antibiotique.
> Moi : L'Augmentin ? (j'ai entendu que l'Augmentin peut donner la diarrhée).
> Muriel : Oui. » (Notes de terrain, pédiatrie générale)

La seule possibilité pour les parents/les mères alors de se faire entendre est de rencontrer l'assentiment d'un autre professionnel venant valider leur jugement :

> Je discute avec la mère de Yacine, qui a sept mois et est hospitalisé pour une deuxième bronchiolite. « On pense toujours que les mamans exagèrent, me dit-elle, mais non c'est pas vrai. Pour comprendre, il faut être mère, il faut écouter les parents. Parce que mon fils, moi, je suis venue aux urgences, il m'a dit : « rentrez chez vous madame, avec la kiné' et les médicaments », c'était un interne des urgences parce que ça dépend beaucoup sur quel interne on tombe, s'il débute ou pas, parce que ceux qui débutent, ils ne savent pas encore. Et celui-là, il m'a dit : « rentrez chez vous avec le traitement, tout ira bien ». Et moi je savais que ça n'irait pas parce que de la kiné, il en avait déjà eu seize séances et ça n'avait rien changé, il respirait toujours difficilement. [...] Et aux urgences, c'est pareil, je dis à l'infirmière : « mon fils convulse ». Elle me dit : « non madame, attendez le médecin. » Mais moi je voyais, il était bleu et les lèvres aussi, alors que mon fils a la peau très blanche et le médecin il a vu que j'avais raison, mais l'infirmière ne voulait pas m'écouter. » (Entretien informel, pédiatrie générale)

Surtout, les médecins tentent d'évaluer si les parents/les mères sont des interprètes suffisamment fiables ou pas.

> À propos de Yannis, hospitalisé « chez les bébés » pour un malaise, Francine, la chef de clinique, raconte : « la maman a rapporté elle-même que son copain, lui,

n'avait pas vu la même chose qu'elle parce que la maman décrit un malaise où il est devenu rouge, puis blanc, puis rouge, comme ça pendant un quart d'heure et lui n'a pas vu ça.
Monsieur Courtille : ça ne concorde pas.
Francine : Non, mais c'est la maman elle-même qui le rapporte. » (Notes de terrain, pédiatrie générale)

Ils peuvent aussi accompagner les parents/les mères dans leur rôle d'exégèse des significations du comportement de l'enfant.

Claire, la chef de clinique, explique à l'une des internes comment elle a appris que Fara, âgée de six-sept ans, a été violée, il y a trois mois de cela, par l'ami de sa mère. « Les infirmières se sont demandé ce qui se passait parce qu'au moment de l'ECBU [un examen qui suppose le recueil des urines] Fara s'est mise à hurler, elle ne voulait pas qu'on la nettoie. Du coup j'ai posé la question à la maman qui m'a répondu très simplement. » (Notes de terrain, pédiatrie générale)

En l'absence des parents pour assurer le rôle d'interprètes des manifestations corporelles de l'enfant, l'examen médical se révèle délicat, en particulier pour les enfants en bas âge.

Lucie, la chef de clinique, vient examiner Diara (qui a entre deux et trois ans et est hospitalisé pour saturnisme) avec Marion, l'interne, et l'externe. Lucie lui demande d'une voix douce : « Alors Diara tu as fait pipi rouge ? (Diara hoche la tête). Tu as fait pipi bleu ? (Diara hoche la tête) Pipi vert ? (se tournant vers Marion en riant) L'interrogatoire de l'enfant n'est pas fiable ! ». Diara ne se laisse pas faire lorsque Lucie veut regarder sa gorge. Elles le tiennent, Lucie en appuyant son thorax sur celui de Diara, Marion en tenant les bras de Diara levés derrière sa tête. Marion palpe son ventre. Diara mord la languette en bois utilisée comme abaisse-langue : « Non ne la mange pas », se moque Lucie. Les deux pédiatres laissent entendre qu'habituellement, Diara préfère manger la peinture[1]. (Notes de terrain, pédiatrie générale)

Le jeune âge de Diara est associé à l'hypothèse d'une « conscience fermée » (Diara est supposé ne pas comprendre les propos des adultes et ce d'autant moins qu'il ne maîtrise pas la langue française) qui autorise ce type de commentaires de la part des pédiatres. Celui-ci manifeste une violence symbolique sous-jacente et une tentation de « blâmer la victime » (ironiquement les deux pédiatres désignent la supposée « gourmandise » de Diara comme étant responsable de sa contamination). L'absence des parents de Diara laisse la porte

1. Le saturnisme est une intoxication au plomb souvent attribué au fait que les enfants en bas âge mangent des éclats de peinture contenant du plomb dans les logements qui n'ont pas été rénovés (souvent l'indice des mauvaises conditions de logement des familles).

ouverte à l'expression d'un « écart » dans le respect des normes d'interaction avec l'enfant. On peut également se demander si, confrontés à la part impure de leur activité, c'est-à-dire sa composante sociale et non plus médicale (Abbott, 1981), les médecins ne reportent pas sur l'enfant leur insatisfaction face à une intervention peu valorisée : la vraie solution se trouve dans l'amélioration de l'environnement de vie de l'enfant sur laquelle les médecins ont peu de pouvoir, l'appui qu'ils apportent aux procédures de relogement s'avérant de peu de poids dans un contexte de pénurie de logements sociaux et face des configurations familiales (familles nombreuses) difficiles à reloger. L'enfant à la conscience supposée « fermée » se trouve alors investi de la même fonction d'exutoire que les coulisses du service, dans lesquelles s'exprime toute l'ambivalence de « blouses blanches », prises dans les tensions entre des normes peu compatibles entre elles : l'élitisme médical, qui conduit à valoriser la part technique des soins aux dépens de l'attention à l'environnement social du malade, et l'attention globale à l'enfant, qui implique une attention à l'environnement familial et social de l'enfant. Les infirmières, pourtant supposées garantes du relationnel, se laissent aller, elles aussi, à de tels écarts par rapport à la norme de sollicitude à l'égard de l'enfant hospitalisé :

> Je m'occupe d'Alassane, un petit garçon sortant, âgé d'environ deux ans, qui ne parle pas encore et qui pleure dans la chambre qu'il partage avec Jeanne, à peine plus âgée que lui. Je parviens à le calmer un peu avant qu'il ne se remette à pleurer. Selon les infirmières, Hélène et Muriel, venues prendre ses constantes, il pleure parce que sa mère est partie. Comme Alassane se met à pleurer de plus belle et refuse le thermomètre et le tensiomètre, elles le traitent sans ménagement. Mme Jacquet, la surveillante, qui les a rejointes dans la chambre, ne fait pas preuve de plus de sollicitude. Les infirmières lui reprennent trois fois sa température, sans ménagement : « Voilà, il faut se mettre à trois pour lui prendre sa température, commente Hélène d'un ton peu amène. Mais ça fait pas mal ça ! ». La maman de Jeanne commente après leur départ : « Je les ai trouvées un peu dures avec lui. » (Notes de terrain, pédiatrie générale)

Il n'est pas toujours facile de discerner dans le quotidien des pratiques qui est le meilleur avocat de l'enfant. Les pédiatres, notamment, ne serait-ce que par dérision, manifestent par instant qu'il n'est pas si simple de veiller au respect de l'enfant lorsque la routinisation des pratiques et l'usure professionnelle guettent.

> Lors de la visite, Maria, « chez les bébés », saute sur son lit et pleure bruyamment. Monsieur Courtille, le chef de service, qui habituellement ne rate pas une

occasion de mettre en valeur ses capacités relationnelles avec les enfants – non sans un certain succès – lui fait « chut! », puis se retourne. Comme Maria ne s'interrompt pas et qu'il est gêné pour parler et écouter les explications des autres médecins, il se retourne à nouveau : « Chut! ça suffit, avec moi pas de colères! » (d'une voix forte). Comme sa remarque n'est suivie d'aucun effet, il ferme la porte du box de Maria et commente : « Voilà, comme ça, on entend moins! ». À la fin, il glisse à Laurence, l'infirmière, : « Vous ne voulez pas lui donner du Valium intrarectal à cette enfant! parce que là... (et il mime avec ses mains la position allongée). Au moins, on sera tranquille! ». (Notes de terrain, pédiatrie générale)

L'humour noir dont fait preuve le chef de service n'est nullement exceptionnel, il fait partie au contraire de la culture collective des services d'enfant. Entre humanisation et dépersonnalisation des enfants hospitalisés, les oscillations sont donc fréquentes, le travail sur le corps de l'enfant supposant une objectivation de ce dernier qui vient faire obstacle à la prise en compte de ses sentiments et de son individualité.

Il arrive que ce soient les infirmières, plutôt que les parents, qui disputent aux pédiatres le rôle d'avocat de l'enfant.

Emilia est hospitalisée « chez les bébés » pour une gastro-entérite prolongée (il s'agit d'une première hospitalisation pour cette petite fille). Elle doit être vue par le neurologue pour une cassure de sa courbe de poids et de son périmètre crânien. Le neurologue interroge la mère d'Emilia sur son développement psychomoteur et ses acquisitions pendant que les infirmières tentent, avec difficulté, de poser une perfusion. Elles doivent s'y reprendre à plusieurs reprises et Emilia pleure beaucoup, avant, épuisée, de finir par s'endormir. En entendant sa fille pleurer, la mère d'Emilia qui n'a pas souhaité rester dans la chambre, commente : « Si je pouvais me mettre à sa place, je donnerais cinq, dix ans de ma vie pour qu'elle n'ait pas tout ça. ». Comme les pleurs se prolongent, elle a les larmes aux yeux. Une externe attend que les infirmières aient fini pour procéder à une « IDR » et tente de réconforter la mère d'Emilia. Elle lui explique en quoi consiste l'IDR (test permettant de vérifier si le vaccin antituberculeux a bien fonctionné). Elle s'apprête ensuite à entrer dans la chambre : « Je suis vraiment désolée, je vais devoir encore l'embêter, mais il faut que je le fasse. » Marie-France, l'infirmière, intervient à ce moment-là et négocie avec l'interne pour que l'IDR soit faite plus tard. « Oh non, ça suffit, comme ça, il faut la laisser tranquille maintenant », rouspète Marie-France. La maman d'Emilia est soulagée, mais n'a pas osé elle-même intervenir. Lorsqu'un peu plus tard le neurologue repasse, Emilia dort toujours. La main sur la poignée de la porte, il annonce : « je vais la déranger quand même parce que je n'aurai pas le temps de revenir. » Et il propose à la mère d'Emilia de l'accompagner. Elle s'exécute. (Notes de terrain, pédiatrie générale)

Pour veiller au confort de l'enfant, l'infirmière négocie avec l'interne et n'hésite pas à interrompre l'externe, qui occupe une position fragile dans le système d'autorité face aux infirmières expérimentées. Par contre, face au neurologue, aucune intervention n'est envisagée, rappelant que le temps de chacun n'a pas la même valeur à l'hôpital. La mère d'Emilia, tout en ayant à cœur le bien-être de sa fille, ne se positionne pas en avocat, mais en simple auxiliaire des soignants, leur laissant toute latitude pour réaliser les soins qu'ils jugent nécessaires. Ce rôle d'avocat peut également être exercé vis-à-vis de collègues jugées négligentes dans la réalisation des soins :

> Pendant le repas, Marie-France, infirmière, raconte que lorsque Mariama (petite fille, âgée de moins d'un an, plusieurs fois hospitalisée dans le service, née avec une polymalformation, et suivie en HAD pour une alimentation par sonde naso-gastrique) est arrivée des urgences la semaine dernière « elle pleurait, elle avait le bras tout dur, la perf' avait diffusé. J'ai tout enlevé, et j'ai appelé les urgences, j'étais furax. Je demande : « c'est qui l'infirmière qui s'est occupée de Mariama Dissoko ?
> – C'est moi, pourquoi ?
> – Vous avez vu son bras ? La perf' a diffusé.
> – Ah non, je ne crois pas, je ne crois pas, ce n'est pas possible. » Du coup Madame Jacquet est arrivée avec Zohra. Zohra dit : « pour moi ce n'est pas une perfusion qui a diffusé ». Je regardais Madame Jacquet parce que parfois elle est mi-chèvre, mi-choux, je lui dis : « Madame Jacquet, attendez, vous n'allez pas me dire que ça, ce n'est pas une perfusion qui a diffusé ! » (Notes de terrain, pédiatrie générale)

Mais il ne s'agit pas alors pleinement d'un rapport de substitution entre parents et infirmières pour exercer le rôle d'avocat de l'enfant, car il faut disposer d'un savoir pratique spécialisé pour juger de la pause d'une perfusion. On sait néanmoins à partir des travaux réalisés par Geneviève Cresson que les parents d'enfants atteints par la mucoviscidose peuvent acquérir une vraie expertise pour juger de la technicité des soins infirmiers (Cresson, 2000).

Il est fréquent dans les services d'entendre dire que les professionnels lorsqu'ils sont eux-mêmes parents sont plus à même de se faire les avocats des enfants. Une double expertise est en jeu dans les services de pédiatrie : une expertise professionnelle et une expertise parentale. Les professionnels qui peuvent se prévaloir des deux registres sont perçus comme plus compétents, à la fois par leurs collègues et par les parents/les mères.

> Alors que la discussion s'est engagée entre Marie-Pierre, infirmière, et une kinésithérapeute sur le thème de la prise en charge de la douleur, Nathalie, une infirmière d'une quarantaine d'années, raconte : « Avant en réa' – moi j'ai travaillé en réa – on ne voulait pas donner de la morphine parce qu'on pensait que les enfants allaient devenir toxicos. Moi, une fois, je suis allée en pleurant voir le médecin pour qu'il donne des antalgiques. Il m'a dit : « je ne suis pas là pour tuer les enfants ». Je lui ai dit : « si c'était mon gosse, j'aurais envie de vous casser la tête ». Je suis allée voir un autre médecin qui avait des gosses – ceux qui avaient des gosses, ils acceptaient d'en donner. » (Notes de terrain, pédiatrie générale)

Tout comme les médecins ont pu souhaiter introduire les parents/les mères dans les services pour qu'ils assurent un certain contrôle sur le travail des infirmières, les infirmières en aparté suggèrent de faire des parents des contrôleurs des décisions médicales, dans l'idée de préserver le confort de l'enfant, mais aussi sans doute de limiter leur propre charge de travail :

> Nathalie, infirmière, et Madame Jacquet, la surveillante générale, contestent le nombre de bilans (ce qui suppose une prise de sang douloureuse pour l'enfant) faits dans le service.
> Madame Jacquet : Il faudrait demander l'autorisation des parents, et ils en feraient moins, c'est sûr, parce que les parents diraient non. Mais là, on ne leur dit rien. Et puis en plus avec la clientèle qu'on a, c'est vrai qu'ils ne disent rien.
> Nathalie : La maman de Cynthia a râlé. La gamine on ne peut plus la piquer nulle part. Elle a refusé un bilan mais elle a raison. Ils l'ont fait descendre, la jugulaire a pété, elle avait du sang partout. En plus, le capital veineux met très longtemps à se reconstruire. » (Notes de terrain, pédiatrie générale)

Se sentir responsable de l'enfant conduit les parents à voir plus loin que la trajectoire hospitalière qui retient l'attention de tous : il s'agit pour eux de s'assurer que celle-ci ne va pas compromettre la trajectoire biographique à plus long terme de leur enfant.

LA NORMALISATION DE LA TRAJECTOIRE BIOGRAPHIQUE[1] DE L'ENFANT

Les parents jouent un rôle clé dans les services pédiatriques en contribuant à la normalisation de la trajectoire hospitalière de l'en-

1. Pour une définition voir l'introduction.

fant (éviter qu'elle ne se prolonge inutilement, éviter toute erreur dans les diagnostics, les soins et les traitements qui pourraient ralentir la guérison ou le rétablissement de l'enfant, faire en sorte que les enfants ne vivent pas l'hospitalisation comme une rupture trop brutale). Les parents cherchent à normaliser la trajectoire biographique de leur enfant, en faisant en sorte que l'hospitalisation empiète le moins possible sur sa vie quotidienne. Cet enjeu, qui ne peut ignorer la normalisation de la trajectoire médicale comme préalable incontournable, est inégalement approprié par les parents. À nouveau, il s'agit d'une fonction en partie prescrite par les équipes, l'« idéologie de la normalisation » étant désormais fortement ancrée dans les pratiques. Lorsque les parents partagent cette vision, la collaboration est aisée avec les professionnels de santé. Par contre ceux qui ne la partagent pas sont perçus comme « non compliants » (Anderson & *al.*, 1989). Mais derrière cet enjeu de la normalisation de la trajectoire hospitalière de l'enfant, autour duquel une division du travail entre parents et professionnels se met en place, se profile un enjeu plus large de normalisation d'une trajectoire biographique, plus ou moins mise en péril par l'hospitalisation et le danger de « rupture biographique » (Bury, 1982) dont elle peut être porteuse, ou simplement l'annonciatrice, si elle est l'occasion de diagnostiquer une maladie au long cours. Il existe en effet une division du travail entre parents et professionnels autour de la fonction de « gardiens de la biographie » enfantine. Cette expression, employée par Bridget Young et ses coauteurs, désigne les efforts entrepris, au cours de l'hospitalisation, par les mères d'enfants atteints d'un cancer, afin de préserver à la fois les potentialités futures de l'enfant et son identité présente, de faire en sorte qu'il ait « une histoire à vivre » et un avenir projetable, malgré sa maladie (Young, 2002). Elle rappelle que le métier de parents a pour caractéristique d'être « tourné vers l'avenir » (Cicchelli, Maunaye, 2001, p. 86).

Cette fonction de normalisation entretient des rapports ambigus avec les attentes des professionnels eux-mêmes, *a priori* moins soucieux en raison des multiples obligations qui pèsent sur eux de l'intérêt individualisé de l'enfant, mais ne renonçant pas cependant à s'en faire l'avocat si nécessaire. On peut ainsi transposer la notion de « débats de trajectoire », utilisée par Anselm Strauss pour caractériser la trajectoire hospitalière, et l'appliquer à la trajectoire biographique elle-même : un enfant gravement malade peut-il aller en crèche ou doit-il être laissé aux seuls soins de sa mère ? Faut-il séparer une jeune fille de sa mère pour qu'elle fasse le difficile apprentissage de l'autonomie dans la gestion de sa maladie dans un centre d'accueil spécialisé ? Les professionnels auront d'autant plus tendance à se pencher sur la trajectoire biographique d'un enfant que les enjeux thérapeutiques et biographiques sont mêlés. Si les parents sont en première place pour assurer la normalisation de la trajectoire biographique de leur enfant, ils n'échappent pas aux garde-fous posés par les professionnels qui tentent de faire valoir les attendus contemporains : centration sur le « métier d'élève », souci de l'épanouissement de l'enfant, accession progressive à des formes d'autonomisation, etc. En ce sens, le travail de normalisation de la trajectoire hospitalière de l'enfant n'échappe pas à toute logique de contrôle social : il prend appui sur une norme prédéfinie de développement de l'enfant.

Le modèle de normalisation implicitement proposé aux parents dans le service est socialement déterminé et rejoint l'opposition entre un modèle de « croissance naturelle » (*natural growth*) observé dans les classes populaires par Annette Lareau et son équipe (frontière nette entre le monde des adultes et celui des enfants, larges plages de temps pendant lesquelles les enfants sont libres de décider de leurs activités entre eux, utilisation de directives plutôt que la persuasion par le dialogue…) et un modèle d'« éducation concertée » (*concerted cultivation*) observé dans les classes moyennes et supérieures (usage organisé du temps libre autour d'activités destinées à favoriser le développement de l'enfant et l'acquisition de compétences, en particulier d'affirmation de soi) (Lareau, 2003) : c'est vers ce dernier que tendent les professionnels de l'enfance, justifiant la meilleure adaptation des enfants des classes moyennes et supérieures au fonctionnement institutionnel, déjà relevée par Annette Lareau. Dans un effort pour repérer les limites du modèle promu par les classes supérieures, elle remarque que s'il est fortement valorisé par les institutions que sera amené à fréquenter l'enfant et lui est profitable dans la concurrence scolaire, il ne va pas sans limiter l'autonomie de l'enfant vis-à-vis des adultes qui contrôlent l'ensemble de ses activités, et tend à empiéter sur son temps libre (rogné par les multiples activités organisées auxquelles il s'adonne). De plus, l'effort pour les parents, le poids que ce travail éducatif représente, pour les mères notamment, sont considérables (Lareau, 2003).

Pour les parents, normaliser le séjour de l'enfant à l'hôpital, c'est tout d'abord faire en sorte qu'une certaine continuité soit instaurée entre la vie à la maison et à l'hôpital.

> Gaël, petit bébé hospitalisé pour une bronchiolite, est dans le service depuis douze jours. Sa sortie est proche. Sa mère [qui est auxiliaire de puériculture] me raconte qu'elle a rapporté, dès le premier jour, son nounours préféré et sa couverture pour qu'il se familiarise, mais qu'elle ne peut pas faire les mêmes rituels qu'à la maison, en particulier pour l'endormir. À la maison, elle le pose dans son lit, elle a une petite lumière qui fait des ronds sur le plafond : « je lui dis « je suis à côté ». De temps en temps, il joue, il pousse un petit cri, je passe la tête par la porte, je lui dis « je suis là ». Et il s'endort. Mais il a besoin d'être rassuré, de savoir qu'on est là à côté ». (Notes de terrain, pédiatrie générale)

On a déjà noté la manière dont les parents/les mères reconstruisent un semblant de chez soi dans les chambres, au travers de logiques d'appropriation et de domestication de l'espace. La description faite par la mère de Gaël illustre bien les limites d'un tel processus. Étant auxiliaire de puériculture, la mère de Gaël partage l'idéologie professionnelle des soignantes et a appliqué à la lettre les nouvelles prescriptions (autrefois il était interdit, par crainte des microbes, d'amener un objet personnel à l'hôpital, désormais, la fonction transitionnelle du « doudou » ayant été mise en avant par les travaux psychologiques, cette pratique est au contraire fortement recommandée et fonctionne comme un gage du partage par les parents/les mères de la vision contemporaine de l'enfance).

Les parents jouent également un rôle important pour « normaliser » l'apparence de l'enfant afin qu'il garde son apparence ordinaire malgré la maladie :

> Après que sa fille, âgée de cinq ans, lui a dit qu'elle a pris une douche, la mère de Cynthia, remarque : « Elles t'ont pas démêlé les cheveux je vois ». Elle va chercher une brosse et peigne sa fille restée assise. (Notes de terrain, pédiatrie générale)

Dans le service de pédiatrie générale, si l'enfant ne dispose pas d'habits personnels, les soignantes utilisent un fond de vêtements donnés, mais signalent parfois par les initiales « P.G. », inscrites au marqueur, qu'il s'agit de vêtements prêtés, distinguant ainsi l'enfant des autres enfants hospitalisés. On peut observer de la part de certains parents la volonté de contrer l'influence des modèles normatifs de l'hôpital en matière de tenue vestimentaire.

> Maha, âgée d'environ deux ans, dort avec sa maman. Ce matin, elle portait une robe à fleurs que lui avait mise Marie-France, l'infirmière. Lorsque Maha se réveille de sa sieste, sa maman n'est plus là. Marie-France remarque que Maha ne porte plus « sa jolie robe ». Sa mère l'a changée et lui a mis un pantalon et un tee-shirt. Marie-France se demande où est passée la robe. J'ouvre l'armoire située à côté du lit. La robe est posée en vrac sur le dessus. Marie-France la récupère pour la ramener dans la salle de repos des infirmières où sont entreposés les vêtements destinés aux enfants. (Notes de terrain, pédiatrie générale)

Assurer une certaine continuité entre le domicile et l'hôpital ne suffit pas : les parents/les mères font aussi en sorte que les différents apprentissages de l'enfant ne soient pas interrompus. La volonté d'assurer la poursuite de la socialisation enfantine malgré l'hospitalisation repose sur l'idée que tout malade qu'il soit, l'enfant ne doit pas marquer d'arrêt dans son développement. Elle suscite une division du travail entre parents et professionnels dans la mesure où, avec la mise en œuvre des politiques d'humanisation des services de pédiatrie, l'hôpital a développé des services spécifiques, en faisant appel notamment à des instituteurs et des éducateurs de jeunes enfants, en ouvrant des salles de classes et des salles de jeux, en installant des télévisions dans les chambres, en proposant des jeux et des livres, des ordinateurs, etc. Certains parents profitent en particulier de leur présence à l'hôpital pour conforter les apprentissages scolaires de leur enfant et éviter qu'il ne prenne du retard :

> Je discute avec la mère d'Édouard pendant le repas de midi qui justifie de la manière suivante les raisons de sa présence aux côtés de son fils : « Je suis restée avec lui pour être là, pour lui expliquer, le rassurer. [...] Je voudrais qu'il garde un bon souvenir de l'hôpital si c'est possible. En plus là, il entre au CP, c'est tout nouveau, c'est des nouveaux copains, un nouvel établissement. Alors ça m'embête parce qu'il apprend à lire – bon même s'il avait de l'avance – mais c'est une année importante. Alors ce matin on a fait une page de lecture parce que je ne veux pas qu'il prenne du retard. Le début de l'année c'est important. » (Entretien informel, pédiatrie générale)

Les exigences de préparation scolaire ne sont pas abandonnées au cours de l'hospitalisation, illustrant une fois de plus l'un des deux impératifs de l'éducation contemporaine : veiller à l'épanouissement de l'enfant tout en assurant sa réussite scolaire (Singly, 1996). Le modèle idéal étant celui dans lequel l'enfant se réapproprie l'objectif de réussite scolaire, tel Yanis qui s'empare avec gourmandise des exercices de mathématiques que sa mère lui a amenés, ou Abdel dont la mère me confie, alors qu'il vient de rater une semaine d'école en raison de son hospitalisation, que « pour lui manquer l'école c'est une punition » (notes de terrain, pédiatrie générale). Cette préparation aux apprentissages est de plus en plus précoce, comme l'ont décelé, dès les années 1970, Jean-Claude Chamboredon et Claude Prévôt (Chamboredon, Prévôt, 1973) :

> La mère de William, âgé environ de deux ans, dans l'attente d'un biberon, est assise à la table de l'unité des grands qui se trouve à proximité de l'espace-jeux du service. Elle prend une corbeille contenant des fruits et des légumes en plastique, sort un fruit du panier et demande à son fils de nommer le fruit qu'elle tient à la main. Elle reprend son fils s'il se trompe avant de lui montrer un autre fruit. (Notes de terrain, pédiatrie générale)

Ce principe vaut y compris pour les enfants les plus petits dont les parents/les mères cherchent à développer les compétences interactionnelles, l'attention à leur environnement et des formes douces d'apprentissage précoce (couleurs et formes).

> La mère de Christelle, âgée d'un mois et demi, tient sa fille dans ses bras et lui caresse la tête. Elle lui parle d'une voix douce : « Tu veux causer ? » lui demande-t-elle. Un peu plus tard, pendant qu'elle lui donne le biberon, elle montre à Christelle les autocollants colorés représentants des animaux qui sont collés au plafond. (Notes de terrain, pédiatrie générale)

Si les mères, en raison de leur présence plus grande, sont les premières à assurer ce rôle, les pères, en particulier en l'absence de leur conjointe, ne sont pas en reste :

> Le père de Mariama [il a fait des études poussées d'économie, mais, « sans papier », père de trois enfants, il est dans une situation matérielle difficile] arrive alors que je suis auprès de sa fille hospitalisée chez les bébés. Pendant que nous parlons, après s'être lavé les mains, il prend sa fille dans ses bras, la balance. Il s'assoit, lui étire les jambes et les bras. Après un moment, il la repose dans son lit et bouge sa langue en approchant son visage de celui de sa fille. Il me montre comment elle essaye de l'imiter, en tirant la langue sans y parvenir. Nous rions ensemble des efforts de Mariama. Mariama, en désespoir de cause, finit par faire des bulles de salive. Elle pousse des petits cris et sourit de plaisir. Son père va prendre un papier pour essuyer ses crachouillis et lui dit : « on n'apprend pas en un jour, ça va venir. » (Notes de terrain, pédiatrie générale)

Il arrive cependant que certains parents, en particulier les pères, ne sachent que faire avec leur enfant lorsqu'ils lui rendent visite.

> Le père de Bouba, hospitalisé longuement dans le service en raison de sa drépanocytose, a assisté au repas, les mains sur la chaise de son fils se tenant

debout derrière lui. Une maman est, elle, assise à côté de sa fille à la table des enfants. Il part avant que Bouba n'ait fini de manger sans avoir dit un mot. (Notes de terrain, pédiatrie générale)

Au-delà des compétences interactionnelles, l'apprentissage du langage comme de la mobilité sont des enjeux importants pour les plus petits.

La mère d'Ana (Ana âgée d'un peu moins d'un an a été récemment greffée)[1] a installé sa fille sur les tapis en mousse du coin jeu des « moyens ». Elle la laisse se débrouiller seule pour se retourner sur le ventre en lui disant : « Aller, Ana, je ne serai pas toujours là ! ». Ana fait beaucoup d'efforts, mais se met à pleurer. Sa mère l'aide à rouler sur le côté, mais Ana s'énerve. Sa mère la laisse pleurer un peu, en interprétant son comportement comme une colère puis, vite, la console et recommence à l'inciter à se déplacer seule pour atteindre les objets qu'elle désire. De temps en temps, elle l'embrasse ou elle l'assoit, mettant ainsi fin à l'apprentissage de l'autonomie : « bon ça suffit, tu es fatiguée » et elle la ramène dans sa chambre. (Notes de terrain, hépatologie)

L'apprentissage repose sur un subtil dosage d'encouragements et de valorisations, de bonifications affectives, de persuasion et de contrainte. La bonne éducatrice doit savoir mettre fin à ces séances d'apprentissage. Il ne faut pas « en faire trop » sous peine de perdre toute efficacité. On peut repérer une influence exercée par les modèles éducatifs proposés à l'hôpital, auxquels les parents/les mères sont plus ou moins sensibles :

Je joue au loto avec Stanislas, âgé de deux-trois ans, en présence de sa mère [aide-soignante dans un autre hôpital] qui n'a pas souhaité se joindre à nous.
La mère de Stanislas : C'est bien ce jeu je trouve.
Moi : Oui, depuis ce matin, il y arrive de mieux en mieux.
– Oui, j'ai vu qu'il reconnaît bien les dessins. Je vais lui acheter. C'est à partir de quel âge ? (je regarde au dos de la boîte)
– À partir de deux ans.
– Ah oui, c'est parfait alors. Je vais lui acheter ce jeu. Vous croyez qu'on peut le trouver en bas ?
– Je ne sais pas. Allez voir, peut-être à la boutique qui se trouve dans le couloir central. Ça existe aussi avec des animaux. Ça peut être bien pour lui apprendre les animaux.
– Ah oui oui. (Notes de terrain, pédiatrie générale)

Tous les parents/les mères ne partagent pas également cet objectif de normalisation de la vie de l'enfant malgré son hospitalisation.

1. En raison de leur pathologie, les nourrissons greffés ont souvent des retards de développement qu'ils devront rattraper une fois rétablis.

Certains en particulier semblent renoncer trop vite, aux yeux des professionnels, à la poursuite de la scolarité enfantine :

> Lors d'une réunion pluridisciplinaire, la responsable de *l'École à l'hôpital* raconte qu'à plusieurs reprises, elle a échoué à faire passer des examens à certains enfants hospitalisés. « C'est des enfants, souvent leurs familles les protègent. Un autre [elle vient d'évoquer le cas d'un adolescent qui a refusé de se préparer au bac de Français], il devait passer son brevet. Je lui avais demandé s'il était inscrit parce que c'est ma responsabilité professionnelle de m'occuper de ça. Bon, on avait tout arrangé. Le jour du brevet, il n'y est pas allé parce que ses parents ne sont pas venus, il n'a pas eu l'autorisation de sortir. Je me suis dit après que l'on avait fait une faute professionnelle. Un autre, il pensait déjà passer son brevet en septembre. Moi j'ai expliqué à la maman que ce n'était pas lui rendre service, déjà l'hôpital, ensuite passer son été à réviser le brevet au lieu d'attendre d'entrer au lycée, c'est quand même plus agréable. J'ai réussi à les convaincre. Il l'a passé et il l'a eu, alors. » (Notes de terrain, pédiatrie générale)

Au-delà de cet objectif premier de la réussite des apprentissages actuels et à venir de l'enfant, la poursuite de la socialisation enfantine recouvre de nombreux domaines, tels les soins d'hygiène corporelle par exemple :

> Je m'occupe de la voisine de chambre de Betania qui est âgée de quatre-cinq ans. Le père de Betania parle avec sa fille dans une langue que je ne comprends pas. Alors qu'elle vient de se laver les dents, il envoie sa fille se laver la langue en m'expliquant que Betania s'est lavé les dents, mais pas la langue : « ce n'est pas bon. Beaucoup de gens ne se lavent pas la langue et ça ne sent pas bon après quand ils parlent. ». Betania, de retour de la salle de bains, vient lui montrer sa langue. Son père trouve que ce n'est pas assez bien fait et lui remontre comment faire en mimant comment tirer sa langue, avant de la renvoyer dans la salle de bains. (Notes de terrain, pédiatrie générale)

La poursuite de la socialisation enfantine peut concerner l'inscription de l'enfant au sein de son groupe familial. Lorsque l'enfant hospitalisé est membre d'une fratrie, il est courant d'entendre ses parents évoquer ses frères et sœurs, comme s'il fallait maintenir le lien fraternel, au moins symboliquement, malgré l'attention individualisée dont il bénéficie. Le parent présent peut également chercher à socialiser son enfant à son rôle de « fils ou fille de ».

> Le père d'Ana, âgée d'un an, vient rarement dans le service parce qu'il vient de racheter une boucherie située sur l'Île de Ré. Alors qu'elle est avec sa fille dans le couloir du service d'hépatologie, la mère d'Ana lui apprend à dire « papa » en articulant avec soin : « Ana, dis papa ! (en détachant les syllabes) Pa-pa ! » (Notes de terrain, hépatologie)

Les parents/les mères semblent soucieux d'inscrire très précocement leur enfant dans une identité sexuée, en leur rappelant que l'attirance doit être réservée au sexe opposé.

> Diane et Cyrille, qui ont tous les deux moins d'un an, sont dans des boxes mitoyens. La mère de Diane soulève le transat, dans lequel est installée sa fille, de manière à lui permettre de voir Cyrille, à travers la cloison vitrée qui s'élève à mi-hauteur. La mère de Diane et la mère de Cyrille parlent de leurs enfants comme de futurs époux. La mère de Diane s'aperçoit que sa fille au lieu de regarder Cyrille, a les yeux tournés vers la mère de celui-ci. Elle intervient : « Diane, il faut regarder les messieurs pas les dames ! » (Notes de terrain, hépatologie)

Il s'agit également de faire en sorte que l'enfant continue de faire attention aux éléments plus spécifiques de sa socialisation familiale, tel l'interdit du porc, en faisant le tri des aliments prohibés et de ceux autorisés parmi ceux proposés par l'hôpital. Il n'est pas rare que les parents/les mères amènent des aliments à l'hôpital, la nourriture constituant un marqueur fort de l'identité familiale. À défaut d'apporter le contenu, les parents/les mères peuvent changer le contenant. Dans le service d'hépatologie, des parents ont apporté une assiette et des couverts avec un motif enfantin et y transvasent le contenu du plateau-repas de l'hôpital. Les parents opèrent donc un certain filtrage contre un traitement institutionnel impersonnel. Ils peuvent veiller à éviter une infantilisation excessive de leur enfant.

> Savinna, âgée de deux ans, est seule dans sa chambre, attachée dans un transat, avec un jouet sur les genoux. L'auxiliaire de puériculture cherche pour elle un portique pour bébé. Elle se justifie en disant que Savinna a un peu le comportement d'un bébé [infantilisation]. Quand son père arrive, il l'installe sur le grand lit mitoyen, appuyée sur un coussin, et lui apporte une grande boîte contenant de nombreux jouets dont elle peut se saisir seule. Savinna s'en empare avec satisfaction. (Notes de terrain, hépatologie)

Enjeu fort, pour les adolescents, dans le service d'hépatologie : certains d'entre eux, en raison de leur pathologie, ont un retard de croissance qui peut inciter à les traiter comme des « enfants ».

> Gilles, âgé de quinze ans, était auparavant hospitalisé près de son domicile. Sa mère au cours d'une conversation qui a lieu dans le couloir du service d'hépatologie critique cet hôpital : « Je leur ai dit aux filles[1] de ne pas le traiter

1. Dans le jargon de l'hôpital, les « filles » ce sont les infirmières auxquelles on adjoint parfois les aides-soignantes. En utilisant ce terme, la mère de Gilles témoigne de sa proximité avec les soignantes.

> comme un bébé. Elles l'appellent « mon lapin », je leur ai dit « non », de ne pas faire tout ce qu'il voulait. À la maison on avance et à l'hôpital on régresse ». La mère de Gilles cherche à compenser en encourageant l'autonomie de son fils. « Il faut le pousser, le laisser faire seul. La santé oui, mais son avenir ? Je lui dis : « Tu es grand ! ». Lui aussi il me dit : « J'ai quinze ans, c'est mon corps ! ». Je lui dis : « Oui mais quand tu vas à l'hôpital je suis là aussi ». Je le laisse s'habiller seul. S'il ne se change pas pendant une semaine, s'il ne prend pas sa douche, tant pis. Avant je lui préparais ses vêtements, maintenant il les choisit lui-même dans son armoire. Si les couleurs ne vont pas ensemble tant pis. Il prend depuis longtemps ses médicaments tout seul, mais il faut que je lui dise de boire. Il me dit « c'est mon corps ! », je lui dis : « oui, mais tu dois comprendre qu'il faut que tu boives ! ». (Entretien informel, hépatologie)

La poursuite de la socialisation de l'enfant devient plus visible lorsqu'elle quitte son statut d'évidence en étant accompli par un autre parent que celui de l'enfant.

> Sofia, âgée de six ans et dont les parents ne sont pas présents au cours de son hospitalisation, partage la chambre de Cémil, un petit garçon de trois ans et demi, hospitalisé pour une crise d'asthme. La maman de Cémil, d'origine kurde, lit un livre à Sofia, assise sur son lit. Jeanne, l'interne, vient l'examiner. La maman de Cémil interrompt alors sa lecture. Je l'aperçois un peu plus tard lire un autre livre à Sofia. (Notes de terrain, pédiatrie générale)

Dans cette interaction, le modèle d'« éducation concertée » tend particulièrement à s'appliquer, la lecture présentant l'avantage d'être reconnue comme une activité légitime, en raison de ses vertus éducatives, et de cadrer avec le fonctionnement du service (activité calme, qui peut se dérouler au lit du malade).

« Travail » ou « travail par amour » (*labour of love*) ?

L'idée que ces différentes activités réalisées par les parents/les mères constituent un travail ne va pas de soi. Selon Geneviève Cresson, le rôle de soignantes profanes assumées par les femmes est largement occulté par les professionnels des soins. Ce rôle est minimisé par les mères elles-mêmes (Cresson, 1991). « Petit dieu de la religion familiale, l'enfant ne saurait être vu comme une charge domestique » (Kaufmann, 1995, p. 76). Suffit-il que l'enfant soit malade pour que le travail parental, généralement occulté, réapparaisse ? Dans les services de réanimation néonatale qu'elles ont étudiés, Carol Heimer et Lisa Staffen notent que très peu de parents envisagent leur participation comme un « travail » (« job ») (Heimer, Staffen, 1998). Pourtant, à propos des malades chroniques, Juliet Corbin et Anselm Strauss ont repéré un usage par les familles du vocabulaire du travail lorsqu'elles parlent de la gestion de la maladie (Corbin & Strauss, 1988, p. 9). Cette désignation s'efface-t-elle du fait de leur effectuation dans un cadre ultra-professionnalisé ?

L'intérêt de faire appel au concept de travail est de dénaturaliser ces activités qui sont faites au nom de la relation parent-enfant. Parce qu'il n'est plus confondu avec les tâches domestiques, du fait de la séparation des espaces imposées par l'hôpital, le travail parental y est plus visible. Dans les deux services étudiés, certaines observations permettent de fonder l'idée qu'il est bien perçu comme un travail : la fatigue, des glissements dans la désignation des tâches. Il en découle un déplacement de la frontière professionnel-profane. Certaines situations font émerger la contiguïté entre les fonctions assurées par les parents/les mères et celles assurées par les professionnels.

> Pour habiller sa fille, âgée d'environ deux ans, la mère de Blandine (Blandine est suivie dans le service d'hépatologie où elle a été greffée) demande « une pince à clamper » à l'infirmière, qui commente, admirative devant la précision et l'assurance de ses gestes : « Vous êtes devenue une pro !
> La mère de Blandine : Oui, la reconversion est proche ! » (notes de terrain, hépatologie)
> Une élève infirmière est assise sur un tabouret, devant l'entrée du box de Diane dont la porte est ouverte. Elle dit à la mère de Diane, sous forme de plaisanterie, alors que celle-ci parle de changer Diane : « Allez au boulot ! Moi je suis fatiguée, j'ai envie de regarder les autres travailler ! » (Notes de terrain, hépatologie)

Le fait que, dans un même espace, la même tâche puisse être effectuée alternativement par un professionnel ou un parent rend plus visible ce qui n'est pas décrit dans le cadre domestique comme un travail. Mais, en étant prise dans une « relation de plaisanterie », l'équivalence affirmée est nuancée.

La fatigue est également évoquée de manière récurrente par les parents, indice qu'il s'agit bien d'une forme particulière de travail. Le père de Savinna va même plus loin en considérant que « *c'est plus fatiguant que le travail, moralement, pas physiquement* » (entretien informel, hépatologie). La mère de Delphine considère également que la situation est plus facile pour son mari qui travaille et ne vient que les soirs ou les week-ends (entretien informel, hépatologie). Comme pour une activité rémunérée, des temps de récupération sont nécessaires à la reconstitution de la force de travail. Ainsi, la mère adoptive d'Alexandre me confie : « *Ce qui me sauve, c'est mon sommeil* » (entretien informel, hépatologie). Pour la mère de Valentine cette « responsabilité » ne doit pas être vécue comme « une charge ». Elle défend ce point de vue devant le père de Savinna qui sort de la chambre de sa fille, visiblement éprouvé (notes de terrain, hépatologie). L'idéal du désintéressement, de la gratuité, masque en partie la nature du travail réalisé par les parents. En partie, mais pas complètement : la grand-mère de Delphine reconnaît que « *parfois c'est lourd* ». Janet Finch désigne ce mixte entre instrumentalisation et expressivité par l'expression : « *a labour of love* » que l'on pourrait traduire par « un travail fait par amour » (Finch, Groves, 1983[1], cité par Cresson, 1991a, b). Il existe une contrepartie à ce travail gratuit qui s'inscrit dans une logique du don. Selon François de Singly, il donne le sentiment d'une utilité personnelle et lie plus fortement les enfants à leurs mères qu'à leurs pères (Singly, 1996, p. 187). Dans l'entretien réalisé avec l'institutrice du service, ce renforcement des liens parent-enfant est mis en avant : «... Ici, ce que je constate, quand même, c'est que la relation de l'enfant à son parent – pas toujours, mais parfois – est resserrée, est renforcée encore » (entretien, hépatologie).

Les effets favorables attendus d'une présence continue et d'une participation active sur la relation parent-enfant peuvent néanmoins se faire attendre.

> Lors du repas des infirmières, l'une d'entre elles commente le comportement d'un adolescent hospitalisé la semaine passée dans le service : « Il est dur avec sa mère. T'as vu comment il lui parle ? Il est infect.
> La surveillante : Quelque fois une baffe, ça lui ferait du bien.
> L'infirmière : C'est trop tard maintenant pour le rattraper. L'autre fois avec sa mère au téléphone, il lui disait : « Oui, tu m'apportes mon jogging Lacoste ! Sinon, c'est pas la peine de venir ! » Je lui ai dit : « T'as vu comment tu parles à ta maman ? ». » (Notes de terrain, hépatologie)

Le renforcement des liens suppose que les parents/les mères aient su éviter l'écueil de la soumission aux désirs de l'enfant. La gifle suggérée par la surveillante indique le rappel des limites, en soulignant

1. Janet Finch, Dulcie Groves (*eds.*), *A Labour of Love : Women, Work, and Caring*, Boston, Routledge and Kegan Paul, 1983.

que l'inconditionnalité de l'aide et de la présence parentale peut être remise en cause si le comportement de l'enfant l'exige.

> Au cours d'une conversation informelle, la mère d'Adeline me raconte qu'après la greffe, une fois rentrée chez elle, sa fille a été « infecte » avec elle.
> Alors que la conversation s'est engagée sur les repas de son fils, la mère d'Alexis, qui a un peu plus d'un an, raconte également à l'infirmière qu'après son hospitalisation, son fils, qui mange très bien d'habitude, a refusé de manger pendant deux semaines. L'infirmière commente : « Il vous l'a fait payer ». (Notes de terrain, hépatologie)

Plus généralement, l'idée est répandue dans le service d'hépatologie qu'une trop grande participation aux soins – en particulier aux « gestes invasifs » – peut nuire à la qualité de la relation parent-enfant, justifiant la limitation du transfert des tâches de l'infirmière aux parents.

À propos des services d'urgence, Jean Peneff note que la coprésence dans le travail permet d'abolir la distance ou la séparation dans la division des tâches (Peneff, 1992). Ce constat peut être étendu, dans une certaine mesure, aux relations entre parents et personnel soignant. Parce qu'ils effectuent certaines tâches en commun, la communication entre parents et personnel s'approfondit.

> L'interne doit réaliser une ponction d'ascite. La mère de Clément a demandé à rester. Pendant le temps de préparation – auquel je peux assister (après l'infirmière me demandera de sortir) – l'interne et la mère de Clément ont l'échange suivant : « On va décerner un diplôme d'hépatologie pédiatrique à Madame Varon !
> La mère de Clément : Le Professeur Thibault [le chef de service] déjà a dit qu'on me donnerait un diplôme de patience, j'en ai jamais vu la couleur ! » (Notes de terrain, hépatologie)

La participation des parents aux soins médicaux leur permet d'acquérir une certaine expertise (le diplôme désigne symboliquement la reconnaissance de cette expertise par les professionnels). Celle-ci contribue à déplacer la frontière professionnels-profanes.

Ce que les parents font dans le service dépend fortement de ce qu'ils sont encouragés à faire par le personnel qui garde le contrôle de la division du travail. Le travail des professionnels et celui des parents sont faiblement articulés, notamment parce que chacun ignore partiellement ce qu'il en est du travail de l'autre partie. Les parents doivent en outre requérir l'accord des professionnels (au moins au début) pour prendre en charge certains soins. Selon Carol Heimer et Lisa Staffen, les parents seraient « les plus subalternes parmi les fournisseurs de soins subalternes (*the most ancillary of ancillary care providers*) » (Heimer, Staffen, 1998, p. 147). Ann Hill Beuf considère que la place plus grande désormais conférée aux parents dans les services a permis aux hôpitaux de réaliser des économies substantielles. Elle juge que la valeur du travail que les parents réalisent à l'hôpital dépasse les dépenses nécessitées par leur présence (pour assurer leur couchage notamment). En permettant d'économiser sur le personnel de service et les aides-soignantes, puisque les parents accomplissent de nombreuses tâches effectuées par cette catégorie de personnel (bain, prise des repas, changement des lits par exemple) (Hill Beuf, 1989 [1979]). Dans les deux services étudiés, le tableau est plus contrasté : la plupart des parents sont relativement à l'aise pour donner les médicaments, voire pour réaliser des tâches plus complexes telles que la pose d'une sonde nasogastrique[1] ce qui les rapproche des tâches habituellement réalisées par les infirmières et ne les cantonnent pas aux activités hospitalières les moins qualifiées. L'argument développé par Ann Hill Beuf n'en est que renforcé : il ne s'agirait plus seulement dans ce cas d'économiser sur le travail des aides-soignantes mais aussi sur celui des infirmières.

L'ensemble des tâches réalisées par les parents/les mères fait l'objet d'une délégation tacite de la part des équipes, mais peut aussi être approprié par les parents/les mères avant même toute délégation. L'enjeu pour les parents/les mères est de marquer leur volonté de collaboration, mais aussi de s'assurer un certain contrôle sur la manière de réaliser ces différentes tâches. Par le savoir accumulé au fur et à mesure de leur participation et de leur éducation au traitement de l'enfant, ils/elles disposent également d'informations clés pour juger des tâches réalisées par les professionnels et peuvent se positionner avec plus de pertinence en contrôleurs du travail des soignants. Il existe une certaine contiguïté entre les tâches réalisées par les infirmières et les aides-soignantes d'une part et celles confiées ou appropriées par les parents/les mères d'autre part. Est-ce à dire que les médecins ne sont pas concernés par l'inscription des parents dans la division du travail médical ? Que cette

1. Cela suppose de glisser un tube fin à travers le nez jusque dans l'estomac pour administrer directement des médicaments ou des aliments.

dernière n'aurait d'effet que sur les relations entre infirmières (ou aides-soignantes) et parents ?

L'inclusion des parents dans la division du travail hospitalier permet-elle d'en assurer le contrôle ou présente-t-elle le risque d'une inversion de la relation de service ?

Chapitre IV

Des parents contrôleurs des soins ?

À notre connaissance, aucun travail sur les services de pédiatrie ne fait état d'une « relation enchantée » entre parents et professionnels. La plupart des travaux existants attribuent les tensions constatées au contrôle croisé exercé par chacune des parties en présence. Le contrôle exercé par les parents est perçu comme illégitime par les professionnels – à moins qu'il ne s'adresse aux autres catégories du personnel.

Les tensions qui en découlent

S'il existe de nombreuses controverses entre parents et soignants sur la qualité des soins dispensés, les parents ont tendance à privilégier un contrôle discret des pratiques soignantes pour éviter l'émergence de ces tensions.

Des controverses sur la qualité des soins dispensés

L'ambivalence ressentie à l'égard des parents provient en partie du contrôle qu'ils exercent sur les soins prodigués par les « blouses blanches ». Les infirmières, notamment, craignent les situations dans lesquelles les parents/les mères pourraient mettre en cause un défaut de surveillance de leur part, aux conséquences lourdes si la durée d'hospitalisation s'en trouve allongée :

> Milie, âgée d'environ deux ans, est hospitalisée « chez les grands ». En fin de matinée, elle tombe de son lit dont la barrière est abaissée (selon Malika,

infirmière, c'est Milie qui l'a baissée elle-même) et se fait une bosse. En début d'après-midi, je discute avec Malika pendant qu'elle fume une cigarette : « ça s'est bien passé avec la mère de Milie. Je craignais un peu parce qu'elle est plutôt du genre titilleuse et son mari aussi. Mais elle n'a rien dit et en plus la bosse s'est bien résorbée et je lui ai donné de la crème. On avait fait commander de la crème à la pharmacie, on l'a eue rapidement. Et ça a été. Elle m'a même dit : « ça m'étonne que cela ne soit pas arrivé plus tôt ». J'ai eu peur parce qu'en fait, il y avait un creux et on voit bien, un peu plus et ça aurait craqué. S'il avait fallu faire un point de suture, elle serait restée une journée de plus. » (Entretien informel, pédiatrie générale)

Il existe de nombreuses controverses entre parents et soignants sur la question de savoir qui assure la meilleure qualité des soins de nursing. Les infirmières, accaparées par de multiples tâches, se voient reprocher de ne pas toujours respecter le rythme propre à chaque enfant.

L'hospitalisation de Christelle, âgée d'un mois et demi, se prolonge. Je suis présente dans le box lorsque ses parents laissent entendre que si leur fille a toujours un reflux, c'est parce qu'ils ne sont pas tout le temps-là pour lui donner ses biberons. La mère de Christelle précise : « Les infirmières ne sont pas toujours les mêmes et comme elles doivent s'occuper d'autres enfants, elles ne prennent pas le temps de rester suffisamment avec elle pour lui faire faire ses rots, qui parfois viennent longtemps après ». (Notes de terrain, pédiatrie générale)

Est-ce le résultat de l'usure professionnelle ? Certaines infirmières, de l'avis même de leurs collègues, semblent parfois se laisser à la rudesse avec certains enfants.

Alors que nous prenons notre repas toutes les deux, une jeune infirmière me raconte : « un soir, ça avait été dur la journée. J'avais préparé le biberon de Nassim, je lui avais pas encore donné. L'infirmière de nuit est arrivée, je lui ai demandé de le donner et elle s'est mise à crier sur lui. Je suis rentrée chez moi, j'avais les mains qui tremblaient pendant trois heures. Ce n'est pas la peine de crier. Je sais, je suis d'accord, les enfants qui pleurent comme ça pendant des heures, c'est fatigant. Mais ça ne sert à rien de crier. » (Entretien informel, pédiatrie générale)

Il est intéressant de constater que les infirmières elles-mêmes, lorsqu'elles sont en position de parents, n'hésitent pas à juger et contester les pratiques des professionnels.

Marie-France, puéricultrice, vient d'avoir un bébé. Elle a repris le travail et confié son enfant à la crèche de l'hôpital. Alors qu'elle discute avec une collègue,

> elle se dit scandalisée qu'on ait donné à son fils du lait deuxième âge et non du lait premier âge. « Je leur ai dit : « je le prépare ici, je le descends.
> – Non, on n'a pas le droit, c'est le règlement. » Je vais le laisser à ma belle-mère. Elle va prendre sa retraite, elle voulait s'en occuper.
> Une collègue : Oh non, les enfants élevés par les grands-parents, ils sont infects. Moi je ne le laisserais pas. Je t'ai dit moi, c'est pour ça que j'en fais pas un deuxième, jamais je repasserai par là.
> Marie-France : une fois je suis passée le voir, elles l'avaient mis dans un petit parc, il regardait les autres manger. Je leur ai dit : « Vous vous rendez compte de ce que vous faites !
> – Mais vous avez dit qu'il a la kiné, qu'il n'a pas le droit de manger », elles m'ont répondu.
> – Vous le laissez regarder les autres manger, alors que lui ne peut pas manger ? ».
> Ah je te dis, le mieux c'est de pas y aller. C'est trop dur. De toute façon, la nounou, elle te dit pas si elle donne du lait 2e âge ou 3e âge. »
> Une fois Marie-France partie, deux infirmières commentent : « Enfin de toute façon entre le lait premier âge et le lait deuxième âge, il n'y a pas une très grande différence. » (Notes de terrain, pédiatrie générale)

En tant que parents, c'est l'attention individualisée à l'enfant et à l'exclusivité de ses besoins qui prime. En tant que professionnels, il faut tenir compte des multiples contraintes liées à la surveillance de plusieurs enfants dont les besoins ne sont pas toujours convergents.

Les parents en retour sont parfois soupçonnés d'être à l'origine des difficultés d'alimentation de leur enfant.

> La mère d'Ahmed me raconte qu'une infirmière a voulu lui donner le biberon et lui a demandé de sortir : « Ah non, pourquoi je dois sortir ?
> – Pour pas qu'il sente votre présence ».
> Je suis restée à côté. Elle lui dit : « moi, je ne suis pas maman, tu peux pleurer, tu peux cracher, ça ne servira à rien ». Elle a pas réussi. Je lui dis : « écoutez, ça suffit. Rendez-moi mon fils. Ça ne sert à rien, s'il est ici, c'est parce qu'il ne mange pas. Moi je ne veux pas qu'on insiste, « forcément » [par la force] ça ne marchera pas, moi je connais mon fils.
> – Oui, mais c'est le médecin qui l'a demandé.
> – Ah oui, et qui c'est le médecin, moi je voudrais lui parler. »
> Et après le chef est venu, il m'a parlé, il m'a demandé de sortir dans le couloir pour que le bébé n'entende pas. Il m'a dit – c'était le jour où il y avait tout le monde – il m'a dit de ne pas le forcer, qu'il ne fallait pas insister. Alors l'infirmière, elle n'avait pas raison, et je ne sais pas quel médecin lui avait dit ça. Et après, il avait faim, je le voyais téter. J'ai essayé avec de l'eau, il a pris. Après j'ai essayé avec le lait, il a pris. Je suis allée voir l'infirmière. Je lui ai dit : « vous n'allez pas croire ce qu'il a fait Rachid ». C'était un biberon de 130 [ml], je leur en ai demandé un autre. Elles ont dit : « attendez, pas tout de suite, quand

> il aura faim». Elles en ont fait un autre de 130, il a tout bu, et après 180.» (Entretien informel, pédiatrie générale)

Dans ce récit, la mère d'Ahmed met en scène la manière dont elle est parvenue à faire la démonstration qu'elle n'était pas en cause dans les difficultés d'alimentation de son fils.

Controverses également pour savoir qui est responsable de la perturbation du «cours de la maladie»[1] en cas de négligence, notamment dans le respect des normes d'hygiène :

> La mère de Maël, hospitalisé «chez les bébés» pour une infection pulmonaire, me raconte qu'elle est inquiète : «je ne comprends pas bien cette histoire de germe, parce qu'hier un médecin m'a dit que c'était un autre germe et, ce matin, un autre médecin est venu me dire que c'était le même germe qu'avant. Alors peut-être qu'elle a dit ça, mais c'est le même germe qu'avant parce qu'il est resté ici. Parce que ce germe, il n'a pu l'attraper qu'ici, moi, je ne vais pas voir les autres bébés et je me lave les mains, donc ça ne peut être que les infirmières, je me demande». Laurence, l'infirmière, passe prendre les constantes peu de temps après cette discussion. En entrant dans la chambre, en riant, elle fait remarquer à la mère de Maël : «Alors maman, on ne met toujours pas le masque. Et les mains, vous les avez lavées au moins?» (Notes de terrain, pédiatrie générale).

Il s'agit pour l'infirmière de désamorcer l'idée que la mère de Maël serait une meilleure garante des consignes d'hygiène que ne le sont les soignantes et l'accusation tacite qui en découle qu'elles ont pu être à l'origine de la transmission d'un germe à Maël.

L'existence des controverses manifeste un contrôle ouvert exercé par les parents/les mères sur les pratiques des professionnels. Le plus souvent cependant, le contrôle exercé reste euphémisé et n'est pas révélé aux soignantes.

Un contrôle discret

Le contrôle exercé par les parents/les mères n'est pas toujours facile à repérer car ceux-ci n'ont tendance à l'afficher qu'en dernière extrémité, pour amener les professionnels à agir dans le sens qu'ils ont défini comme étant le bon. Différentes stratégies sont mobilisées par les parents/les mères dans leur contrôle des soins prodigués par les «blouses blanches». Par exemple, s'ils jugent que les soins tardent

1. Le «cours de la maladie» désigne chez Anselm Strauss les évolutions au fil du temps (amélioration, aggravation, guérison) d'une maladie, celle-ci ayant tendance à passer par certaines phases spécifiques en partie prévisibles (Strauss, 1992).

trop, une stratégie récurrente consiste à se tenir sur le pas de la porte, en tenant son enfant dans les bras, pour se rappeler au bon souvenir des soignants ainsi interpellés à distance (ce qui suppose cependant que l'enfant puisse être sorti de son lit), la présence physique de l'enfant servant en quelque sorte de « pense-bête ».

> Alexis est hospitalisé « chez les bébés » pour une gastro-entérite. Sa mère se tient à l'entrée du box, tenant son fils dans ses bras, car elle attend la visite du médecin. Elle fait remarquer à l'infirmière : « ça commence à faire long. (Elle ne monte pas la voix, mais donne des signes d'impatience). (À moi) Depuis 7 h 30 ce matin, il vomit, il n'est pas bien. Au moins qu'on lui donne un médicament et qu'ils passent après s'il y a d'autres choses à faire avant. Mais ça commence à bien faire ».
> Moi : Le médecin n'est pas passé vous voir ?
> La mère d'Alexis : Non. Ce matin, quand je suis arrivée, il y avait du vomi dans son lit. Il n'a plus rien dans le ventre, ça doit commencer à lui faire mal. Il n'est pas comme ça d'habitude. Il est un peu mollasson là. D'habitude c'est un vrai kangourou. (Entretien informel, pédiatrie générale)

L'euphémisation du contrôle et de la critique dont il est porteur résulte pour une part de la crainte d'être moins bien traité s'il est exprimé à voix haute.

> « C'est dur en France, me raconte la mère de David [petit bébé hospitalisé depuis treize jours après avoir été en réanimation et sur le point de quitter le service], il y a le racisme, même à l'hôpital. J'ai vu beaucoup de choses. Je ne dis rien, mais j'ai vu beaucoup de choses. Je ne dis rien parce que mon fils est malade, mais peut-être plus tard j'écrirais une lettre anonyme. J'ai vu les noms (elle désigne l'emplacement des noms sur les blouses). Il y en a qui sont gentils, mais y'en a d'autres qui ne sont pas gentilles. Les gens des Antilles, ils ont la peau noire comme nous mais ils sont racistes ». (Entretien informel, pédiatrie générale)

Les parents ne s'autorisent donc pas toujours à exprimer à voix haute leur insatisfaction vis-à-vis des soins. Ils peuvent garder par-devers eux leurs remarques, ce qui n'est pas le signe d'une inattention de leur part, tout en étant parfois la conséquence de la fragilité de leur compétence à intervenir :

> Christelle, âgée d'un mois et demi, vient de vomir pendant la prise de son biberon. L'infirmière que j'ai appelée passe. Elle décide d'arrêter le biberon et conseille de ne pas agiter Christelle. Après le départ de l'infirmière, la mère de Christelle commente : « d'habitude, après son biberon, quand elle vomit, on lui donne le produit rouge, comment ça s'appelle ? (elle cherche le nom mais ne parvient pas à s'en souvenir) Mais bon on verra, elle est partie manger son infirmière, on va suivre le rythme, tant pis. » (Notes de terrain, pédiatrie générale)

La mère de Christelle a donc renoncé à jouer un rôle de « sentinelle »[1] jusqu'au bout, en signalant à l'infirmière son oubli. Interpeller les professionnels suppose en effet de rendre visible une surveillance de leur travail qui gagne à rester discrète et euphémisée, dans le but d'éviter les conflits et la mise en cause de la légitimité des parents à juger de la qualité des soins. Les parents/les mères peuvent en effet se voir assez rudement rappeler à l'ordre s'ils se montrent plus directs dans leurs commentaires sur le travail des soignants :

> Alors que je discute avec la mère de Moustapha, qui s'est endormi dans ses bras pendant qu'elle lui donnait le sein, la perfusion se met à sonner. La mère de Moustapha me demande d'aller chercher l'infirmière. Une infirmière vient voir ce qui se passe. Elle appuie d'abord sur la perfusion, regarde les tubulures et dérange Moustapha pour récupérer son autre bras et comparer ses deux poignets [pour vérifier que la perfusion n'a pas diffusé, c'est-à-dire que le produit qu'elle délivre ne passe pas en dehors de la veine en suscitant un gonflement du bras de l'enfant]. En lui montrant la bande qui entoure la perfusion au poignet de son fils, la mère de Moustapha lui demande alors : « Vous ne regardez pas là ?
> L'infirmière lui répond un peu vivement : Attendez madame, je vérifie d'abord le matériel pour être sûre que ce n'est pas le matériel avant de toucher à la perfusion [elle articule en parlant]. (Elle retire la bande et finalement la remet en place. La perfusion repart).
> L'infirmière : Vous ne voulez pas le poser sur le lit ? Il sera mieux. (Et sans attendre de réponse, elle prend Moustapha des bras de sa mère. Moustapha se réveille).
> L'infirmière : Vous avez un tissu, donnez-le lui ».
> L'infirmière entoure le tissu autour de Moustapha qui pleurniche. Sa mère se lève et lui fait « chutt, pppp » avec les lèvres. L'infirmière a à peine tourné les talons que la mère de Moustapha reprend son fils sur ses genoux. Moustapha ne dort pas et se remet à gazouiller et gigoter dans ses bras. (Notes de terrain, pédiatrie générale)

Le mode de maternage adopté par la mère de Moustapha est remis en cause sans ménagement par l'infirmière qui impose sa vision des choses, au nom de l'intérêt supposé de l'enfant (bien aléatoire puisque Moustapha se met à pleurer lorsqu'elle le repose dans son lit) et un principe de distanciation et d'autonomie de l'enfant pendant les phases de sommeil auquel la mère de Moustapha ne s'oppose pas frontalement, tout en ne se laissant pas imposer les manières de faire de l'infirmière.

Lorsque les critiques deviennent explicites, la contestation de la capacité à juger les pratiques des professionnels se joue dans la présentation négative donnée des parents (incapables de partager la même ligne, méconnaissant la rationalité médicale…).

---

1. Voir définition, p. 119.

> Alors que Christine prend les constantes, Christelle vient lui dire : « Le père de Kelly m'a dit que j'étais incompétente, que toutes les infirmières ici ne savent pas s'occuper des enfants et que d'abord j'étais trop jeune pour être infirmière.
> Christine : Oui, je sais, hier c'était pareil.
> Christelle : En plus il m'a demandé de lui faire la toilette. J'aime bien moi les parents qui disent qu'on est incompétente, il n'a qu'à lui faire sa toilette dans ce cas ! La maman hier n'a pas voulu qu'on lui mette la perf'. « Je veux qu'elle mange ! Elle disait, je veux lui donner des légumes ! ». Alors que la gamine, elle a une gastro'. La nuit elle a perdu du poids, elles l'ont perfusée et le père qui dit : « Pourquoi vous ne l'avez pas mise plutôt la perf'?
> – C'est votre femme qui ne voulait pas.
> – Mais qui c'est qui décide ici, c'est pas ma femme ! » Alors y'a même pas d'accord entre eux. » (Notes de terrain, pédiatrie générale)

Face aux critiques à l'encontre des collègues, chacun tend à conserver l'apparence d'un front uni – également signalé par Philippe Masson dans ses observations des relations entre enseignants et parents (Masson, 1996) –, en se gardant de donner ouvertement raison aux parents et en mettant en cause leur capacité à discriminer entre les blouses blanches.

> Valérie, l'interne, raconte à Claire, la chef de clinique : « j'étais embêtée, je suis allée voir Esther, tu sais les parents juifs sépharades.
> Claire : oui.
> Valérie : ils me disent : « on n'a pas vu le médecin ». Je leur dis : « vous n'avez pas vu un grand monsieur avec des lunettes ?
> – Ah non, moi j'étais là jusqu'à midi et après c'était mon mari, le seul médecin qui l'ait examinée, c'était aux urgences ».
> Claire : ils n'ont pas dû savoir qui était le médecin.
> Valérie : Oui, mais j'étais embêtée, je me méfie parce qu'il [son collègue interne] m'a déjà fait le coup et j'ai regardé dans le dossier, il avait mis une ligne comme d'habitude.
> Claire : Marc, il rentre de vacances et il est déjà insolent. Il va falloir lui tirer les bretelles. » (Notes de terrain, pédiatrie générale)

La remarque des parents d'Esther n'a donc pas été totalement dénuée d'effet, même si certaines conditions doivent être réunies pour qu'elle soit prise au sérieux : une familiarité suffisante avec l'univers médical et la hiérarchie entre « blouses blanches » ; l'existence d'un précédent ayant déjà mis « la puce à l'oreille » de l'interne. Il arrive au contraire que les médecins décident d'accélérer la sortie si le comportement des parents se positionnant en contrôleurs des soins leur paraît déplacé :

> Le père de Walid, hospitalisé pour une bronchiolite, âgé de onze mois, me raconte les raisons qui l'ont poussé à changer d'hôpital : « il avait une bronchiolite, au lieu de la soigner, ils ont déclenché son asthme. Parce que mon fils il est allergique et là-bas, ils lui ont donné du coing. Il a gonflé tout de suite. Ils lui ont fait une piqûre, il a dégonflé, mais nous, on a vu sur la pancarte, c'est écrit la température tout ça, il y avait écrit « coing ». Je demande : « qu'est-ce que c'est ça ? », et ma femme, le soir, elle a un peu fait le bordel et le lendemain, on arrive, on trouve les papiers de sortie. Alors qu'est-ce que c'est ça ? Même mon médecin traitant, il m'a dit : « mais je comprends pas, c'est quoi ça ? ». Il a appelé, le chef là-bas lui a dit : « je connais mon travail, alors n'appelez plus, s'il vous plaît, je ne veux plus vous parler. » (Entretien informel, pédiatrie générale)

Les interventions des parents ont plus de chance de réussir s'ils disposent d'un capital plus important de compétences avérées, comme c'est le cas pour les parents de Cléa qui sont tous les deux internes :

> [Pendant le repas des infirmières] « Les parents de Cléa sont revenus, pourtant ils n'étaient pas contents la dernière fois, remarque Muriel [infirmière], et ils reviennent, comme quoi… C'est Claire [la chef de clinique] qui m'avait dit qu'ils daubaient sur les infirmières ».
> Christelle : « C'est Axelle qui a eu des différents avec eux. Elle n'a pas été assez ferme depuis le début, elle s'est fait bouffer. Ils voulaient un scope parce qu'ils disaient qu'elle faisait des apnées dans son sommeil et à ce moment-là on avait que le vieux, quand on l'a changé, on n'avait pas l'historique. Enfin, à la fin, la petite elle n'avait rien. C'est les parents qui s'étaient emportés pour rien ». Christelle rigole parce que cette fois-ci elle a un scope tout cassé. (Notes de terrain, pédiatrie générale)

Face à l'infirmière, ils sont parvenus à déséquilibrer la relation en leur faveur, sans parvenir cependant à briser le front uni offert par les professionnels (la chef de clinique marquant sa loyauté vis-à-vis de l'équipe infirmière, en leur rapportant les propos tenus par les parents de Cléa, et sa distance vis-à-vis d'un esprit de corps, en se désolidarisant des parents de Cléa, dont le jugement n'est pas considéré comme supérieur parce qu'ils sont eux-mêmes médecins) et à gagner à leur cause les infirmières qui opposent au jugement parental, tout averti soit-il en raison d'une formation médicale approfondie, l'idée que la position de parent, invariablement, brouille le regard, en entretenant une inquiétude excessive au regard de la situation « objective » de l'enfant.

Le contrôle exercé par les parents, bien que généralement euphémisé par crainte d'une altération de la sollicitude des professionnels vis-à-vis de l'enfant, ne porte pas seulement sur le déroulement des soins. De plus en plus, les parents font valoir leur point de vue sur les décisions médicales, domaine sacro-saint, longtemps réservé aux seuls « hommes de l'art » et interdit d'accès aux profanes.

LA PLACE DES PARENTS DANS LA DÉCISION

De nombreux travaux s'intéressant à la place des parents dans les services ont centré leur interrogation sur cette question. Face à la démocratisation de la relation médecin-parents, ils concluent à une préservation de l'autorité des médecins (Paillet, 2007; Gisquet, 2006). Pourtant, aux dires de la surveillante du service de pédiatrie générale, les médecins auraient trop tendance désormais à se laisser influencer par les parents dans leurs décisions :

> Si les parents demandent un examen, les médecins doivent dire non. « C'est eux qui savent, ils doivent être obéis, sinon, les parents n'ont qu'à aller voir ailleurs, à Pétaouchnock. Il n'y a plus de discipline, les parents demandent un sirop, le médecin leur dit que ça sert à rien, ils en veulent un quand même. Il faut leur dire non, ils n'ont qu'à aller ailleurs. » (Notes de terrain, pédiatrie générale)

Les parents peuvent-ils si aisément contrecarrer le point de vue des médecins en se positionnant alors, pour reprendre le concept forgé par Anselm Strauss, en « directeurs de trajectoire »[1], acteur des décisions orientant l'évolution de la trajectoire de l'enfant, tordant ainsi en leur faveur la relation médicale ?

Le « nœud gordien » de l'accès à l'information

Il existe un obstacle de taille pour les parents qui souhaitent participer aux décisions : l'accès à l'information. S'il est rendu plus facile aujourd'hui, en raison des nouvelles normes qui encadrent l'exercice médical (fortement réaffirmé par la loi du 4 mars 2002 relative aux droits des malades et à la qualité du système de santé), il n'en reste pas moins malaisé, que ce soit en raison de difficultés organisationnelles dont les médecins n'ont pas la maîtrise ou en raison d'une rétention volontaire d'information de leur part, de telle sorte à se préserver de toute intervention des parents. Dès 1970, Freidson insistait sur la

1. Pour une définition voir l'encadré dans l'introduction, p. 15-16.

rétention d'information comme moyen utilisé fréquemment par les médecins pour contrôler le malade. « Quelle qu'en soit la raison, écrit Freidson, lorsqu'on dissimule des informations, cela a pour résultat de réduire la possibilité que le patient exerce un certain contrôle sur la manière dont il est traité » (Freidson, 1984, p. 311-312).

Lorsque l'incertitude est entretenue par les professionnels

Dans les deux services étudiés, on peut observer des pratiques de rétention d'information, en raison des conflits éventuels entre intérêt de l'enfant et prise en compte du droit à l'information de ses parents ou de la difficulté de disposer du temps nécessaire à un travail d'information particulièrement chronophage. Les parents/les mères témoignent de la difficulté d'obtenir des informations actualisées.

> Les parents de Nina, comme bien d'autres rencontrés dans les deux services, m'expliquent ainsi que « pour savoir, il faut poser des questions [...]. À la limite, il faut harceler et demander à ce qu'on explique les termes difficiles ». (Entretien informel, pédiatrie générale)

Une plus grande ouverture s'observe néanmoins, mais les médecins n'ont pas renoncé à contrôler le flux des informations destinées aux parents. En retour des informations délivrées, ils attendent un accès aux informations détenues par les parents sur l'histoire de la maladie.

> Le père d'un jeune garçon, âgé d'environ deux, ans passe alors que les médecins sont justement en train de discuter son cas et regardent ses radios. La chef de clinique, Camille, lui dit : « Vous pouvez écouter si vous voulez ». Monsieur Courtille, le chef de service, en profite pour l'interroger sur les signes présentés pas son fils et la visite se transforme alors en consultation au milieu du couloir. Le père du jeune garçon mime la démarche de son fils depuis qu'il a eu des difficultés à marcher. Ne parvenant pas à répondre à une question plus précise sur l'ancienneté de la fièvre de son fils, il propose : « je vais appeler la maman ». La discussion s'engage avec les deux parents. Monsieur Courtille conclut cet échange en disant : « Maintenant c'est très clair, c'est très riche d'enseignements ». Il poursuit en précisant que pour lui les problèmes de marche de ce petit garçon sont survenus parce que le traitement par antibiotiques pour un pneumocoque[1] n'a pas été prolongé suffisamment longtemps. Une fois l'entretien avec les parents clôt, alors que ceux-ci s'en sont allés, Monsieur Courtille propose à l'une des chefs de clinique d'écrire un article sur le cas de cet enfant, ce qui éclaire d'un jour nouveau le commentaire fait par Monsieur Courtille en présence des parents (« très riche d'enseignements »). (Notes de terrain, pédiatrie générale)

1. Bactérie qui peut causer des infections, localisées à différents endroits, parfois mortelles.

L'ouverture semble se justifier essentiellement par un glissement du format de la visite vers celui de la consultation qui suppose une forte participation de la part des parents, avec une sollicitation plus forte des mères si celles-ci se révèlent plus compétentes que leur conjoint pour restituer l'histoire de la maladie. Les médecins restent cependant réticents sur le fait d'ouvrir la visite aux parents :

> La mère d'Hawa, hospitalisée chez les bébés, a insisté, contre l'avis de Francine, l'une des chefs de clinique, pour écouter les discussions entre médecins portant sur sa fille. Après qu'elle est repartie, Francine confie à Martine, l'assistante sociale, qu'elle désapprouve le fait que « la maman soit restée pendant la discussion. Parce qu'on ne peut pas tout dire. En plus je pense que les parents ne comprennent pas tout ce qu'on explique parce qu'on utilise un langage, c'est difficile pour eux et en plus on ne peut pas vraiment réfléchir, parce qu'on ne peut pas dire : « le docteur machin est venu, il a fait ça, mais je ne suis pas d'accord avec ce qu'il a fait ». Et du coup on ne peut pas évoquer toutes les hypothèses. Je ne pense pas que c'est bien. Moi je ferme toujours la porte et je dis aux parents que l'on viendra les voir après pour leur expliquer les choses. » (Notes de terrain, pédiatrie générale)

La diffusion d'informations par un double canal (l'un réservé aux parents, l'autre aux professionnels), avec tous les écarts qui peuvent en résulter sur le contenu de l'information transmise, vise donc à ne pas effrayer les parents par un vocabulaire technique, à préserver ses capacités de réflexion et à tenir ensemble discussion sur les malades et maintien d'un front uni face aux parents qui interdit de témoigner des variations de point de vue entre médecins. La rétention de certaines informations peut également se dissimuler sous la stratégie consistant à n'informer les parents qu'au fur et à mesure, en ne leur délivrant pas d'emblée le scénario le plus probable du développement de la maladie. Pour obtenir le consentement des parents au projet thérapeutique qui a leur faveur, les médecins peuvent passer aussi sous silence certaines informations qui ne seront évoquées qu'ultérieurement, phénomène analysé en détail par René Anspach dans son étude sur l'annonce des décisions d'arrêt ou de poursuite dans les services de réanimation néonatale (Anspach, 1993) :

> Ainsi au cours de la visite, une courte discussion s'engage entre la mère de Jordan et Monsieur Courtille qui conseille de faire, en même temps que l'opération de Nissen[1], une gastrostomie. La maman de Jordan demande si cela peut poser un

1. Cette opération consiste à resserrer la jonction entre l'œsophage et l'estomac de sorte à éviter les remontées gastriques.

problème pour la crèche : « Non, il faut prévenir le médecin de la crèche, pour le personnel, ça pose pas de problème.
– Je vous fais confiance, conclut la maman de Jordan ».
Or plusieurs mois plus tard, j'assiste à la conversation suivante entre Madame Jacquet, la surveillante générale et Christiane, la surveillante de salle :
Christiane : Et comment… Jordan, il est parti alors ?
Madame Jacquet : Oui oui. Il est sorti en HAD. Ça n'a pas été simple, sa mère ne voulait pas.
– C'est à chaque fois compliqué avec eux.
– Oui, en plus, la mère voulait le mettre en crèche parce qu'elle veut travailler. On lui a expliqué que ce n'était pas possible. Elle n'était pas contente. Mais tu imagines un gamin comme ça ! En plus en crèche avec sa gastrostomie, il ne l'aurait pas pris. C'est des enfants fragiles. Déjà, il est revenu ici parce qu'il avait chopé quelque chose chez la nourrice qui gardait trois enfants alors tu imagines en crèche, c'est multiplié par trente ! Non, quand il aura trois ans, ça ira mieux, il pourra aller à l'école, il y a moins de risques et en plus son système immunitaire sera fait, mais là c'est pas possible. Alors c'est comme d'habitude, elle a demandé de l'argent. On lui a fait une demande d'AES [allocation d'éducation spéciale]. Je pense qu'elle l'aura. Dès fois, on se demande s'ils aiment leur enfant. C'est donnant, donnant, ils marchandent. (Notes de terrain, pédiatrie générale)

Rétention d'information, mais aussi tentation d'opérer une rétention sur les droits sociaux des parents (dans la présentation donnée par la surveillante générale, l'allocation d'éducation spéciale semble arrachée par la mère de Jordan, quasiment soupçonnée d'être indifférente au principe du « travail par amour » et vouloir tirer des bénéfices financiers de la situation médicale de son fils).

Le degré de rétention de l'information semble également dépendre à la fois de la complexité de la situation médicale de l'enfant, du caractère peu favorable du pronostic, mais aussi du niveau de compréhension des données médicales prêté aux parents (résultat souvent retrouvé dans la littérature).

Lors de sa visite, Monsieur Courtille baisse le ton et s'assure que la porte du box est bien fermée avant de se faire exposer la situation de Dylan, hospitalisé « chez les bébés ». Dylan a une polymalformation avec un larynx plat, on s'achemine vers une gastrostomie. Peut-être qu'il ne pourra pas parler. Monsieur Courtille évoque l'hypothèse d'une pouponnière. « La maman a déjà deux grands enfants, un garçon de dix-huit ans et une fille de quatorze ans. Lucie, l'une des chefs de clinique, pense qu'il est préférable d'attendre que la phase aiguë soit passée pour parler de la gastrostomie à la maman. « C'est une maman très présente qui a beaucoup investi cet enfant, mais qui est un peu dépassée. Elle a dit qu'en ORL, ils ne lui avaient rien expliqué. Quand on leur en a parlé, ils ont dit qu'ils lui avaient expliqué longuement. C'est une maman qui ne comprend pas bien. » (Notes de terrain, pédiatrie générale)

Or, dans d'autres circonstances, les parents peuvent être mêlés à la visite du chef de service et lui servir directement d'interlocuteurs, sans que l'on ne prenne le plus souvent la peine de fermer les portes. L'idée paternaliste qu'il faut protéger les parents des nouvelles les plus douloureuses, en attendant qu'ils soient prêts à recevoir les informations concernant leur enfant, n'a pas disparu, tout en trouvant désormais une justification de nature psychologique.

> Lors de la visite de Monsieur Courtille, il est question d'un petit garçon hospitalisé dans le service pour une maladie des os de verre. Claire, la chef de clinique demande : « Qu'est-ce qu'il faut dire aux parents ?
> Monsieur Courtille : Dans le cas de cet enfant qui a une forme très grave, on est dans une logique de soins palliatifs. Il est ici pour soigner des problèmes respiratoires, il a été adressé par Pinard [un autre hôpital] pour rapprochement de domicile. Les parents connaissent le diagnostic. Désormais, parce que des gens ne mettent jamais les pieds sur le terrain, ils ont décidé qu'on doit écrire « j'ai dit ce jour aux parents ». Alors que ce n'est pas ça la médecine. Mais parce que Monsieur Kouchner et les associations ont appuyé en ce sens, on en est là. Alors que l'on sait – c'est dans l'être humain d'être comme ça – que les parents n'entendent pas tout. Ils ne sont pas toujours prêts à tout entendre et c'est encore les mettre dans une situation plus difficile que de leur montrer « voyez, je vous l'avais dit, mais vous n'avez pas entendu ce jour-là, vous n'étiez pas capable d'entendre. » (Notes de terrain, pédiatrie générale)

Le phénomène de « sidération » face aux nouvelles les plus douloureuses décrit par les psychologues est donc utilisé ici pour tenir ensemble considération humaniste/empathique vis-à-vis des parents et le relatif silence qui entoure le devenir de cet enfant. Les jeunes médecins semblent plus sensibles à la nécessité d'informer les parents lorsque la situation est grave sans plus attendre, pour les préparer au chemin à parcourir et au travail sur les sentiments[1] qu'ils auront à accomplir pour le compte de leur enfant.

> Francine, la chef de clinique, raconte à Martine, l'assistante sociale, comment dans le service de cancérologie dans lequel elle a travaillé auparavant, elle a reçu des parents, après la visite, dans son bureau : « parce que je me rappelle, une fois, il y avait un garçon, on lui avait trouvé une énorme tumeur. On avait annoncé les choses avec le chirurgien, il me dit : « bon tu les reprends dans ton bureau.
> – Mais pourquoi faire, on leur a tout dit déjà ?
> – Si si, tu les vois dans ton bureau, tu redis la même chose ».
> [...]

1. Pour une définition, voir p. 121.

> Et c'est vrai les parents, je les ai vus dans mon bureau, je leur ai tout redit et les statistiques, je ne savais pas quoi leur dire, parce que je leur dis : « il y a 90 % de décès, mais 10 % où ils s'en sortent et pour votre fils, ça ne veut rien dire parce que s'il est dans les 10 %... Et vous, il faut que vous soyez forts, il faut que vous y croyiez pour l'aider parce que, sinon, il n'y arrivera pas sans vous. Ils sont ressortis de mon bureau reboostés (elle serre les poings pour mimer la détermination). Mais bon c'est vrai que les bronchiolites ça m'énerve, mais pour les cas graves comme ça, je pense qu'il ne faut pas hésiter à répéter, répéter parce que les parents il leur faut du temps.
> Martine : Oui, on sait qu'ils n'entendent pas tout la première fois. Ils sont comme tétanisés surtout pour les cas graves comme ça. » (Notes de terrain, pédiatrie générale)

Informer, c'est en même temps accompagner les parents dans leur travail sur les sentiments de telle sorte qu'ils puissent devenir des alliés dans la lutte contre la maladie, ce qui complique fortement le travail d'information qui de factuel et « objectif » devient relationnel et doit prêter attention aux réactions émotionnelles des parents face à l'annonce.

Les infirmières elles-mêmes peuvent utiliser la même stratégie que les médecins consistant à introduire les informations au fur et à mesure, sans délivrer le scénario complet des soins, lorsqu'elle juge que les parents/les mères ne peuvent pas faire face :

> Une infirmière raconte ainsi qu'à une maman qui pensait sortir très vite, elle a dû lui dire : « vous savez demain, c'est mercredi, il va rester et dormir le soir – je lui ai parlé comme à un enfant – après jeudi, il va rester et dormir le soir, mais je n'ai pas osé aller plus loin. Je pense qu'il sera là au moins jusqu'à samedi. » (Notes de terrain, pédiatrie générale)

La nécessité d'aider les parents/les mères dans le travail sur leurs sentiments semble donc entrer parfois en conflit avec un idéal de transparence de l'information et peut conduire à une infantilisation des parents (ce qui révèle également en creux les réticences persistantes des professionnels à informer les enfants sur leur maladie : à un enfant, semble suggérer cette infirmière, on ne dit pas d'emblée qu'il va rester longtemps à l'hôpital).

Les médecins semblent désormais convaincus de la nécessité d'informer les patients et leurs familles, mais souhaitent pouvoir continuer de décider ce qu'il faut dire, à qui et dans quelles circonstances. L'encadrement des pratiques d'information prévu par la loi du 4 mars 2002 allant au contraire dans le sens d'un droit sans réserve fait donc l'objet d'interprétations visant à reconstituer le caractère discrétionnaire de l'information délivrée. La volonté de ne pas concéder tout contrôle sur l'accès à l'information médicale se lit ainsi dans l'interprétation faite de la loi sur l'accès au dossier médical qui, dans l'exemple qui suit, est présentée comme devant être fait en présence du médecin chargé d'en assurer la lecture et la traduction et faisant alors, en quelque sorte, tampon entre le dossier et les parents. Assurer la « traduction », c'est aussi orienter les conditions de l'interprétation des informations contenues dans le dossier médical.

> Je suis dans le box, lorsque l'interne, Frédéric, vient examiner Imane, hospitalisée chez les bébés. Il annonce à la mère d'Imane qu'ils ont trouvé une anomalie au niveau de l'urètre. « Soit on traite – on verra, c'est peut-être dû à un défaut de maturité – soit on fait une intervention un peu plus tard après un examen. Je vais voir avec les néphrologues, les spécialistes des reins. Je vais discuter avec eux pour savoir quand elle doit revenir pour cet examen. Ne vous inquiétez pas. Sinon, pour le dossier médical, vous avez tout à fait le droit de le regarder.
> La mère d'Imane : C'est mon mari hier qui a regardé. Il voulait voir quel médicament on lui donne. Ma belle-sœur était là, elle travaille dans une pharmacie, elle voulait savoir ce que c'est.
> Frédéric : de la Rocéphine. Oui, vous pouvez regarder, mais vous auriez dû me dire que vous vouliez regarder. Parce qu'il y a des choses parfois un peu difficiles, ça peut être un peu choquant[1] et ce n'est pas toujours bien écrit. J'aurais pu vous expliquer si vous aviez des questions à poser. On aurait regardé ensemble. »
> Après le départ de l'interne, je fais remarquer à la mère d'Imane que cela fait peu de temps que l'on peut avoir accès au dossier médical.
> – Oui, j'avais vu une émission à la télé sur ça. Et à la maternité, j'ai accouché à Bichat, j'ai vu que des mamans prenaient leur dossier. Et la sœur de mon mari était là, elle a demandé ce qu'on lui donne. Mon mari ne savait pas, il est allé voir. C'est pareil, une de mes sœurs a fait des études médicales, elle fait des recherches dans un laboratoire, elle m'a demandé ce qu'elle prenait, je n'ai pas su lui répondre. Moi, je faisais confiance, je n'avais pas demandé ce que c'était. »
> (Notes de terrain, pédiatrie générale)

Tout en ne voulant pas éveiller la susceptibilité du médecin, la mère d'Imane révèle après son départ qu'elle a bien connaissance de son droit à un accès direct au dossier médical. Ce qui permet de redonner à la proposition de l'interne sa juste valeur : la proposition d'un complément d'information et non la restriction de l'accès au dossier médical

1. Cet argument semble un peu maladroit de la part de l'interne car il pourrait laisser entendre que tout n'a pas été dit aux parents d'Imane.

ou l'édulcoration des informations qu'il contient, qui ne peuvent être que virtuelles ou s'appuyer sur la méconnaissance par les parents/les mères de leurs droits. L'enjeu sous-jacent est le contrôle exercé par les parents d'Imane, qui s'appuient pour cela sur les membres de leur parenté plus informés qu'eux, sur la prescription.

D'une manière générale, les médecins ne semblent pas prêts à renoncer au pouvoir de décider à quels parents confier le dossier de l'enfant :

> Lors de la visite de Monsieur Courtille, il est question d'une « maman dont la petite fille à un handicap psychologique, hospitalisée pour un reflux. Elle a demandé de pouvoir emporter le dossier médical de sa fille ». Monsieur Courtille rappelle : « Normalement le dossier est transmis au médecin traitant, mais dans les circonstances, on n'a pas de raison de refuser de remettre le dossier à la maman qui a toujours été très gentille.
> Claire, chef de clinique, renchérit : « vu les nombreuses complications cela sera plus simple, si sa fille doit être réhospitalisée ou consulter, si la mère peut venir directement avec le dossier médical pour le suivi. » (Notes de terrain, pédiatrie générale)

Selon les propos du chef de service, le « passe-droit » accordé se justifie par le respect par la mère de cette petite fille des normes relationnelles vis-à-vis de l'équipe. Les parents/les mères se voient, s'ils en sont estimés capables, conférer une nouvelle responsabilité, celle de « porte-dossier », pour permettre la transmission de l'information de médecin à médecin plus rapidement que par les procédures bureaucratiques. Les parents/les mères par leur rôle d'intermédiaires deviennent alors en quelque sorte les garants de la transmission de « l'histoire de la maladie » de l'enfant. Lorsque les dossiers sont supposés comporter des informations délicates, les professionnels peuvent préférer suivre la voie institutionnelle classique, plutôt que d'utiliser les parents/les mères comme « porte-dossier », à moins qu'ils n'aient anticipé la difficulté en omettant d'emblée d'écrire les informations les plus délicates (au risque d'une déperdition d'information par la suite) :

> Fara doit aller en consultation d'anesthésie, destinée à préparer une anesthésie générale, prévue pour permettre un examen gynécologique, chez cette petite fille, âgée de six-sept ans, qui a été violée par l'ancien compagnon de sa mère. Hélène, l'infirmière, demande à Claire, la chef de clinique : « Il faut que j'appelle les transcom' [personnel chargé de conduire les enfants dans l'hôpital pour divers examens] parce que je peux pas donner le dossier à la maman ? »
> Claire : Si pourquoi ? Je n'ai rien marqué dedans. » (Notes de terrain, pédiatrie générale)

La nouvelle loi permettant l'accès des parents au dossier médical de leur enfant peut ainsi conduire à un effet inverse à celui souhaité si les médecins omettent ou censurent certaines informations.

Les difficultés de transmission de l'information à l'hôpital (Amar et Minvielle, 2000) conduisent également à passer sous silence certaines informations, sans intention de rétention d'information, mais éclairent la primauté des actes médicaux sur l'obtention de l'accord des parents :

> Marion, surveillante de salle, me raconte : « il y a eu un loupé. La maman de Jordan [âgé de deux ans, longuement hospitalisé dans le service pour une malformation de l'œsophage ayant nécessité la pose d'un bouton de gastrostomie] a appelé pour dire que personne ne l'avait prévenue que son fils était transféré en endocrino'[logie]. Elle est venue tard hier soir, les médecins étaient déjà partis. Et comme d'habitude hier, ça s'est décidé dans la précipitation. Ils ont vu le médecin d'endocrino qui leur a dit qu'il y avait une place. En plus, les infirmières n'ont rien dit parce qu'il faut que ce soit un médecin. Le père va encore râler. Je vais demander aux médecins de lui passer un coup de téléphone. Mais les parents devraient appeler s'ils ne viennent pas. Les médecins ne peuvent pas travailler jour et nuit. » (Notes de terrain, pédiatrie générale)

Pour être tenus informés, les parents/les mères doivent être disponibles lorsque les médecins souhaitent leur transmettre des informations. Une présence discontinue augmente les risques de ne pas être informé au fur et à mesure des évolutions parfois heurtées de la trajectoire hospitalière de l'enfant. Comme souvent, les défauts d'organisation sont mis sur le compte de la négligence des parents (ce ne sont pas les médecins qui n'ont pas pris le temps d'appeler les parents de Jordan, ce sont les parents qui ont été négligents en ne téléphonant pas dans le service, aux horaires où les médecins sont présents, pour prendre des nouvelles). Comme cela transparaît dans l'exemple précédent, les infirmières se sentent en porte-à-faux lorsqu'elles en savent plus que les parents (Rosenthal *& al.*, 1980 ; Paillet, 2007), mais ne peuvent délivrer des informations qui relèvent de la responsabilité des seuls médecins :

> Hélène, infirmière, reparle d'Houda [petite fille âgée de six ans, hospitalisée en fin de vie pour un problème cardiaque] à Joséphine, puéricultrice, qui ne la connaît pas parce qu'elle n'a pas travaillé dans le service pendant son hospitalisation : « lundi quand la maman est arrivée après son AVC [accident vasculaire cérébral] Houda était descendue au scanner. Elle m'a demandé ce qui se passait. Madame Ligné [la cardiologue qui s'occupe d'Houda] nous avait

> dit : « dès qu'ils arrivent, vous me téléphonez ». Alors on leur a dit : « Attendez, les médecins vont venir, ils vont tout vous expliquer », mais tu te sens vraiment pas à l'aise. » (Notes de terrain, pédiatrie générale)

Les difficultés organisationnelles propres (la lenteur de la machine hospitalière face à certaines situations) peuvent conduire au même résultat, sans que les parents soient totalement dupes compte tenu du délai d'attente, quant au degré d'information réellement détenue par les médecins :

> À la sortie du « tour » du lundi, Martine, l'assistante sociale, commente le comportement de l'une des chefs de clinique : « Claire finalement c'est la mieux, même si bon, elle est comme elle est. J'étais avec le papa de Zineb [Zineb, âgée de deux-trois ans, est arrivée du Sénégal avec sa maman avec une très forte perte de poids. On a découvert dans le service qu'elle était porteuse du VIH] vendredi, elle entre dans la chambre, elle lui dit : « Bon, vous avez rendez-vous samedi à 16 heures avec le docteur Michel. Vous serez là hein ! ». Et elle s'en va comme ça. Le papa me dit : « mais vous vous rendez compte ? Pour qui ils nous prennent ? Vu la manière dont ça se passe, on se doute qu'il y a quelque chose de grave ». Parce qu'on le savait depuis le vendredi, ça faisait une semaine. Encore heureux que personne n'ait parlé avant. » (Notes de terrain, pédiatrie générale)

La volonté de soigner l'annonce de la maladie (en organisant un rendez-vous avec un médecin spécialiste de cette pathologie) peut entrer en conflit, pour des raisons organisationnelles (indisponibilité du médecin chargé de l'annonce), avec la volonté d'informer les parents rapidement. Comme l'avait analysé Fred Davis, l'incertitude caractéristique de la maladie peut être artificiellement entretenue par les professionnels (Davis, 1963). La justification des pratiques de rétention d'information, qui n'ont pas disparu malgré les nouvelles normes qui encadrent la pratique médicale, a cependant changé : moins paternaliste (au médecin d'autrefois revenait la responsabilité du lourd savoir du pronostic qu'il cachait au patient), elle repose désormais sur une appréhension différenciée des attentes des parents, à l'aide de typifications qui n'écartent pas les jugements sociaux (certains parents sont « dépassés » par la maladie de leur enfant, ne sont pas assez « cortiqués » pour assimiler les informations médicales) et d'une forte psychologisation de la capacité des parents à recevoir les mauvaises nouvelles qui ressemble fort au nouveau manteau du paternalisme. Cependant, les tactiques mises en œuvre par les médecins pour ne pas dévoiler certaines informations sont plus ou moins efficaces selon la capacité des parents à les contourner.

Stratégies de contournement

Même tenus dans l'ignorance, certains travaux ont montré que les patients parviennent, par des moyens détournés, à obtenir une large part de l'information tenue cachée (Freidson, 1984; Bluebond-Langner, 1978). Les familles sont dans une meilleure position que les patients dans leur recherche d'information, en étant moins dépendantes et plus mobiles. Les familles sont donc généralement fortement demandeuses d'informations. Elles «posent des questions, cherchent à s'informer sur le programme qui les attend, les résultats des examens, des interventions, font des requêtes diverses, demandent des éclaircissements concernant les explications médicales» (Grosjean, Lacoste, 1999, p. 134). À l'instar de la recherche d'information par les patients atteints de maladie chronique, celle réalisée par les parents peut être conceptualisée comme un travail (Corbin et Strauss, 1988). Dag Album remarque que les patients parviennent plus ou moins à obtenir des informations de la part des médecins.

> «Cette compétence peut être associée avec la durée d'études et les caractéristiques associées à la position sociale importées de l'extérieur mais [...] il s'agit néanmoins d'une compétence manifestée à l'intérieur de l'hôpital et non le rang importé qui est accepté et respecté [par les autres patients].» (Album, 1989, p. 297, traduit par l'auteure)

Mes propres observations montrent que devenir un patient ou un parent compétent est partiellement contradictoire avec le rôle du patient «docile». Pour obtenir des informations, il faut insister. La mère de Clément décrit bien le caractère actif de cette recherche d'information, à la limite du dépassement de rôle et de non-respect des règles de déférence : «Je veux tout savoir, pour savoir où on va. Je suis chiante, je les embête. Je vais voir Marie-France [la chef de clinique qui est appelée par son prénom dans le service], je vais voir Peter [l'interne]. Je leur demande, alors ça, ça, ça, alors ils me le disent» (entretien informel, hépatologie). Le rôle de la mère «chiante» – dans les termes de la circulaire de 1983 «qui harcèle le personnel» – est en partie légitimé dans le service d'hépatologie, mais sous condition d'une présence prolongée et d'une forte participation. Son versant négatif est d'impliquer un supplément de travail pour le personnel. Il est cependant valorisé comme indice de l'implication maternelle dans la trajectoire hospitalière de son enfant.

> Ainsi, alors que l'interne Peter passe près d'elle, la mère de Paula, en compagnie d'autres mères, l'interpelle : « Hein, je suis la plus chiante du service, je pose plein de questions ?
> Peter : Les parents ont le droit d'être informés. Certains parents posent plein de questions, d'autres moins, ça s'équilibre.
> – Pourquoi, on ne m'a pas prévenue du bilan ce matin ?
> – Quand je vous ai vue, je ne savais pas, ça s'est décidé hier soir. » (Notes de terrain, hépatologie)

Par cet échange, la mère de Paula fait la démonstration de sa compétence à interagir avec les médecins et d'un niveau élevé d'exigence dans l'actualisation des informations, manifestant ouvertement sa revendication d'un droit à être tenue informée.

La mise à jour des problèmes de communication éclaire également une difficulté dans l'accès à l'information dont la responsabilité peut être attribuée non plus aux médecins, mais aux malades. Les différences sociolinguistiques sont susceptibles de créer un obstacle dans la transmission de l'information entre médecin et malade (Waitztkin, 1985). L'importance de cet obstacle ne doit pas être sous-estimée. Il peut être ressenti assez fortement par les parents, comme en témoigne la scène suivante.

> La mère et la grand-mère d'Ana, âgée d'un an, hospitalisée en réanimation depuis sa greffe, font un rapide passage dans le service. Plusieurs mères se rassemblent autour d'elles pour prendre des nouvelles d'Ana. Chacune en profite pour faire un bilan des nouvelles du jour. La mère de Diane se fait expliquer par la mère de Paula le sens d'un terme technique (les « transaminases »). La grand-mère de Paula commente : « Tout ça, c'est des mots de médecins, on ne sait pas ce que ça veut dire !
> La mère de Patrick : Oui moi parfois ils me disent un truc, je leur dis : « C'est quoi ça ? » (Notes de terrain, hépatologie)

On peut remarquer que la mère de Paula – pour qui les expressions médicales sont plus familières – joue le rôle d'expert et de traductrice pour la mère de Diane et s'affirme ainsi comme une garde-malade plus compétente. Il arrive plus simplement que les parents/les mères demandent directement aux médecins d'expliquer les termes techniques qu'ils emploient, ce qui suppose alors d'afficher ouvertement son ignorance et de se placer dans la position de l'élève vis-à-vis du médecin :

> Lors de la visite de Monsieur Courtille, une mère dont la petite fille a été hospitalisée pour un malaise, interrompt Monsieur Courtille dans ses

explications, en lui disant : « je ne comprends pas ce terme technique », avec un sourire d'excuse.
Monsieur Courtille lui explique alors : « le reflux c'est un liquide acide qui remonte de l'estomac, un peu comme du vinaigre et qui lui fait mal. » (Notes de terrain, pédiatrie générale)

Le manque de familiarité avec la culture médicale limite l'accès à l'information, à moins que les médecins n'acceptent de se plier à un travail de pédagogie adapté :

Imane, petit bébé hospitalisé pour un problème urinaire, peut sortir le lendemain m'explique sa mère. Lucie, l'une des chefs de clinique, leur a redonné des explications hier : « avec un schéma. Ça va mieux. J'étais inquiète. Mon mari hier s'est énervé quand j'ai essayé de lui expliquer. Je lui avais très mal expliqué, à ma sœur aussi. Maintenant on a compris. Il lui faut un médicament le soir. C'est pas grave. On nous a dit que c'était assez courant ce qu'elle avait. Je me suis dit qu'il y a beaucoup d'enfants qui sont plus malades encore. Elle peut-être ça va s'arranger avec ce traitement. Il faudra que je me mette un mémo, parce que moi j'oublie. » (Notes de terrain, pédiatrie générale)

Cependant, la charge de travail ne les rend pas toujours très sensibles à la nécessité d'accompagner les parents dans leurs efforts pour suivre la trajectoire hospitalière de leur enfant. Si les parents souhaitent être tenus informés selon une temporalité qui n'a pas été définie par les médecins, il leur faut faire preuve d'un minimum de compétence, dans le maniement des termes techniques notamment :

Le père de Killian a une malformation de la hanche qui rend ses déplacements malaisés. Il demande à l'infirmière les résultats d'un examen en expliquant : « je crois que c'était pour voir l'humidité ». Valérie, l'interne, qui a entendu la question alors qu'elle est en train de noter des observations dans le dossier d'un enfant, fait la grimace en relevant la tête : « qu'est-ce que vous voulez savoir, je ne comprends pas ?
– Je crois qu'il s'agissait de mesurer l'humidité.
– Je ne comprends pas, on ne mesure pas l'humidité du sang monsieur.
– Attendez, je vais voir, c'est ma femme qui m'en a parlé, elle est au courant ».
Le père de Killian repart de sa démarche lente et clopinante sans que Valérie ne prenne la peine de l'accompagner pour voir ce dont il s'agit. (Notes de terrain, pédiatrie générale)

Certains parents, au contraire, acquièrent une grande familiarité avec la maladie de leur enfant, au point d'intimider les externes.

Jean-Pierre me raconte qu'il a obtenu un premier stage d'interne en pédiatrie « en onco-hémato, ça me fait un peu peur. Les parents en sauront plus que moi sur la

> maladie de leur enfant et comme nous, on est là tout le temps, s'ils ont des questions à poser, c'est à nous qu'ils les posent. » (Notes de terrain, pédiatrie générale)

Le caractère durable, voire chronique, de la maladie joue fortement dans l'acquisition par les parents d'un large savoir sur la maladie de leur enfant qui peut leur permettre d'obtenir plus aisément des informations. Le fait de participer aux soins augmente également les chances d'être tenu informé, à condition de ne pas faire de confusion entre les « blouses blanches » :

> Alors que je discute avec la mère de Moustapha, hospitalisé « chez les bébés », une kinésithérapeute arrive. La mère de Moustapha installe son fils sur le lit et lui maintient les mains. Avant de commencer la kinésithérapeute lui demande : « vous êtes prête ? Allez chouchou, on va déjà aspirer le nez, tousse un peu pour m'aider. » La kinésithérapeute alterne des pressions sur le ventre et les côtes et des aspirations. La mère de Moustapha à la fin lui fait remarquer : « Oh là là, il y en a beaucoup, il est toujours encombré. Comment ça se fait ?
> La kinésithérapeute : ça dépend des enfants, y'a des enfants pour lesquels c'est plus long. Vous avez d'autres enfants qui sont malades ? [...]
> La mère de Mohamed : Vous avez eu les résultats ? Parce que ce matin ils lui ont pris un petit peu... (elle montre son nez).
> – Ah non, il faut demander au médecin, je n'ai pas les résultats, mais vous les aurez sans doute pas aujourd'hui, plutôt demain ». (Notes de terrain, pédiatrie générale)

Lorsqu'elles se retrouvent dans la position de parent d'un enfant hospitalisé, les soignantes elles-mêmes n'hésitent pas à utiliser leur position privilégiée pour obtenir des informations sur les soins les plus appropriées :

> Le fils de Dominique, auxiliaire de puériculture, âgé d'un peu plus de deux ans, est hospitalisé dans un autre service. Il doit subir une opération. Dominique pendant le repas interroge Sylvain, qui a travaillé comme infirmier en chirurgie avant de venir en pédiatrie générale : « L'anesthésie, est-ce que c'est mieux au masque ou par la perfusion ? » Sylvain penche plutôt pour la perfusion. Dominique voudrait éviter que ce soit un élève qui pose la perfusion. (Notes de terrain, pédiatrie générale)

Cependant l'un des principaux obstacles à surmonter pour obtenir des informations est tout simplement la difficulté d'accéder aux médecins. L'accès aux médecins, qui détiennent les informations importantes, doit en effet répondre à certains codes de civilités et de déférence, ne s'appliquant pas avec la même rigueur pour les autres membres du personnel. Les patients ne doivent pas prendre trop de temps aux médecins (Fineman, 1991). À l'inverse, indice de l'asymétrie des positions, les parents/les mères doivent se rendre disponibles pour les médecins.

> D'un ton ironique, l'infirmier informe ironiquement la mère de Diane et la mère de Cyrille qui se trouvent dans les boxes : « Préparez-vous mesdames, parce que Peter [l'interne] va venir !
> – Il va venir maintenant ?
> – Je ne sais pas, mais il est là. » (Notes de terrain, hépatologie)

Ces codes n'apparaissent explicitement qu'en cas d'impairs, ils sont donc difficiles à saisir pour un observateur extérieur.

> Lucie, âgée de quatre ans, la sœur aînée de Clément, hospitalisé pour une deuxième greffe de foie, a été autorisée à passer un moment dans le service. Elle souhaite offrir un dessin à la chef de clinique. Sa mère l'interrompt dans son mouvement et la retenant par la main dans le couloir : « Non ! Attends Lucie ! Elle est occupée, elle parle avec une maman ». (Notes de terrain, hépatologie)

Un médecin ne peut donc être abordé s'il est déjà en conversation avec une autre personne. La communication avec les médecins semble devoir être établie principalement à leur initiative, la règle voulant qu'ils soient un minimum interrompus dans leur travail. Moi-même j'attendrais systématiquement qu'ils ouvrent l'interaction, ce qu'ils ne feront que dans de rares occasions. Requérir l'intervention du médecin peut également être découragé par les échelons inférieurs (Goffman, 1968, p. 50).

> Alors que la sortie de sa fille approche, la mère d'Ana, âgée d'un an qui a été récemment greffée, souhaite obtenir l'autorisation de pouvoir sortir dehors avec sa fille (il fait très beau depuis quelques jours et d'autres parents ont déjà obtenu cette autorisation). Elle se dirige vers le poste des infirmières. L'infirmière à laquelle elle s'est adressée lui répond qu'il faut qu'elle demande à un médecin, mais qu'elle-même ne prendrait pas le risque de sortir, « si c'était mon enfant, je ne le ferais pas ! », ajoute-t-elle. (Notes de terrain, hépatologie)

Réapparaît dans cette scène le soupçon qui pèse toujours sur les parents/les mères d'adopter des comportements déraisonnables. Ce conseil est donné alors que l'infirmière s'éloigne déjà, limitant de ce fait les possibilités de négociation. La mère d'Ana se rétracte. Comme le relève Roland Svensson, l'infirmière est souvent dans une position délicate entre le médecin et son entourage. Son rôle de médiateur peut impliquer d'absorber les chocs (Svensson, 1996). Les médecins eux-mêmes peuvent décourager les tentatives des parents pour les aborder au cours de leurs déambulations dans le service en évitant d'entrer en contact visuel avec les personnes croisées dans les couloirs (Peneff, 2000). Une stratégie de contournement consiste à intercepter les médecins au cours de leurs déplacements (Roth, 1984).

> Les parents de Delphine [âgée de huit-neuf ans, Delphine est suivie dans le service suite à une greffe] souhaiteraient que leur fille puisse bénéficier d'une permission pour rentrer chez elle le week-end. On est vendredi après-midi, vers 14 h 30-15 heures, et ils n'ont toujours aucune réponse. Or, si Delphine doit rentrer ce soir, cela suppose de modifier une organisation familiale complexe. La mère de Delphine est donc assez pressée d'obtenir une réponse pour en informer son mari. C'est lui qui doit appeler, car il est à son travail. Il a déjà appelé à 14 h 30 et doit rappeler une heure plus tard. Delphine est occupée avec l'institutrice. La grand-mère de Delphine a quitté la chambre. Elle feuillette un magazine, assise à une table du coin repas des grands. Au bout d'un moment, sa belle-fille vient la rejoindre. Toutes deux attendent le passage des médecins pour les intercepter. Elles sont assises à un endroit stratégique puisque le coin repas des grands est juste à côté de la porte d'entrée du service. Aucun médecin n'a encore fait son apparition. Elles interprètent cette absence en l'attribuant au *staff* qui doit les retenir. En passant, la psychologue, sur le point de partir, échange quelques mots avec elles. La mère de Delphine lui parle de son projet de sortie pour le week-end. La psychologue légitime leur demande en leur disant qu'effectivement ce serait une bonne chose pour Delphine de dormir dans son lit ce soir. La tante de Marion arrive et va rejoindre sa nièce dans sa chambre. La mère de Delphine finit par interroger une infirmière qui lui dit que les médecins sont partis manger, mais que les permissions de toute façon ne peuvent se faire que pour une seule nuit. « Sinon, administrativement, il faut faire une sortie et une entrée ». La grand-mère de Delphine aperçoit un médecin. Elle incite sa belle-fille à aller le voir – cette négociation ne peut donc être menée par la grand-mère, qui si elle peut partager le devoir de présence, ne doit pas se substituer à la mère dans le rôle de « directeur de trajectoire ». Sa belle-fille lui répond : « je ne vais pas les accrocher aussitôt la porte franchie, ce ne serait pas correct » [déférence]. Le temps passe, je les quitte. Lorsque je repasse vers 16 heures, elles n'ont toujours aucune réponse. Vers 17 h 30, elles sont réunies toutes les quatre et jouent aux cartes dans le coin repas des grands : la réponse est négative. (Notes de terrain, hépatologie)

Cette stratégie est plus délicate si l'enfant est peu autonome, car cette dépendance limite l'aire dans laquelle les médecins peuvent être interceptés – sans parler des cas où l'enfant n'est pas autorisé à sortir de sa chambre. Dans le service d'hépatologie, la poursuite du rôle de garde-malade restreint l'aire de rencontre au carré central du service. Or, dans cet espace, seuls la chef de clinique et les internes sont présents de manière relativement régulière. Pour accéder au chef de service, il est préférable de se poster à l'extérieur du carré central.

> La mère adoptive d'Alexandre (âgé de quinze ans) connaît bien le service dans lequel elle revient régulièrement depuis la greffe d'Alexandre, il y a huit ans. En attendant le chef de service juste à l'entrée du couloir qui mène à son bureau, elle fait preuve d'une bonne connaissance des différents territoires du service, et de leur usage différencié selon les fonctions de chacun, sans que cette présence ne paraisse saugrenue car elle attend dans un des territoires « publics » du service (ce couloir est emprunté par les parents pour accéder au carré central lorsqu'ils viennent de l'extérieur). Comme l'essentiel de l'activité du chef de service a lieu dans son bureau, elle a ainsi toutes les chances de le rencontrer pour lui demander d'intercéder en sa faveur auprès de la caisse de sécurité sociale. (Notes de terrain, hépatologie)

Cette stratégie exige de la part des parents de la patience. L'attente peut être longue et ses résultats ne sont pas toujours à la mesure des espérances. Elle témoigne de l'asymétrie profonde des positions au sein du service d'hépatologie : si les parents/les mères ne sont pas tout à fait profanes, leur marge de manœuvre pour obtenir des informations sur la trajectoire hospitalière de leur enfant reste limitée. Dans le service de pédiatrie générale, je repère une stratégie équivalente consistant à être présent auprès de son enfant pendant la visite du chef de service. Cette stratégie est en partie « soufflée » par le personnel lorsqu'il juge légitime la demande exprimée par les parents/les mères :

> Le jour de la visite de Monsieur Courtille, la mère de Dylan, hospitalisé « chez les bébés » pour une malformation de l'œsophage, est là. Elle salue Martine, l'assistante sociale qui lui dit qu'elle a des choses pour elle [la mère de Dylan a fait une demande pour obtenir un logement plus grand de telle sorte que Dylan puisse avoir sa chambre]. La mère de Dylan se dit soucieuse d'être là au moment où Monsieur Courtille viendra. Elle explique qu'elle va fumer une cigarette.
> Martine : « vous avez le temps.
> – Vous pensez qu'il sera là dans combien de temps ?
> – Oh, je ne sais pas mais vous avez le temps parce qu'on suit le sens de la visite (elle mime le parcours suivi avec ses deux mains). » (Notes de terrain, pédiatrie générale)

De même, les parents dont la marge de mouvement est limitée dans le service doivent « faire contre mauvaise fortune bon cœur » et attendre que les médecins soient disposés à venir les informer.

> J'engage la conversation avec le père d'Idriss, hospitalisé « chez les bébés », qui se trouve dans la salle d'attente, située à l'extérieur du service, avec sa fille aînée. Il est environ 17 heures et il paraît très irrité. Il m'explique qu'il attend le

> médecin. « Elle a dit qu'elle allait venir me voir mais depuis ce matin j'attends. J'en ai vraiment assez depuis que mon fils est hospitalisé, on ne l'a pas vue, on ne nous a rien dit. Pourtant dans la charte du patient on dit bien qu'on a le droit d'être informé au fur et à mesure, là il a eu un examen, une écho', les résultats on les a sur place, elle ne m'a rien dit. Elle a dit qu'elle regardait le dossier et qu'après elle venait me voir. Et moi je suis là, j'attends avec la petite et je ne peux pas aller la voir. Je ne peux pas la laisser toute seule ici. » (Entretien informel, pédiatrie générale)

Dans le service d'hépatologie, les infirmières prennent soin de préparer les parents/les mères à leur entrevue à venir avec les médecins de telle sorte à faire le meilleur usage du temps limité qui leur sera consacré. Elles légitiment ainsi la position d'interlocuteurs des parents, tout en leur inculquant de faire un usage rationnel du temps médical (nécessitant organisation et préparation, sélection des questions pertinentes) :

> La mère de Diane doit rencontrer le chirurgien parce que les médecins pensent que sa fille peut avoir besoin d'être greffée à relativement brève échéance. L'infirmière, Joanne, s'approche de la mère de Diane et lui conseille, avec le sourire, mais également avec fermeté : « Réfléchissez bien aux questions que vous voulez lui poser avant. Pour ne pas en oublier, le mieux c'est de les noter.
> – J'avais fait ça avant d'aller voir Monsieur Thibault [le chef de service].
> – Vous avez tout le week-end pour y penser. Notez vos questions sur une feuille. Une grande feuille s'il y en a beaucoup (rires). » (Notes de terrain, hépatologie)

Certains parents refusent d'être cantonnés dans une position d'attente. Ainsi, la mère d'Alexis a demandé à voir l'interne. Elle ajoute à mon intention : « C'est pas à nous de courir dans les couloirs pour parler aux médecins ! C'est à eux de venir nous voir ! ». Ils sont alors rappelés à l'ordre violemment ou risquent de devoir attendre plus longtemps avant d'obtenir les renseignements souhaités. Demander une entrevue directe avec le médecin ressemble fort à un « dépassement de rôle ».

> À propos de l'un des médecins seniors du service, lors du repas, une infirmière, raconte : « Il y a la mère d'Alexis Panda, elle est un peu chiante, elle avait demandé à le voir. Il est arrivé, il y avait les parents dans le couloir. Il a demandé dans le couloir devant tout le monde à la maman d'Alexis, « Alors qu'est-ce que vous avez à me demander encore ? » Elle a un peu perdu ses moyens du coup. » (Notes de terrain, hépatologie)

Dans le vocabulaire de Goffman, cette pratique est une « mortification » publique destinée à rappeler l'attitude de déférence vis-à-vis des médecins attendue des parents, ce qui suppose de se limiter aux informations communiquées, sans exiger une disponibilité supplémentaire.

La règle veut que seuls les médecins transmettent les informations relatives aux décisions prises lors des staffs. Pour contourner cet obstacle, les parents/les mères peuvent interroger les autres intervenants présents. « Aller à la pêche aux informations » peut fournir quelques indices, permettant de présumer des réorientations de la trajectoire de l'enfant.

> La mère de Nicolas, âgé d'environ un an, qui vient d'être greffé, attend de pouvoir sortir, pour aller dans la famille de son mari dans une ville de province. Elle interroge l'assistante sociale sur les décisions prises lors du staff. Le chef du service lui avait dit qu'ils prendraient une décision. L'assistante sociale lui répond par une question : « Qu'est-ce qu'ils vous ont dit ?
> La mère de Nicolas : Vous ne savez pas ?
> L'assistante sociale : Non, mais c'est pas pour tout de suite, je veux dire pas pour ce week-end. Mais il faudrait qu'on s'occupe des papiers, si vous partez à Nevers, pour le transfert du dossier de la caisse d'Ivry à la caisse de Nevers. »
> (Notes de terrain, hépatologie)

Une présence continue favorise l'accès à l'information qui peut être grappillée tout au long de la journée. En particulier, la présence lors des examens permet d'obtenir plus rapidement les résultats. Alors que je lui demande pourquoi les parents sont si soucieux d'être présents lors des examens, la surveillante générale me répond :

> « Pour accompagner leur enfant et puis pour connaître le résultat, je pense, c'est tout. Enfin, c'est le résultat qui… Le résultat, parce qu'il y a tellement de choses ou de traitements qui sont suspendus aux résultats que, ils ont envie de connaître […] S'ils accompagnent un enfant à l'échographie, tu suis le truc en direct, et puis l'échographiste te commente en même temps l'examen, donc ils ont les résultats en même temps… Ça les rassure quelque part. » (Entretien, hépatologie)

Les rencontres avec les différents intervenants permettent aux parents de grappiller des informations au fur et à mesure. Par exemple, lors de la venue de l'anesthésiste, les parents d'Alexis en profitent pour lui poser des questions sur la prochaine intervention (est-ce que ce sera douloureux, etc.) (notes de terrain, hépatologie).

Les conversations informelles avec le personnel soignant peuvent également être l'occasion de collecter des informations. Il faut donc nuancer la vision de Goffman pour qui la « barrière qui fait obstacle aux conversations s'oppose aussi efficacement à la transmission des informations, et spécialement de celles qui concernent les intentions du personnel à l'égard des reclus. Ceux-ci sont systématiquement tenus dans l'ignorance des décisions qui les concernent» (Goffman, 1968, p. 51). En effet les parents/les mères ont de nombreuses conversations informelles avec le personnel soignant (les conversations qu'ils eurent avec moi étaient en partie le prolongement de ces conversations).

> Ana, âgée d'un an, en post-greffe, doit sortir dans peu de temps, mais aucune date n'a encore été arrêtée. Au fur et à mesure de ses déplacements avec sa fille dans le service, chacun s'émerveille de l'aspect d'Ana, joufflue et souriante, en sous-entendant qu'elle devrait sortir bientôt[1] (notes de terrain, hépatologie).

Certains parents parviennent mieux que d'autres à s'attirer la sollicitude du personnel à l'aide de ces conversations. La mère de Clément admet sans détours qu'il lui semble important d'entretenir de bons contacts avec tout le monde. Ces relations peuvent ensuite être mobilisées, soit pour obtenir des informations, soit pour négocier une plus grande attention des professionnels à son enfant.

Une présence discontinue rend plus difficile l'obtention d'informations actualisées par les parents, en particulier lorsque l'enfant lui-même ne peut se faire le relais des informations échangées sur son compte en l'absence de ses parents.

> Le père de Aminata, âgée de huit-neuf ans, arrive accompagné par un grand jeune homme. Il demande : « Je voudrais voir le médecin d'Aminata.
> Claire, chef de clinique : Oui, vous êtes le grand frère. Ce n'est pas vous que j'ai vu ce matin ? Vous êtes l'autre grand frère. Il ne vous a pas raconté ?
> – Non.
> Claire : Écoutez, vous n'avez pas de chance à chaque fois c'est moi que vous voyez mais je ne suis pas le médecin qui s'occupe d'Aminata et elle est déjà partie. Demain elle sera là, mais il faut que vous veniez avant 14 heures parce que l'après-midi, elle a ses consultations. Sinon, après 17 heures, mais elle passe très vite dans le service après ses consultations. Si vous voulez, je peux lui laisser un mot pour lui dire que vous voulez la voir. Ça vous va comme ça ? D'accord ? »
> (Notes de terrain, pédiatrie générale)

Cette difficulté à surveiller la trajectoire hospitalière en cas d'absence est augmentée en cas de mauvaise maîtrise des rouages hospi-

1. Le personnel a une meilleure connaissance des différentes phases de la trajectoire hospitalière et peut donc anticiper plus facilement la sortie. Cette anticipation permet de préparer les parents à ce passage. La phase de convalescence de l'enfant est utilisée pour resocialiser le parent à la vie en dehors de l'institution, en revalorisant les avantages de la vie à la maison.

taliers et comblée par la mobilisation d'indices profanes, permettant de mesurer, indirectement, la gravité de la situation.

> Majda, adolescente, a été hospitalisée en orthopédie, pendant que sa sœur, Yasmine, âgée de treize ans était hospitalisée dans le service de pédiatrie générale. Leur père me raconte qu'ils ont prélevé un peu de liquide au niveau de la cheville enflée de Majda. Je lui demande : « Vous savez ce qu'elle a eu ?
> Le père de Majda : Non, parce que moi, je suis arrivé à 14 heures, et les médecins étaient déjà partis. J'ai essayé de poser un peu des questions, mais on m'a dit qu'on ne savait pas quand ils reviendraient alors j'ai préféré partir. De toute façon, elle a un rendez-vous prévu. (Il regarde sur le papier qu'on lui a remis) Pour le 23 juin. J'ai posé la question aux infirmières, mais elles, elles ne peuvent rien dire, elles ne savent pas de toute façon. Je me tourne vers Majda : Et toi, ils ne t'ont rien dit ?
> Son père lui aussi surenchérit : Tu n'as pas posé de questions au médecin ?
> Majda se justifie : Non, ce matin, ils sont passés, il était 7 h 30, ils m'ont réveillée alors je n'ai pas bien écouté. Mais non, je ne sais pas moi non plus ce qui s'est passé. »
> Le père de Majda m'explique alors que de toute façon, vu son ordonnance, qu'il me montre pour que j'y jette un œil, « ça ne doit pas être très grave – elle n'a pas d'antibiotiques. Par contre elle n'a pas le droit de faire du sport pendant un mois ». (Notes de terrain, pédiatrie générale)

Non sans risque d'erreur cependant :

> Marie-France, infirmière, à propos de Minnie, raconte : « autant sa maman est gentille, autant le père, il est un peu… Je voulais savoir ce qu'il fait comme travail. Minnie me dit : « mon papa est parti travailler ». Je lui dis : « il fait quoi comme travail ton papa ?
> – Il est docteur en droit ! »
> Pourtant hier, il arrive, il va dans la chambre et après il vient me voir : « Alors est-ce qu'elle est toujours autant déshydratée ma fille ? Parce que j'ai vu que vous aviez augmenté la perf' ». J'avais envie de lui dire : « vous êtes peut-être docteur en droit mais la drépanocytose vous savez pas trop ce que c'est. Je peux vous faire un cours si vous voulez ». Parce qu'elle n'était pas du tout déshydratée. » (Notes de terrain, pédiatrie générale)

Il est assez rare que les infirmières, dans le service de pédiatrie générale, se préoccupent de connaître quelle est la profession des parents hormis dans le cas où ceux-ci ont à voir avec la profession médicale. Un différentiel de niveau d'études pourrait réduire le caractère asymétrique des relations si l'infirmière ne rétablissait la balance en relevant le déficit de connaissance en matière médicale du père de Minnie.

Les parents peuvent également faire appel à des sources d'information alternatives. Les informations collectées auprès des autres parents sont les premières mobilisées. Cette ressource présente l'avantage de limiter le risque de voir leurs demandes perçues comme intempestives par le personnel soignant. Elles permettent d'anticiper sur la trajectoire de maladie, alors que la règle veut que ces informations ne soient transmises qu'au fur et à mesure par le médecin, et seulement s'il le juge nécessaire.

> Alexis âgé d'environ un an doit être greffé. Sa mère me raconte : « Mon mari, lui, ne pose jamais de question. Moi, je préfère poser des questions plutôt que de me demander et de ne pas savoir. Je demande aux médecins, mais les médecins disent les choses au fur et à mesure et ne disent pas tout d'un coup. On demande aux autres parents, mais chaque cas est différent. Mais peut-être que s'ils annonçaient tout d'un coup, ça ferait trop aussi ? » (Entretien informel, hépatologie)

Selon Dag Album, les informations fournies par les membres de l'équipe et les autres patients sont complémentaires (Album, 1989). Mais ces deux sources d'informations ne sont pas mises sur le même plan. Le père de Savinna (âgée de deux ans, récemment greffée) m'explique qu'il accorde plus de poids aux conseils donnés par les autres parents qu'à ceux des infirmières parce que celles-ci, si elles ont des enfants, ne savent pas ce que c'est d'avoir un enfant malade (entretien informel, hépatologie).

Ce rôle des parents est souvent perçu de manière ambivalente par les membres de l'équipe. La psychologue compare les repas à la *Maison des parents* à un « cours du soir » accéléré. Le personnel a souvent le sentiment que de nombreuses erreurs sont ainsi transmises entre les patients (Album, 1989, p. 302). Le paradigme conflictualiste va plus loin dans l'interprétation de cette ambivalence. Selon Freidson, ces échanges d'information permettent de subvertir le pouvoir détenu par les médecins, en compensant la rétention d'informations (Freidson, 1984).

Des sources écrites peuvent également être mobilisées par les parents. L'une des caractéristiques de la transmission des informations aux parents à l'hôpital est d'être essentiellement de nature orale, hormis quelques brochures qui décrivent le fonctionnement général de l'hôpital. Les parents semblent avoir un accès inégal aux sources écrites. La mère d'Anthony regrette qu'il n'existe pas des revues sur la maladie de son enfant, parfois, me dit-elle, elle trouve « un petit article » mais c'est tout. À nouveau, le recours à ce type d'informations est vu d'un mauvais œil par les médecins.

> Lors d'un *staff* les deux praticiens hospitaliers (PH) ont l'échange suivant :
> La PH : « La maman a fait la biblio, elle a fait les abstracts [résumés des articles de médecine] !
> Le PH (moqueur) : Alors, ils sont plus renseignés que toi parce que tu n'as pas le temps de lire la biblio.
> La PH le contredit indirectement en prenant le parti de résumer le contenu de l'un de ces articles.
> Elle ajoute : ça dépend aussi de ce que désirent les parents, on est évidemment très influencés par le désir des parents qui souhaitent un traitement, que quelque chose soit fait ». (Notes de terrain, hépatologie)

Elle reconnaît implicitement que cette connaissance des parents leur permet de se positionner plus nettement comme « directeurs de trajectoire », en déléguant partiellement la démarche diagnostique aux médecins et en se comportant en consommateurs avertis des services proposés à l'hôpital.

Une participation inégale aux décisions

Les parents cherchent à conserver une certaine maîtrise sur la trajectoire hospitalière de leur enfant et peuvent prétendre jouer ce rôle en collaboration ou en contradiction avec les équipes, en particulier les médecins. Il peut y avoir conflit pour savoir quel est le garant en dernier ressort de la trajectoire de l'enfant. Les médecins peuvent se prévaloir d'un savoir « ésotérique » (Freidson, 1984) difficilement accessible aux parents (Waissman, 1995). Les parents peuvent faire appel à leur meilleure connaissance de l'enfant et faire jouer la prééminence de sa trajectoire biographique sur sa trajectoire hospitalière. Ils sont inégalement à même d'influer sur la trajectoire de leur enfant.

> « Bien sûr, les divers acteurs en scène possèdent des degrés assez différents de compétence, de sagacité, d'influence et de pouvoir circonstanciel ou statutaire pour affecter l'évolution du travail de trajectoire. Cependant ce travail ne pourrait guère être accompli si le personnel, le malade ou ses proches ne s'appuyaient sur un ou plusieurs de ces modes d'articulation les moins institutionnalisés. » (Strauss, 1992, p. 242-243)

Pour être « directeur de trajectoire », il faut disposer des informations pertinentes. Or, en raison de l'incertitude qui caractérise l'évolution de la maladie et les inflexions de la trajectoire hospitalière, les informations anciennes se dévaluent très vite. Il est difficile pour les parents/les mères d'obtenir des informations en continu alors que la trajectoire hospitalière au cours d'une journée peut être radicalement modifiée. Par leur présence continue et leur bonne connaissance de la situation de leur enfant, les parents/les mères peuvent cependant être amenés à jouer un rôle important dans le « travail d'articulation » (Strauss) des différentes tâches nécessaires au bon déroulement de la trajectoire hospitalière.

> Valentine, âgée d'un peu plus d'un an, enfant ayant bénéficié d'une transplantation hépatique, est hospitalisée pour une fièvre inexpliquée. Elle est « grognon » à son réveil. Sa mère pense que sa température a monté. Elle demande à l'infirmière de reprendre sa température, faisant ainsi admettre la validité de sa demande. Constatant que la température a monté, l'infirmière décide de refaire un bilan. (Notes de terrain, hépatologie)

Dans ce cas, l'intervention de la mère de Valentine a permis d'accélérer la trajectoire de sa fille pour l'établissement d'un diagnostic, la mère de Valentine ayant réussi à faire valoir son statut d'interprète qualifiée des symptômes de sa fille auprès des infirmières.

Face aux médecins également, tout du moins dans la manière dont ils racontent après coup les choses, les parents/les mères peuvent insister pour orienter les décisions concernant la trajectoire hospitalière :

> La mère de Gaël, hospitalisé depuis douze jours « chez les bébés », me raconte que, comme son fils n'allait pas bien, ils sont allés aux urgences. « On nous a dit de rentrer chez nous avec la kiné. Il avait mangé un demi-biberon, ils ont dit : « vous pouvez y aller ». Mais le kiné, le lendemain, nous a dit de retourner à l'hôpital parce qu'il ne pouvait presque plus respirer. Alors quand je suis revenue à l'hôpital, il y avait sept heures d'attente. Je ne me voyais pas attendre aussi longtemps. Mais comme il n'était vraiment pas bien, ils l'ont pris. Je leur ai dit : « je suis déjà venue hier, je ne vais pas revenir demain, vous le gardez ». Parce qu'ils hésitaient à le garder. » (Entretien informel, pédiatrie générale)

Pour ce faire, ils peuvent s'appuyer soit sur un savoir glané auprès d'un autre professionnel (pour la mère de Gaël le kinésithérapeute), soit sur leur connaissance de l'enfant, quitte à se voir confirmer leur point de vue *a posteriori*.

> La mère de Nassim, âgé de six mois, déjà hospitalisé dans le service pour une bronchiolite, me raconte : « depuis qu'il est sorti, c'est comme ça, il a de la température, ça redescend. Quand il est sorti, il en avait encore un peu. Moi

> je voulais pas sortir. Je voulais qu'il soit nickel, mais on m'a dit : « si si, tout ira bien ». Mais moi je sais qu'avec lui, dès qu'il a quelque chose, c'est la totale. Et tous les jours il avait un peu de fièvre. Je lui donnais un suppo', ça baissait et le lendemain, de nouveau de la fièvre. Mais hier, il était bien, il a pris son dernier biberon à 22 heures. Mais ce matin, j'ai vu, il était tout mou. J'ai pris sa température : 40. Hop, j'ai pas attendu, j'ai dit : « on va aux urgences. Ça, c'est pas mon fils comme ça. » (Entretien informel, pédiatrie générale)

Mais à nouveau, il s'agit d'une stratégie risquée si la rationalité médicale n'est pas prise en compte.

> Cinq jours plus tard, alors que je discute à nouveau avec la mère de Nassim, je remarque qu'il siffle quand il respire.
> La mère de Nassim : Oui, et il voulait qu'il sorte maintenant ! Je veux pas qu'il sorte dans cet état, même si la fièvre est tombée.
> Plus tard, alors que je discute avec Nathalie, infirmière, dans la salle de repos, elle me raconte : « il est arrivé avec 40 de fièvre, elle ne lui avait même pas donné d'eau alors qu'il était complètement déshydraté. Il n'a pas de gastro, il est asthmatique, il pourrait sortir. Un médecin a dit : « moi dans mon service je le ferai sortir ça ». Il n'a pas de raison de rester. » (Notes de terrain, pédiatrie générale)

Dans le discours de l'infirmière, la négligence est mise sur le compte de la mère (qui n'a pas donné d'eau à son enfant) et non sur une sortie trop précoce de l'enfant, comme le laisse entendre sa mère. La volonté de la mère de Nassim d'influer sur la trajectoire hospitalière de son fils en refusant la sortie a peu de chance d'aboutir si elle ne peut gagner à sa cause les « blouses blanches ».

Dans le service d'hépatologie, compte tenu du savoir qu'ils ont fini par acquérir sur la maladie de leur enfant et son traitement, certains parents revendiquent expressément la place de partenaire dans la direction de la trajectoire hospitalière.

> La mère de Blandine, (Blandine, âgée de deux ans environ a été greffée), affirme : « Ils [les médecins] doivent faire avec nous ». Elle considère essentiel de pouvoir donner « leur » avis, et de faire valoir « leur » point de vue (à ce point de notre conversation elle s'exprime en porte-parole du couple et parle à la première personne du pluriel). Elle prend pour exemple l'aspect que devra prendre la cicatrice de sa fille après son opération prévue dans quelques jours, ce dont elle a parlé au chirurgien : « Ce sont des choses qui comptent pour nous », conclut-elle. (Entretien informel, hépatologie)

Il s'agit ici de faire valoir une considération esthétique qui, si elle est prise en compte, modifie les gestes du chirurgien. De plus, il ressort du discours de la mère de Blandine que le « travail de trajectoire » prime ; les autres tâches, en comparaison, s'en trouvent dévalorisées.

La position de directeur de trajectoire est-elle seulement appropriée par les parents les mieux dotés socialement ? La mère de Blandine, tel que son style interactionnel me permet d'en juger, semble appartenir aux classes supérieures. Ce n'est pas le cas de la mère de Moustapha, d'origine étrangère, occupant un logement qu'elle juge insalubre et ne maîtrisant pas parfaitement la langue française. Elle n'a pas renoncé pour autant à surveiller la trajectoire de son fils hospitalisé[1], profitant de son expérience accumulée au cours d'hospitalisations précédentes :

> Muriel, une infirmière, vient prendre les constantes de Moustapha, hospitalisé « chez les bébés ». Avant que Muriel ne ressorte de la chambre, la mère de Moustapha lui demande : « tout est bien non, rien de grave?
> Muriel : Non, tout ça, ça va ».
> Muriel revient avec une seringue contenant du Motilium. La mère de Moustapha lui demande : « c'est quoi ça?
> Muriel : c'est du Motilium, comme il vomit, ça risque de passer dans les poumons, on en donne toujours dans ces cas-là.
> La mère de Moustapha : et les gouttes? Le médecin m'a donné un médicament à lui donner le matin.
> Muriel réfléchit : Les vitamines?
> – Oui.
> – On lui a donné ce matin, ça, c'est bon. » (Notes de terrain, pédiatrie générale)

Les parents médecins sont dans une position privilégiée pour se positionner en partenaires dans la direction de la trajectoire hospitalière de leur enfant car ils disposent d'un savoir d'expert (non spécialisé certes), en plus de leur connaissance fine de l'enfant :

> Lors de la visite de Monsieur Courtille, la chef de clinique, Claire, raconte que les parents de Cléa, hospitalisée « chez les bébés », qui sont tous les deux internes, « ne sont pas très contents parce que leur fille bradycarde[2] ». Ils ont demandé un holter[3], mais la machine est en panne. Ils auraient souhaité sortir et refaire un holter en consultation. « Mais comme internes à l'A.P., ils devraient comprendre, ils savent comment ça se passe. » (Notes de terrain, pédiatrie générale)

Leur jugement sur la nécessité d'un holter supposant d'organiser la sortie de leur fille (et donc de modifier sa trajectoire) ne rencontre pas, cependant, l'assentiment de l'équipe médicale. La chef de clini-

1. Carol Heimer et Lisa Staffen remarquaient également que des parents peu dotés socialement peuvent se révéler extrêmement soucieux de la trajectoire de leur enfant et acquérir de vastes compétences pour juger de la qualité des soins délivrés (Heimer, Staffen, 1998).
2. Ralentissement du cœur.
3. Appareil qui enregistre l'activité du cœur sur 24 heures.

que met en cause la stratégie d'*exit* adoptée et le non-respect d'un principe de loyauté (*loyalty*)[1] vis-à-vis de l'institution dont ils dépendent en tant qu'internes.

Même en étant extérieurs à la profession, certains parents n'hésitent pas à juger les compétences des médecins, tel le père d'Ombeline, hospitalisée « chez les bébés » :

> « On est allé aux urgences la veille de Noël, on est resté là-bas de 21 heures à 3 heures du matin pour qu'on nous renvoie chez nous alors qu'elle avait perdu 12 % de son poids. On était déjà allé voir notre médecin, mais comme elle continuait à se déshydrater on est allé aux urgences. Une gastro', j'ai l'habitude, je sais ce que c'est, j'ai quatre enfants, mais là c'était plus grave. Je ne comprends pas qu'ils ne l'aient pas gardée. Moi je crois qu'en bas, aux urgences, ils sont incompétents. Je ne suis pas raciste, ses parrains ce sont des Noirs et des Arabes, mais là vraiment, ces médecins… D'abord, ils parlent très mal le français et puis je pense qu'ils n'ont pas la même formation. Enfin, je ne sais pas mais… […] Donc, ils l'ont renvoyée et le lendemain, ils se sont rendu compte que ça n'allait pas, ils ont appelé à la maison en disant : « Excusez-nous, on s'est trompé, est-ce que vous pouvez revenir ? ». On avait déjà appelé SOS médecin parce qu'elle, elle a continué toute la nuit à se vider. Bon, il était 9 h 30, le temps d'arriver à l'hôpital, il était 10 h 30 et là on a encore attendu 6 heures. J'ai pété un plomb. En plus, le médecin avec son ordinateur, 1 h 30 pour taper son truc. Je lui ai dit : « ça suffit, je n'en peux plus. Je l'emmène. » Je voulais l'emmener à Pinard. Ils ne se rendent pas compte, ça faisait toute la nuit qu'elle pleurait, on l'avait dans les bras. Ils ont dit que j'étais trop nerveux, que je ne devais pas l'approcher et pourtant elle ne dormait que sur moi, alors. Bon, finalement l'infirmière est venue, elle lui a fait sa perfusion, mais je comprends pas pourquoi il a fallu attendre si longtemps. En plus pendant ce temps, elle s'est dégradée. […] Mais, même mon médecin m'a dit, je ne comprends pas qu'ils ne l'aient pas gardée. 12 % en plus, il m'a dit lui-même le médecin, en dessus de 10 % c'est grave pour un petit comme ça. Et malgré ça, il m'a dit : « rentrez chez vous ». C'est vrai qu'à trois heures du matin on n'en pouvait plus, on est rentré. » (Entretien informel, pédiatrie générale)

Mais dans ce cas, il s'appuie non seulement sur son expérience passée de la maladie, expérience qui se situe du côté d'une expertise profane, sur une expertise médicale glanée auprès du médecin traitant et sur un raisonnement *a posteriori* qui lui donne d'autant plus raison que les médecins eux-mêmes ont dû rectifier la trajectoire d'Ombeline (en leur demandant de revenir).

1. Je fais référence ici aux modes d'expression du mécontentement mis en évidence par Albert Hirschmann : *exit* (la défection), *voice* (la prise de parole), *loyalty* (l'expression d'une loyauté) (Hirschmann, 1970).

Le jugement profane sur les compétences professionnelles des médecins peut porter sur leurs capacités interactionnelles avec les enfants et non sur leur savoir en tant que tel, de même que sur l'efficacité du traitement proposé :

> La maman de Kelly, hospitalisée « chez les bébés » pour une gastro-entérite, me raconte qu'elle a d'abord été aux urgences dans un autre hôpital « ça n'a pas marché. Chez le médecin ça n'a pas marché. Du coup, je suis venue ici et ils l'ont gardée. Là ça va mieux. Je préfère ici, les gens sont gentils avec les enfants et sont plus aptes. À Aulnay [dans l'autre hôpital], le médecin n'avait pas de patience. C'est vrai, mes enfants ne sont pas faciles, quand il faut prendre la tension, ils crient, mais ici, les infirmières, elles ont la patience, elles leur parlent gentiment, même s'ils crient et elles essaient de l'apaiser. Là-bas, le médecin disait : « si j'en ai trois comme ça, je préfère changer de boulot ! ». Mais pour être médecin, il faut de la patience, parce que les enfants, ils sont tous différents. » (Entretien informel, pédiatrie générale)

Aux yeux des parents, l'efficacité du traitement, qui justifie l'acceptation d'une décision de sortie, se mesure à la disparition des symptômes, mais aussi, plus largement, au retour de l'enfant à un état de bien-être.

> Alassane, hospitalisé « chez les bébés », est sortant. La mère de Jeanne, sa voisine de chambre, trouve qu'il a l'air douloureux et qu'il a l'abdomen très gonflé, qu'il a l'air moins en forme que sa fille, alors qu'il est sortant et que sa fille ne sortira pas cette nuit. (Notes de terrain, pédiatrie générale)

Il dépend en dernier lieu de l'indépendance de l'enfant par rapport à tout appareillage :

> Ainsi la mère de Maël, hospitalisé « chez les bébés » pour une infection pulmonaire, alors que l'interne, Laurence, est venue la voir, pour l'informer que son fils pourra sortir en HAD [hospitalisation à domicile] dans deux jours, s'inquiète que l'on ait remis l'oxygène.
> Laurence : pour moi, ce n'est pas ce qui m'inquiète pour Maël. Lui, il a 94 de sat'[uration][1] mais ça va. Les infirmières lui mettent 0,5 litre d'O^2, je leur dis rien, mais ce n'est pas la peine.
> La mère de Maël : parce que j'en ai discuté avec une maman, elle m'a dit qu'avec l'HAD, il n'y a pas d'appareil à la maison.
> Laurence : De toute façon, il y a un médecin qui vient et l'infirmière est là.
> – Il vient tous les jours le médecin ?
> – L'infirmière passe tous les jours et le médecin, je sais pas. » (Notes de terrain, pédiatrie générale)

La mère de Maël, implicitement, semble comparer la sécurité apportée par l'hôpital et celle d'un simple suivi à domicile, même

1. Un taux normal d'oxygène dans le sang est de 100 %.

encadré par l'hospitalisation à domicile. Elle s'appuie pour juger de l'opportunité des décisions de trajectoire prises par les médecins sur des informations glanées auprès d'une autre mère, tout en essayant de se représenter le scénario des soins à venir lorsqu'ils seront réalisés à domicile en allant « à la pêche aux informations » auprès de l'interne.

En plus d'une expertise en tant que parent, il est nécessaire de disposer d'une relative familiarité avec l'univers médical pour se positionner en « directeur de trajectoire ». Il faut donc avoir acquis un savoir sur le fonctionnement de l'hôpital et le déroulement des soins. Toute confusion entre les « blouses blanches » réduit à néant toute prétention de la part des parents à se poser en directeurs de trajectoire face aux médecins :

> Une externe me raconte qu'elle n'a pas l'habitude « de gérer les parents aussi. Dimanche, y'avait la mère d'une gamine, elle m'a posé cinq fois la même question. Je lui ai dit que je ne savais pas, mais à chaque fois, elle revenait. Je ne savais plus quoi inventer. Bon, c'est vrai qu'à l'hôpital, on a une blouse blanche, on est considéré comme des docteurs. La différence entre les internes et les externes, souvent les gens ne la connaissent pas. Alors c'est normal que quand ils nous voient, ils se tournent vers nous. Je crois qu'elle voulait que sa fille sorte le jour même. Elle ne comprenait pas que ce n'était pas de ma responsabilité. Je lui ai dit pourtant que ce n'était pas à moi qu'il fallait le demander ». (Entretien informel, pédiatrie générale)

En s'adressant à l'externe, cette mère n'a aucune chance de faire valoir son désir d'écourter la trajectoire hospitalière de sa fille. Tout comme la confusion entre « blouses blanches », feindre un savoir que l'on ne détient pas vraiment conduit à être rapidement replacé à sa place de profane :

> Yasmine, âgée d'environ deux ans, vient d'arriver dans le service, accompagnée par sa mère et une dame (la belle-sœur ?). Celle-ci demande à Axelle, qui vient de se présenter à Yasmine comme « son infirmière », à combien s'élèvent la tension et la température. Elle prend des notes sur un papier et joue les initiés.
> Axelle : 37°4 C.
> La dame : Ah, c'est bon, ça veut dire qu'elle n'a pas de fièvre. En dessous de 37°5 C pour des petits comme ça, ça va.
> Axelle : En fait, en dessous de 37°9 C, ils sont subfébriles.
> La dame : Vous avez dit combien la tension 11… ?
> Axelle : 118 82.
> (Elle note) : 118 82. 118 82 ? C'est-à-dire, ça fait combien ?
> Axelle : 11,8
> La dame : 11,8 ?

> Axelle : Oui.
> [...]
> Axelle vient installer le traitement.
> La dame : Vous faites quoi là, vous lui donnez les antibiotiques ?
> Axelle (lui répond avec réticences) : Non, la base.
> – La base ?
> – Oui, pour faire passer les antibiotiques. (Notes de terrain, pédiatrie générale)

Se poser en directeur de trajectoire, à l'égal des médecins dont c'est traditionnellement la fonction, suppose une certaine familiarité préalable avec le système médical. Les parents n'y sont guère encouragés, plus encore si les symptômes peuvent être mis, au moins à titre d'hypothèse, sur le compte d'une manifestation psychosomatique de la part de l'enfant en lien avec un contexte familial difficile.

> La mère d'Élodie, une jeune adolescente, m'explique, le jour du départ d'Élodie, qu'elle n'est pas du tout contente de ce qui a été décidé. Quand je lui explique que je veux travailler sur la place des parents à l'hôpital elle commente : « la place des parents, c'est se taire, voilà. Je pense que ça peut se résumer à ça. Mais je ne suis pas d'accord. Là, aujourd'hui, elle sort et ils n'ont rien trouvé de plus. Hier, elle s'est reposée, donc elle n'a plus mal, mais je leur ai dit que c'est après avoir fait un effort qu'elle a mal. Donc on va rentrer et ça va recommencer. Et moi qu'est-ce que je fais ? J'étais allée voir mon médecin traitant en lui disant : « écoutez, il faut vraiment faire quelque chose » et il m'a fait une lettre pour qu'on l'hospitalise. Elle a vu deux spécialistes, le docteur C. et B.J. » [...] parlent de myalgie[1]. « Mais ils n'ont pas éliminé les autres hypothèses. Il était question d'une biopsie musculaire, d'un scanner et le médecin m'a dit « Ce n'est pas nécessaire. Ce ne sont pas des examens anodins pourquoi voulez-vous que votre fille souffre ». Mais je suis désolée, aujourd'hui la douleur chez l'enfant, on sait prendre en charge. Je travaille chez Sanofi [un laboratoire pharmaceutique], alors j'en sais quelque chose. Mais on ne vous écoute pas. Et là, elle doit rentrer, elle doit aller à des séances de kiné, de la relaxation et voir un psychologue. Mais comment je vais faire moi, je travaille et ce n'est pas facile à organiser tout ça. A X. [dans un autre hôpital dans lequel Élodie a été précédemment hospitalisée], ils n'ont pas vraiment cherché ce qu'elle avait, alors elle n'a pas voulu y retourner. Mais ça fait plusieurs mois, que dès qu'elle fait des efforts, elle a des douleurs. Je voudrais qu'on trouve ce que c'est ». (Elle pleure). (Entretien informel, pédiatrie générale)

Face à l'appel à la culpabilité de faire souffrir inutilement sa fille, la mère d'Élodie tente d'opposer un savoir professionnalisé (dans le milieu pharmaceutique). Il s'agit peut-être également pour elle de

1. Douleur musculaire.

repousser l'idée d'une implication relationnelle dans le mal-être de sa fille en se montrant favorable à une poursuite des investigations somatiques et en mettant en avant les difficultés organisationnelles du projet thérapeutique proposé par les médecins. Cet argument a peu de chance d'être entendu car les difficultés d'organisation familiale sont peu prises en compte par les médecins, au nom du principe que les parents ont l'obligation de tout faire pour leur enfant (le temps maternel devient alors la variable d'ajustement permettant de rendre compatible de multiples contraintes), à moins que les parents n'adoptent une stratégie de non-compliance complète, contraignant alors les médecins à revoir leur décision.

Certains parents ne cherchent pas à se positionner en directeur de trajectoire et se contentent d'être les auxiliaires des médecins (Bachimont, 2002).

> Je discute avec la maman de Nicolas, âgé de six-sept ans. Elle s'arrête de parler en voyant qu'un médecin étranger au service vient voir son fils qui ne se trouve pas à ses côtés à ce moment-là. Je lui demande si elle souhaite aller voir.
> – Non, ils ne m'ont pas appelée.
> Après avoir vu Nicolas, l'orthopédiste vient lui poser quelques questions. Il lui demande si Nicolas avait la même démarche avant, s'il a déjà eu des hospitalisations prolongées, ce qui rappelle une fois de plus que les parents sont les porte-parole du dossier médical et les témoins de l'histoire de la maladie de leur enfant pour le compte des médecins.
> L'interne, Frédéric, après le départ de l'orthopédiste vient s'asseoir à côté de la mère de Nicolas : « C'était l'orthopédiste. Pour écarter tout risque, un rendez-vous a été pris pour une scintigraphie osseuse. Ne vous inquiétez pas, c'est pour être sûr.
> – Je vous fais confiance. Vous savez ce que vous avez à faire.
> Frédéric : c'est à Pinard. Un aller-retour dans la journée. Une voiture médicalisée viendra le chercher. Alors, par contre, il faut que vous soyez là, mais c'est pas un problème parce que vous êtes là. En général, on n'a pas les résultats tout de suite. On lui passe un produit par la perfusion pour regarder les articulations des hanches. »
> Frédéric conclut la discussion en disant : « je pense qu'il ne faut pas insister sur ça en ce moment. Il en a déjà assez marre comme ça.
> – Oui, il n'en peut plus là.
> – Oui, il ne faut pas le focaliser là-dessus. Il faut l'inciter à marcher un maximum.
> – Oui, j'essaye, mais ce n'est pas facile. » (Notes de terrain, pédiatrie générale)

La mère de Nicolas accepte de ne pas être l'initiatrice des interactions avec les médecins, de s'en remettre à leur décision sans les discuter et de suivre leurs conseils pour accompagner les efforts thérapeutiques et la prise en charge psychologique de son fils.

D'autres parents, sous prétexte de se positionner en directeur de trajectoire, font obstruction aux soins. Les demandes exprimées par le parent-directeur de trajectoire doivent intégrer la rationalité médicale pour avoir quelques chances d'être suivies d'effet :

> Christine, une jeune infirmière, raconte qu'elle n'en peut plus « à cause de la maman du 11. Elle n'arrête pas de me dire que je suis idiote et la grand-mère c'est pareil. Avec elle, tu as toujours l'impression que tu es moins que rien. Elle ne voulait pas d'aérosol parce qu'elle dit : « je ne supporte pas de la voir pleurer. Trouvez autre chose !
> – Oui, mais alors je ne vois pas pourquoi elle reste à l'hôpital parce qu'il n'y a pas d'autres solutions et vous ne nous laissez pas la soigner ». Fadila (faisant fonction de chef de clinique) a dit : « si ça continue on ne va pas la garder longtemps ». À chaque fois que je rentre dans la chambre, elle m'engueule. Sa fille avait de la fièvre, elle ne voulait pas lui enlever son body. Elle a dit : « Donnez-moi un Doliprane ! ». Je ne lui ai pas donné. Je vais lui faire prendre un bain. » (Notes de terrain, pédiatrie générale)

Face à l'absence de collaboration de parents qui remettent en cause les procédures médicales, les professionnels peuvent agiter la menace d'une sortie anticipée et faire usage de leur pouvoir discrétionnaire pour surseoir aux demandes des parents (en ne donnant pas le Doliprane demandé en représailles du manque de compliance de la mère). Cependant l'arme de la sortie anticipée est à double tranchant car elle n'appartient pas aux seuls médecins. Il arrive que des parents exigent que leur enfant sorte « contre avis médical », faisant jouer à plein leur autorité parentale. Sauf en cas de danger pour l'enfant, les médecins ne peuvent s'y opposer à moins de mettre en œuvre une procédure lourde de placement provisoire ou de s'engager dans un travail de persuasion coûteux en temps et sans garantie de succès. Il peut en découler une certaine désorganisation de la trajectoire hospitalière de l'enfant, qui devient hachée, non plus en raison des défauts organisationnels de l'hôpital mais par la faute des parents.

> Alors qu'elle assure l'encadrement des élèves infirmières, Nathalie, infirmière, est interrogée par l'une d'entre elles : « pour les nourrissons, à quoi sert la psychologue, je ne vois pas trop ? C'est plutôt pour les parents dans ce cas.
> Nathalie : si tu agis sur les parents ça se répercute aussi sur l'enfant tu sais. Il faut leur parler [...] avant qu'ils ne pètent un plomb parce qu'après c'est trop tard. Ça fait des parents comme la maman de Floriane qui sortent contre avis médical et qui reviennent. Les urgences ont appelé, Floriane revient.
> Moi : Déjà ? Mais elle vient de sortir !

> Nathalie : Oui, je sais mais les parents voulaient partir à tout prix et voilà ! » (notes de terrain, pédiatrie générale)

Pour les convaincre de renoncer à une sortie contre avis médical, les médecins peuvent jouer, plutôt que sur la rationalité médicale *stricto sensu*, sur une identification des postures parentales (le conseil est donné non pas seulement en tant que médecin, mais en tant que parent), en mettant en jeu la responsabilité parentale en cas de sortie anticipée de l'enfant :

> La grand-mère de Moïse souhaite quitter l'hôpital alors que son petit-fils, un tout petit bébé, a encore de la fièvre. Monsieur Courtille, le chef de service, parvient à la convaincre de rester en lui disant : « moi je vous assure, si c'était mon enfant, je ne partirais pas. Même médecin, je ne le garderais pas à la maison. » (Notes de terrain, pédiatrie générale)

Comme pour la recherche d'information, les parents ne disposent pas toujours de la disponibilité suffisante pour jouer le rôle de « directeur de trajectoire ». La surveillance de l'enfant malade *stricto sensu*, de même que la garde des frères et sœurs de l'enfant hospitalisé réduisent pour les parents/les mères les possibilités de jouer ce rôle, en limitant leur possibilité de déplacement et d'interpellation des médecins.

> Hadji, âgé de deux-trois ans, est sortant. Lorsque je quitte le service, il est dans le couloir près des ascenseurs à l'extérieur du service avec sa maman qui porte un bébé maintenu par un large tissu dans son dos. Elle s'est assise sur une chaise face au couloir d'entrée du service de telle sorte à être vue et à voir ce qui s'y passe. Elle me demande d'aller chercher le médecin parce qu'elle attend « ici ». (Notes de terrain, pédiatrie générale)

De même, l'accessibilité des médecins constitue une difficulté supplémentaire, plus encore si on veut accéder au chef de service qui n'intervient qu'en deuxième ligne et se caractérise par une faible présence physique dans le service. Comme pour la recherche d'information, il faut alors développer des stratégies pour accéder au chef de service :

> La mère d'Hawa, hospitalisée « chez les bébés », tient sa fille dans ses bras et salue les médecins rassemblés pour la visite de Monsieur Courtille.
> Francine, la chef de clinique, lui demande à plusieurs reprises de retourner dans sa chambre avec Hawa. La mère d'Hawa lui répond : « d'accord, d'accord », mais ne bouge pas.
> Francine : s'il vous plaît madame, retournez dans votre chambre, là on va tout réexpliquer depuis le début pour tout se remettre en mémoire et après on vient vous voir et on vous explique tout.

> La mère d'Hawa (fixant du regard Monsieur Courtille) : Je veux écouter !
> Claire, chef de clinique : d'accord madame.
> Après avoir écouté en silence les différentes hypothèses exposées par les médecins, la mère d'Hawa intervient : « Mais écoutez docteur, je vous demande une chose, si c'est pour attendre un résultat, je préfère rentrer chez moi parce que vous comprenez, c'est très difficile ici, j'ai d'autres enfants, je ne peux vraiment pas rester, c'est trop compliqué pour moi. Et en plus ici, il n'y a rien à faire que regarder les plafonds et les murs. On tourne en rond, c'est impossible.
> Monsieur Courtille : Bon, écoutez, on va voir ce qu'on peut faire. On va attendre les résultats de l'EMG (électromyogramme)[1] mais pour l'IRM à mon avis, ce n'est pas la peine.
> La mère d'Hawa : Ah merci docteur, vraiment, je vous remercie ». La mère d'Hawa repart alors vers la chambre de sa fille. (Notes de terrain, pédiatrie générale)

Il s'agit autant pour la mère d'Hawa d'entendre les informations échangées sur sa fille que de se positionner en « directeur de trajectoire » en ayant directement pour interlocuteur le chef de service, plus à même d'imposer aux médecins de son équipe de ne pas respecter les procédures habituelles en organisant de manière personnalisée la suite des soins d'Hawa (autorisée à sortir avant l'obtention des résultats des derniers examens).

La manière dont certains parents cherchent, parfois avec succès, à influer sur la trajectoire de maladie de leur enfant, peut donner le sentiment qu'ils disposent de marges de manœuvre importantes. Ce serait oublier que les parents se montrent inégalement compétents ou habiles pour agir sur la trajectoire de leur enfant. La figure des parents « directeurs de trajectoires » ne doit pas masquer le fait qu'ils restent soumis à l'évaluation de professionnels investis du pouvoir de juger des compétences parentales. Pour participer aux décisions sur la trajectoire hospitalière de l'enfant (y compris dans leur essence médicale), encore faut-il avoir été reconnu au préalable comme un parent « compétent », non seulement par l'acquisition d'un savoir sur la maladie et le fonctionnement de l'institution hospitalière, mais aussi dans les relations directes à l'enfant. Si certains parents se positionnent en contrôleurs des soins, d'autres (parfois les mêmes) sont soumis à une intervention plus ou moins directe pour les amener à réaménager la relation qui les unit à leur enfant et modifier leurs pratiques en tant que parents.

---

1. Enregistrement de l'activité musculaire.

Chapitre V

Des parents sous contrôle ?

Pour la sociologue américaine Sydney A. Halpern, la régulation sociale de l'enfance et de la vie familiale est au cœur de l'activité pédiatrique aux États-Unis. À partir des années 1960, les pédiatres vont s'appuyer sur le savoir psychologique pour poursuivre cette mission. Son analyse porte essentiellement sur la pédiatrie de ville, mais les travaux empiriques réalisés sur les services de réanimation néonatale montrent que l'on peut étendre ce constat à la pédiatrie hospitalière américaine. Selon Sydney Halpern, les pédiatres européens n'auraient pas suivi leurs homologues américains dans la voie d'une prise en charge psychosociale de l'enfant (Halpern, 1988). Tout porte à penser, au contraire, que les pédiatres européens ne sont pas restés à l'écart de cette redéfinition du champ de la pédiatrie et ce, au sein même du noyau dur de la spécialité pédiatrique que représentent les services spécialisés des hôpitaux pédiatriques universitaires. David Armstrong repère en Angleterre un tournant assez semblable à celui observé aux États-Unis, à travers l'affirmation d'une pédiatrie du développement qui se penche sur les biographies enfantines et non sur les seuls événements pathologiques (Armstrong, 1979). En France également, les professionnels de santé « s'avèrent de plus en plus largement sensibilisés aux données psychorelationnelles concourant au développement de l'enfant » (Bouchayer, 1981, p. 20-21). Françoise Bouchayer observe ainsi un déplacement de l'intérêt des pédiatres du corps de l'enfant vers sa *psyché*, mais aussi de l'enfant à ses parents (la mère essentiellement), dans l'idée qu'il s'agit d'un levier essentiel de l'efficacité thérapeutique. Cette évolution concerne-t-elle l'ensemble de la pédiatrie, dans toutes ses composantes, en particulier hospitalières, ou n'est-elle qu'une stratégie de différenciation de la part d'une pédiatrie à tendance sociale? Pour Delphine Serre, c'est plutôt le deuxième pan de l'analyse qui prévaut : l'« importance accordée aux savoirs psychologiques (voire psychanalytiques) est caractéristique de l'évolution de la pédiatrie [...] depuis les années 1950, mais elle est particulièrement accentuée dans le cas des médecins de PMI » qui à partir des années 1980, mettent « l'accent sur le suivi non plus seulement de l'enfant mais de la relation mère-enfant et de l'enfant et sa famille dans leur milieu de vie » (Serre, 2004, p. 206-207). La position dominée de la médecine sociale et préventive dans le champ médical pourrait expliquer le glissement des médecins de PMI « vers une approche de plus en plus médico-psychologique située en marge du référentiel médical dominant » (Serre, 2004, p. 207). On peut néanmoins discuter cette perspective en constatant avec Anne Paillet que les premiers recrutements de « professionnels du psychisme » (psychiatres, psychanalystes, psychologues) dans des équipes hospitalières de pédiatrie datent de la fin des années 1950[1] : le mouvement de psychologisation de la société semble bien avoir atteint la pédiatrie française la plus spécialisée (Paillet, 2003, p. 421).

L'objet de ce chapitre vise à tester l'hypothèse d'un encadrement de la parentalité qui s'exerce aussi à l'hôpital. Plusieurs situations d'observations ont été mobilisées : les échanges entre professionnels, lors des « staffs » et des réunions « pluridisciplinaires » (permettant aux différentes catégories de professionnels de se rencontrer pour mettre en commun les informations dont ils disposent et leurs préoccupations concernant tel ou tel enfant), au cours desquels sont élaborées les décisions et exprimées – en coulisses – les tensions ressenties par l'équipe dans les relations quotidiennes avec les parents. Ont été extraites des notes prises lors de ces réunions les présentations mettant en jeu les figures parentales. La salle de repos a joué un rôle semblable pour saisir les discours de l'équipe infirmière sur les parents. L'analyse des interactions entre parents et professionnels dans les services a permis l'observation du travail d'encadrement de la relation parents-enfant et d'en saisir les conséquences.

1. Nicole Alby est la première psychologue à être recrutée en 1958, dans le service du Pr. Jean Bernard (*L'hôpital et l'enfant : l'hôpital autrement ?*, 2005, p. 138).

LES JUGEMENTS SUR LES COMPÉTENCES PARENTALES

L'analyse du discours des professionnels : des précautions nécessaires

Avant de se pencher sur les discours, en coulisses, des professionnels, il convient de garder à l'esprit qu'au cours des conversations entre « blouses blanches », sont mises en exergue essentiellement les situations qui posent problème, attitude caractéristique des métiers de service selon Julius Roth.

> « [...] les professionnels ont tendance à sélectionner en public les aspects de la clientèle qui sont source de difficultés pour eux. Les conversations entre enseignants portent de façon disproportionnée sur les mauvais élèves et les fauteurs de trouble, les conversations entre policiers sur les criminels dangereux et les citoyens difficiles, les serviteurs sur les maîtres qui manquent d'égards. Une étude au cas par cas des contacts avec les clients a toute chance de révéler que les exemples discutés par les équipes ne sont pas représentatifs de la totalité de leur clientèle. » (Roth, 1972, p. 850-851, traduit par l'auteure)

De surcroît, dans les coulisses du service, les propos tenus sur les familles prennent volontiers une tournure « iconoclaste », qui peut choquer le profane et tranche avec l'extrême civilité qui prévaut habituellement dans les échanges directs avec les parents.

> « À travers l'usage de termes argotiques péjoratifs pour désigner certains patients socialement indésirables, l'utilisation de l'humour noir qui évoque de manière fantasmée le meurtre [d'un patient] ou dresse le portrait de ces derniers en objet de dérision ou de mépris [...], les patients étaient souvent manipulés et occasionnellement verbalement malmenés par l'équipe. » (Mizrahi, 1985, p. 224, traduit par l'auteure)

De la part des professionnels, il s'agit pour une part d'une stratégie défensive de mise à distance, face à des situations fortement chargées émotionnellement.

> « [...] les patients sont dépersonnalisés au cours des réunions de l'équipe et dans les discussions. L'audience est rendue moins humaine de sorte à conférer à l'équipe une part de ce que Goffman appelle « l'immunité émotionnelle ou morale » ("*emotional and moral immunity*") et une implication plus faible de leur part. En même temps, la solidarité interne au groupe (*in-group solidarity*) des membres de l'équipe est renforcée par le fait de discuter des patients qui posent problème et par la formulation d'une perspective commune les concernant ». (Rosenthal *& al.*, 1980, p. 64, traduit par l'auteure)

Les différentes « blouses blanches » peuvent néanmoins être en désaccord sur le traitement qui doit être réservé aux parents, y compris en coulisse.

> Alors que je suis présente depuis plus d'un an dans le service, après le « tour »[1] du lundi matin, Martine, l'assistante sociale, critique les jugements portés par Marc, l'interne : « Je sens que ça monte, c'est très difficile pour moi. Parler des parents comme ça, vraiment, ça me fait quelque chose. » J'essaie de tempérer en lui disant que moi aussi ça me choque, mais qu'après j'essaie de neutraliser les choses en me disant que c'est un moyen de construire la distance. Elle n'est pas d'accord : « la distance peut-être mais ça n'explique pas tout. Je trouve qu'il vaut mieux travailler avec les parents que contre eux. » (Notes de terrain, pédiatrie générale)

Je suis finalement soulagée d'entendre quelqu'un se montrer critique par rapport aux propos tenus par les médecins à l'abri de la salle de réunion. Ce n'est sans doute pas un hasard si c'est l'assistante sociale qui s'insurge ainsi à couvert. Le principe, qu'elle met en avant, de collaboration avec les parents, correspond à une idéologie professionnelle propre aux assistantes sociales, suite au tournant pris dans la politique de protection de l'enfance à partir des années 1980 (Mackiewicz, 1998 ; Pioli, 2006).

Dans l'analyse des discours des professionnels, j'ai choisi d'accorder une place importante aux discours des médecins car on a parfois tendu à les extraire du travail d'encadrement des pratiques parentales, en raison d'une division du travail attribuant la responsabilité de l'encadrement des parents à d'autres catégories du personnel, telles que les infirmières, les assistantes sociales et psychologues ou psychiatres rattachées aux services. Or, nous verrons que la délégation, par les pédiatres, du travail d'encadrement des pratiques parentales aux autres catégories du personnel hospitalier reste partielle et qu'ils ne souhaitent pas abandonner toute autorité sur le repérage des parents qui posent problème et la définition des mesures à envisager.

L'évaluation des pratiques parentales par les professionnels s'appuie sur deux grands axes autour desquels s'élabore leur jugement : l'adhésion des parents au projet thérapeutique qui doit se traduire par leur « compliance » au traitement envisagé pour l'enfant ; leur adéquation à la norme « autonomiste » qui organise désormais le système de soins (faire le moins appel aux professionnels en assurant soi-même

1. Présentation de l'ensemble des malades, faite par les médecins qui ont travaillé le dimanche, à l'intention du reste de l'équipe.

une part du travail « médical ») (Saillant, 2000). Le repérage de ces deux axes qui structurent les jugements des professionnels permet de mieux comprendre le travail d'encadrement des pratiques parentales réalisé en face-à-face.

Des parents « compliants » ?

Pour être considéré comme compliant, le patient ne doit pas seulement suivre consciencieusement le traitement prescrit, il doit adopter un certain type de comportement lors des interactions avec le personnel des services. Ce comportement va au-delà du principe de déférence à l'égard des médecins et concerne un savoir-être. « Il est attendu des clients qu'ils fassent preuve d'honnêteté, de ponctualité, qu'ils soient coopératifs, raisonnables, responsables et conscients, soucieux d'eux-mêmes (*self-interested*), polis, ouverts et accompagnant les efforts des équipes » (Fineman, 1991, p. 358). Les patients non compliants auront droit à un traitement différent selon que leur comportement est interprété comme intentionnel ou non. Les comportements de manipulation, de consumérisme médical, le fait de créer des tensions entre les membres de l'équipe, placent le client du côté de l'intentionnalité. Dans ce cas, les professionnels optent pour des stratégies punitives, voire provoquent un comportement d'auto-exclusion des services (Fineman, 1991). On retrouve une attitude semblable dans les services de pédiatrie générale et d'hépatologie.

> La mère de Jean est accusée de créer des tensions dans le service et à la *Maison des parents*. Après son départ, elle s'attire les commentaires suivant de la part du personnel : « il était temps qu'elle parte celle-là ! » (Notes de terrain, hépatologie)

Si le comportement non compliant est interprété comme non intentionnel (avec une minoration des compétences du patient, en particulier de son niveau cognitif), le patient n'est pas condamné, mais voit ses marges d'autonomie fortement limitées, avec une prise de contrôle sur sa vie, puisqu'il est jugé non responsable de ses actes (Fineman, 1991). À nouveau, on peut transposer ce constat au traitement dont font l'objet les parents dans les services. La mère de Sonia, est catégorisée comme « limite psychiatrique » par la surveillante. Au cours d'un bref échange à la *Maison de l'enfant*, la mère de Sonia me confie, sans plus d'explication : « je ne veux pas qu'on se mêle de ma vie privée ». Faut-il y voir la trace d'une tentative de prise de contrôle sur sa vie alors que sa fille se trouve à un point clé de sa trajectoire (des discussions sont en cours sur l'opportunité de la laisser rentrer à la Réunion dans l'attente de la greffe) ? (Notes de terrain, hépatologie)

Selon Anselm Strauss, « les proches qui n'arrivent pas à se conformer aux normes de convenance de l'équipe médicale sont susceptibles de recevoir de celle-ci instruction, réprimandes, voire même de subir des mesures disciplinaires » (Strauss, 1992, p. 127). J'ai trouvé la trace de telles mesures dans les deux services étudiés. Accroître l'isolement, en évitant de rentrer dans la chambre, est l'une des possibilités. Le comportement du père de Christelle, qui ne quitte pas sa fille âgée de quatorze ans un seul instant, est désapprouvé par l'équipe du service d'hépatologie. Les infirmières évitent alors de rentrer dans la chambre, si ce n'est pour les soins techniques (notes de terrain, hépatologie).

Pour les parents, adopter un comportement non conforme, c'est prendre le risque de perdre l'avantage dans la concurrence pour obtenir l'attention du personnel. En effet, selon Anselm Strauss, en dépit du principe de neutralité et d'égalité de traitement entre les patients, les patients « méritants » reçoivent de meilleurs soins médicaux.

> « Il y a concurrence effective ou potentielle entre les malades pour les ressources disponibles, notamment le temps de l'équipe, son attention, ses compétences, mais aussi occasionnellement et temporairement, pour des ressources rares comme des équipements et des médicaments. » (Strauss, 1992, p. 194-195)

En raison de la concurrence pour l'accès à certaines ressources rares à l'hôpital, le personnel doit opérer une sélection au sein de la clientèle. Cette sélection s'opère en fonction de critères médicaux, mais pas seulement : tout un travail de catégorisation sociale y contribue, reposant sur le critère de l'âge, du sexe, mais aussi du statut social du malade repéré par certains indices. C'est tout l'intérêt du travail d'Anne-Marie Arborio que de mettre à jour l'importance de ce travail de catégorisation sociale de la clientèle pour la réalisation du travail hospitalier au quotidien. « [C]'est là une caractéristique de tout métier de service que d'élaborer des principes de catégorisation des clients en fonction des problèmes que chacun pose pour l'accomplissement des différentes tâches » (Aborio, 1996, p. 92). Elle attire également l'attention sur la place de l'identification de l'entourage familial et social du malade dans ce travail de catégorisation[1]. Je ferai l'hypothèse que cette catégorisation familiale permet d'occulter une catégorisation sociale sous-jacente ou tout du moins, de la faire passer à l'arrière-plan. Le discours de la surveillante générale du service d'hépatologie fait nettement apparaître la variété des critères utilisés :

> « C'est des enfants qui sont dans des situations à peu près identiques, tu vois bien que chaque parent essaie de faire pour..., ce qu'il peut, mais bon, c'est pas toujours ce que nous, on aimerait en tant que soignants, mais bon est-ce qu'il y a un modèle type, je ne sais pas. Tu as des parents qu'on trouve assez extraordinaires comme les parents de Clément, par exemple, qui vont se relayer, qui sont toujours d'égale humeur, qui suivent les consignes. Et c'est vrai que ça se ressent sur le môme, le môme il est bien dans ses baskets. Et puis bon tu as, je crois que c'est selon les caractères de chacun – tu vois bien, des situations qui sont tout à fait différentes. Et tu as la maman de Sonia, tu as vu la maman de Sonia. Bon, cette maman elle a tout un passé personnel tellement lourd que, la pauvre, je crois qu'elle est au summum de la galère. Elle est limite psychiatrique je trouve. Elle a des moments où elle est psychiatrique, c'est vrai... Mais bon c'est vrai qu'elle est dans une situation qui est terrible cette fille. Elle est jeune en plus, elle a vingt ans... » (Entretien, hépatologie)

On a donc d'un côté une famille « classique » : un couple marié, deux enfants, un partage du devoir de présence entre les conjoints pour assurer une présence continue auprès de l'enfant (« qui vont se relayer »), un travail de maîtrise de soi réussi (« qui sont toujours d'égale humeur »), un travail efficace sur les sentiments et le respect de l'un des principes centraux de l'éducation contemporaine : veiller à l'épanouissement de l'enfant (Singly, 1996) (« il est bien dans ses baskets »), un respect des règles de fonctionnement du service (« qui suivent les consignes »). De l'autre, une mère seule, jeune, qui ne maîtrise pas le travail de relation avec l'équipe. Lorsqu'elle considère que la mère de Sonia relève « presque » d'une prise en charge psychiatrique, la surveillante remarque en même temps qu'elle est dans une situation sociale difficile, mais cette dernière n'est pas jugée déterminante en dernière instance. Dans les jugements des professionnels, il est fréquent que la psychologisation des comportements parentaux tende à écraser l'appréciation de leur condition matérielle d'existence comme facteur explicatif.

---

1. Les aides-soignantes procèdent de manière routinière à une évaluation sociale des malades en utilisant les multiples indices qu'elles collectent par leur proximité avec ces derniers et leur accès à l'intime et au corps du malade. Elles peuvent chercher à corriger certains comportements des malades par des « actions de formation » (Arborio, 2001).

Les parents doivent donc se montrer compliants en marquant leur adhésion au projet thérapeutique, mais aussi en se pliant aux règles formelles et informelles de fonctionnement du service. La spécificité de la situation actuelle consiste à évaluer cette compliance en fonction de leur adhésion à la « norme autonomiste » qui régit désormais le système de santé dans son ensemble, c'est-à-dire leur capacité à rester autonome du système de santé, aussi longtemps que possible, en effectuant eux-mêmes certains soins de nature plus ou moins technique.

L'adéquation des parents à la « norme autonomiste »

Au cours des réunions, la fonction parentale fait l'objet d'une évaluation plus ou moins serrée, éclairant le nouveau champ d'intervention imparti aux acteurs hospitaliers. Est tout d'abord évaluée la capacité des « parents » (la neutralité du terme ne doit pas conduire à masquer que ce sont avant tout les mères qui sont mobilisées) à mettre en œuvre la « norme autonomiste ».

> Lors de la présentation de Diary, hospitalisé « chez les bébés », en raison d'un syndrome polymalformatif avec un problème de prise de poids, il est dit : « La maman ne parle pas français. La maman doit apprendre à poser la sonde. Isabelle [infirmière] a dit que la mère n'est pas prête du tout, et pas prête d'être prête. » (Notes de terrain, pédiatrie générale)

Les mères qui adhèrent à cette norme, en faisant en sorte de limiter le recours au système de santé, se voient attribuer une étiquette laudative, celles qui refusent de s'engager dans les soins à leur enfant sont, au contraire, unanimement discrédités.

> Lors d'une réunion entre médecins, la mère de Jordan (âgé d'un an et demi environ, né avec une malformation de l'œsophage) est décrite comme « une maman en or : elle met le réveil toutes les trois heures pour ses aérosols pour lui éviter une hospitalisation » [...]. Pour la chef de clinique, « si on arrive à le maintenir à la maison c'est grâce à elle car il a des soins très lourds. Il était en HAD [hospitalisation à domicile] à la sortie mais comme elle était autonome on a arrêté l'HAD. » (Notes de terrain, pédiatrie générale)

Les soins médicaux deviennent alors, par métonymie, représentatifs de l'ensemble des soins maternels à l'enfant.

> À propos de Michel, Marc [interne] précise lors de sa présentation : « La maman a dit qu'elle ne veut pas faire les aérosols.
> Francine [chef de clinique] : Je veux la voir quand elle arrive. Soit on fait des enfants pour s'en occuper, soit on n'en fait pas.
> Marc : Oui, enfin, si tu leur dis ça, c'est la meilleure façon de les énerver. » (Notes de terrain, pédiatrie générale)

Le déroulement de l'hospitalisation va servir de « révélateur » de la manière dont les mères assument leur fonction parentale : rendu vulnérable par la maladie, l'enfant hospitalisé, aux yeux des professionnels, a tout particulièrement besoin de l'attention de sa mère. Celle-ci ne doit en aucun cas donner le sentiment de se décharger sur les soignants.

> La mère d'Étienne retient ainsi l'attention, non seulement en raison d'une grande précarité sociale (la mère d'Étienne qui a trois enfants vit à l'hôtel) mais aussi par son attitude dans le service : « la maman on la trouve trop à l'aise dans le service.
> –… Parce qu'elle est rassurée de passer la main à des professionnels, se demande l'assistante sociale.
> Christiane [cadre de soins] : on a quand même l'impression qu'elle se décharge sur l'hôpital.
> Camille [chef de clinique] : peut-être qu'elle s'est attachée à l'équipe ?
> – Avec le personnel elle est un peu familière.
> – Peut-être parce qu'elle a besoin de contact social.
> Christiane : quand le premier a été hospitalisé [Étienne a un frère jumeau], quand il a fallu l'hospitaliser, elle est arrivée avec un grand sourire en disant : « J'espère que vous aurez une place ». On s'est posé beaucoup de questions. » (Notes de terrain, pédiatrie générale)

L'absence de compliance des parents (le refus de suivre les prescriptions des soignants), le peu d'attention accordée au suivi médical de l'enfant par ses parents, en particulier lorsque la situation pathologique est préoccupante et requiert des soins minutieux, est également interprétée comme un signe de « négligence ».

> À propos de Sofia, âgée de six ans et atteinte d'une malformation de l'œsophage, le jugement est plus catégorique que dans le cas d'Étienne pour lequel les interprétations ne sont pas tranchées. Sofia est suivie en consultation par Lucie [chef de clinique] qui a été contactée par la pédiatre de la PMI. « Elle l'a trouvée pâle et fiévreuse, raconte Lucie. Elle a insisté pour que le père l'amène à ma consultation. Il n'est pas venu. J'ai rappelé. La maman parle très mal français. Elle m'a passé la grande sœur : « elle va très bien, elle n'a pas de fièvre ». Du coup, je l'ai convoquée, mais je ne suis pas sûre qu'elle vienne. C'est une gamine laissée pour compte, c'est dramatique. Le père, quand il est question d'argent, il

vient. La dernière fois en consultation, elle allait mieux. Le père en consultation ne parlait que de fric alors que je lui parlais d'orthopédie, d'orthophonie. Il est incapable de parler de la manière dont ça se passe à la maison. » (Notes de terrain, pédiatrie générale)

Les deux aspects du soin familial, prendre soin et avoir le souci de (mieux représentés par la notion anglo-saxonne de «*care*»), sont pensés comme interdépendants : la visée thérapeutique et organisationnelle de délégation de certains soins aux parents est une visée pratique. Elle contribue aussi à distinguer les mères «défaillantes». Retiennent donc particulièrement l'attention les mères peu présentes.

Lors de la présentation de Sébastien, bébé trisomique, le commentaire porte, non sur l'évolution de la pneumopathie pour laquelle il est à nouveau hospitalisé, mais sur l'absence de sa mère : «une maman fantôme, ça fait huit jours qu'il est là, la maman n'est pas venue une fois. Elle n'a pas téléphoné. Elle s'est pas inquiétée de savoir comment il allait.
Karine [chef de clinique] : il va falloir qu'on la voie, elle va finir par l'abandonner.
Anne [interne] : il faut le stimuler un minimum ce gamin». (Notes de terrain, pédiatrie générale)

L'absence de la mère de l'enfant sert de révélateur d'une «obligation de proximité» (Young *& al.*, 2002) non remplie. C'est bien au nom de l'intérêt de l'enfant que ce travail de repérage est effectué. On ne peut néanmoins négliger un deuxième aspect qui contribue au repérage : l'absence des parents vient compliquer le travail des soignants.

Après plusieurs mois passés dans le service, la nouvelle chef de clinique, Claire, lors de la présentation d'un petit garçon âgé de six semaines, dont l'interne n'a pas pu rencontrer les parents, commente irritée : «Y'a qu'ici qu'on voit pas les parents des tout petits. (À l'interne) Il prend ses médicaments ce bébé-là, qu'est-ce qu'il t'a raconté?» (Rires). (Notes de terrain)

Dans les propos de la chef de clinique, deux aspects sont entremêlés : l'idée que les parents absents ne reconnaissent pas les besoins relationnels spécifiques de l'enfant hospitalisé, perçu comme fortement dépendant, lorsqu'il est plus petit, de son environnement familial, et l'idée que cette absence des parents complique le travail médical *stricto sensu*, en ne permettant pas de reconstituer l'histoire de la maladie nécessaire à l'élaboration du diagnostic.

La capacité à comprendre et le fait d'adhérer au projet thérapeutique sont également analysés selon ce double regard : indice d'une fonction parentale assumée et d'un travail facilité pour les soignants. Sont systématiquement distingués les parents qui « comprennent » et ceux qui « ne comprennent rien ». Certaines hospitalisations « pour raisons sociales » sont en elles-mêmes indicatrices d'une incapacité attribuée aux mères à assumer une fonction soignante :

> Siny, âgé de quatre mois et demi, qui a un asthme du nourrisson, a été vu en consultation par Lucie, l'une des chefs de clinique, qui explique qu'elle l'a gardé [en hospitalisation] « pour que la mère ne se sauve pas avant de lui faire son bilan. » (Notes de terrain, pédiatrie générale)

Le travail éducatif parental, lorsqu'il paraît déficient, retient également l'attention, toujours dans une double perspective d'équilibre enfantin et de travail facilité pour les soignants.

> À propos de Luc, lors d'une réunion pluridisciplinaire, Nathalie [infirmière] rapporte l'événement suivant : « Mais avec Claire [chef de clinique], il file doux. Parce qu'il criait et la maman lui dit : « laisse-toi examiner, après je t'achèterai une voiture ». Claire lui dit : « Mais vous vous y prenez très mal, c'est pas comme ça qu'il faut faire. Tu te laisses examiner sinon je me fâche. » Et, aujourd'hui, elle lui dit : « je vais t'examiner ». Il dit « oui » tout de suite. Il a compris à qui il avait à faire. » (Notes de terrain, pédiatrie générale)

Ce sont également des aspects plus éloignés des préoccupations médicales *stricto sensu*, tels que les conditions de vie (absence de logement, logement insalubre, absence de ressources), mais aussi la qualité de la relation parents-enfant, voire les difficultés conjugales, qui sont évaluées pour leurs répercussions négatives sur le développement enfantin et la mise en œuvre du projet thérapeutique.

> Ainsi Anne [interne] à propos de la mère de Zineb, hospitalisée *in extremis* en France et pour laquelle a été diagnostiquée une pathologie HIV, remarque : « Elle est un peu bizarre avec sa gamine. La petite geignait et la mère allongée ne faisait rien, comme si elle faisait un caprice.
> Claire [chef de clinique] : la petite se serait opposée à la mère pour la nourriture à un moment. Elle me disait qu'elle mangeait avec les autres adultes et pas avec elle. » (Notes de terrain, pédiatrie générale)

Au nom du bien-être de l'enfant, de nombreux aspects de la vie privée des parents peuvent entrer dans le champ d'expertise de chacun.

> À propos de Nassim, âgé de six mois, hospitalisé à deux reprises dans le service pour des bronchiolites, il est précisé lors de sa présentation : « C'est une maman

> qui refuse de voir quelqu'un. Elle est très agressive, elle veut pas. Il y a de gros problèmes de couple.
> Claire [chef de clinique] : ce sont des parents qui tiennent un bar. De toute façon, quand les parents veulent pas voir un psy, si on insiste c'est une catastrophe. Chaty la suit en consult', j'instillerai à chaque fois un petit peu. On lui donnera un petit verre[1]. » (Notes de terrain, pédiatrie générale)

Selon les difficultés identifiées, la situation de l'enfant peut être signalée à l'assistante sociale, à la psychologue, à l'éducatrice du service ou encore à des intervenants extérieurs. Professionnalisme et détachement moral ne vont pas sans une certaine stigmatisation des parents « repérés », en raison de la charge morale des soins à l'enfant qui pèse alors sur les médecins, en tant que garants du développement de l'enfant, si ses parents n'assument pas, selon eux, cette fonction.

Lorsque l'équipe parvient, dans des conditions *a priori* défavorables, à mettre en place les conditions de réalisation de la « norme autonomiste » et un projet thérapeutique convergent qui permet à l'enfant de réaliser des progrès, l'expertise acquise dans l'accompagnement des parents/des mères devient une source de satisfaction professionnelle.

> Lors d'une réunion, Francine [qui remplace l'une des chefs de clinique] s'exclame : « Mais regardez Dylan, il est en train de manger par la bouche [comme il présente une malformation de l'œsophage, il avait d'abord été envisagé pour lui de faire une gastrostomie]. J'ai appelé Landy [gastro-entérologue ?] qui m'a dit : « vous pouvez essayer ».
> Marie-Jo [puéricultrice] : La maman s'en occupe bien.
> Mme Jacquet [surveillante générale] : La maman est sans doute plus patiente.
> – La maman a toujours été exceptionnelle, renchérit quelqu'un.
> Valérie [infirmière] : Au début il a fallu l'accompagner, mais c'est vraiment une réussite.
> Martine [assistante sociale] : Oui, c'est une réussite du service. (Notes de terrain, pédiatrie générale)

Ces différentes observations permettent d'attester l'extension du travail des médecins, et des membres des équipes hospitalières qui les entourent, vers une prise en charge globale de l'enfant qui inclut, dans une logique préventive et/ou de préparation de la sortie, un regard porté sur les capacités parentales elles-mêmes. Celles-ci sont jugées en fonction de la capacité manifestée par les parents à répondre aux exigences médicales, mais plus fondamentalement encore, en fonction de la qualité de la relation établie avec l'enfant. Il nous semble

1. Il s'agit d'un exemple parmi d'autres de l'humour noir des médecins consistant ici à suggérer que la mère de Nassim est alcoolique.

donc que la « norme autonomiste », dont Francine Saillant soulignait le caractère paradoxal, puisqu'elle renforce la dépendance à l'entourage (Saillant, 2000), fonctionne comme *métonymie* de l'un des enjeux majeurs de l'éducation contemporaine : le difficile apprentissage de l'autonomie qui passe par le « caractère contenant », mais également « l'ouverture » de la relation parents-enfant elle-même.

Dans les mesures envisagées par les pédiatres au cours des réunions médicales, on repère déjà des formes d'interventionnisme plus ou moins poussées selon les situations (inciter telle mère à consulter un psychologue pour régler des problèmes de couple par exemple). On en trouve également la trace dans les relations de face-à-face nouées au sein des services.

L'ENCADREMENT DE LA RELATION PARENTS-ENFANT : UN TRAVAIL D'ÉQUIPE

Dans les services de pédiatrie, la tentation de se substituer aux parents a longtemps persisté, en raison notamment d'un attachement des infirmières à certains enfants que l'on observe même lorsque leurs capacités relationnelles sont encore peu développées, comme dans le cas des enfants prématurés. Lorsque l'hospitalisation se prolonge, les infirmières décorent le lit de l'enfant, l'habillent joliment et se comportent souvent en parents de substitution (*surrogate parents*) vis-à-vis des enfants hospitalisés (Heimer, Staffen, 1998). Cette tentation est désormais plus fortement encadrée (les infirmières qui s'attachent trop à un enfant sont rappelées à l'ordre par leurs collègues) dans l'idée que quels que soient les défauts de la relation parents-enfant, celle-ci ne doit pas être effacée (comme on le voit dans les débats sur l'accès aux origines des enfants nés sous X par exemple, ou plus simplement dans les familles recomposées où le beau-père n'est plus supposé remplacer le père). On observe donc un déplacement de l'investissement des professionnels visant à non plus à apporter des soins de même nature que ceux apportés par les parents, mais à aider les parents à continuer d'assurer ces soins eux-mêmes ou à réinvestir cette fonction, malgré les obstacles opposés par la maladie. Il ne s'agit pas de « faire à la place de » mais de « faire faire » (Kaufmann, 1995). Au préalable les professionnels vont s'assurer que la relation parents-enfant est suffisamment bonne pour qu'ils puissent déléguer un certain nombre de tâches de soin aux parents (des soins plus délicats à assurer en cas de maladie de l'enfant), ou tenter de réformer cette relation si elle leur paraît déficiente. Dans les cas extrêmes, ils peuvent décider la mise en place d'une prise en charge institutionnelle de l'enfant, avec une gradation dans le degré de contrôle exercé pouvant aller jusqu'au retrait complet de l'autorité parentale après un signalement adressé par les équipes hospitalières au juge.

Avant d'intervenir sur la relation parents-enfant, les professionnels profitent de la durée de l'hospitalisation et de l'accès qu'elle offre aux différentes dimensions des soins et des pratiques parentales (bains, repas, habillement, éducation, affection…) pour observer la qualité de cette relation.

Observer la relation parents-enfant

L'observation attentive de la qualité de la relation parents-enfant est attestée par les travaux de Lisa Heimer et Carol Staffen sur les services de réanimation néonatale. Dans ces services, les parents dont on craint qu'ils n'éprouvent des difficultés à faire face (*coping*) à la situation – comme les parents jeunes, pauvres, non mariés – sont susceptibles de retenir plus fortement l'attention (*to receive close scrutiny*) que ceux qui sont mariés et appartiennent aux classes moyennes. La surveillance exercée sur les parents reste cependant limitée en raison des autres enjeux professionnels de l'équipe. La mission consistant à préparer les parents d'un enfant prématuré à exercer leur rôle de parents peut alors être sacrifiée. À mesure que la sortie approche, le personnel attend des parents qu'ils jouent un rôle plus actif, alors qu'il se satisfaisait de parents relativement passifs et compliants au début de l'hospitalisation (Heimer, Staffen, 1998).

Un certain nombre d'indices révèlent l'existence d'un travail de surveillance de la qualité de la présence parentale dans les services d'hépatologie et de pédiatrie générale.

La surveillance de la qualité de la présence parentale

Les infirmières assurent un contrôle distant sur la présence des parents qui se lit dans les dossiers des enfants, dans lesquels sont systématiquement notés les temps de présence des parents dans le service d'hépatologie. Dans le service de pédiatrie générale, les dossiers infirmiers ne mentionnent pas de manière systématique les visites des parents, mais ceux qui sont peu présents retiennent l'attention.

> Alors qu'elle s'apprête à quitter le service, la mère de Melissa est arrêtée par Joséphine, puéricultrice, qui lui propose de donner le biberon de 17 h 30, Christelle, jeune infirmière, demande à Joséphine : « Elle est là depuis combien de temps ?
> Joséphine : une heure je crois.
> Christelle : Je suis épatée ! » (Notes de terrain, pédiatrie générale)

Les professionnels exercent une surveillance sur la durée de présence des parents qui est en même temps une évaluation de la qualité de cette présence.

> À propos de la mère d'Ylise dont elle est en train de s'occuper, Christelle, infirmière, me dit : « Quand elle vient, elle reste deux minutes. Je ne l'ai jamais vue passer avec elle une demi-heure comme ça.
> Moi : Et le soir ?
> Christelle : Non, je ne pense pas qu'elle vienne le soir.
> – Est-ce que c'est une maman qui travaille ?
> – Non, je ne sais pas, mais non je ne pense pas. » (Notes de terrain, pédiatrie générale)

Les médecins également prêtent attention aux absences des parents, comme le relève l'échange suivant.

> Claire, la chef de clinique, parle de la situation de Fara, âgée de six-sept ans, à Anne, l'interne : « la maman m'a raconté que sa fille a été violée, il y a trois mois, par le Monsieur avec lequel elle vivait. Elle a porté plainte, le Monsieur est dans la nature. Elle a démissionné de son travail pour s'occuper de sa fille qui est suivie tous les mercredis par une psychologue. [...]
> Anne [interne] : La maman où elle va l'après-midi si elle travaille pas ?
> Claire : je sais pas ? Porte d'Asnières ?[1] Non, mais je lui suis pas tombée dessus non plus avec mes questions. Déjà je lui ai demandé où ? quand ? qui ? J'allais pas ensuite lui demander : « et vous allez où ? Est-ce que vous travaillez au noir ? » Déjà, je faisais assez enquêtrice comme ça avec mes questions. » (Notes de terrain, pédiatrie générale)

La surveillance ne doit pas se transformer en « inquisition » et les professionnels se fixent des limites dans ce qu'ils s'autorisent à investiguer de la vie privée des parents.

Le temps de présence des parents n'étant pas systématiquement noté dans les dossiers infirmiers dans le service de pédiatrie générale,

1. Autre exemple de « l'humour noir » des médecins consistant ici à suggérer que la mère de Fara se prostitue.

il en découle cependant une certaine approximation dans l'évaluation du degré de présence des parents.

> Lors d'un staff, à propos des parents de Marion, hospitalisée « chez les bébés », les médecins racontent : « le bruit courait qu'ils n'étaient pas là, parce qu'ils étaient partis en Belgique. En fait, pas du tout. Ils attendent qu'elle soit sortie pour partir. Ils venaient le soir, mais on ne les a pas vus. » (Notes de terrain, pédiatrie générale)

Dans le service de pédiatrie générale où la rotation des malades est très forte, les infirmières ne disposent pas toujours d'informations sur la situation personnelle des parents ce qui laisse d'autant plus facilement libre cours aux jugements négatifs à leur encontre.

Comme dans le service d'hépatologie, être présent ne suffit pas aux yeux des infirmières, cette présence doit être mise au service de l'enfant :

> Sylvie, puéricultrice, évoque le déroulement de l'hospitalisation de Tom-Steeve, un adolescent de seize ans, hospitalisé très longuement pour une tuberculose. Sa mère a plusieurs fois été internée en psychiatrie et est décrite comme complètement apathique : « Sa mère quand elle venait ici, elle s'asseyait sur une chaise et puis c'est tout. À la limite, c'est Tom-Steeve qui devait lui dire : « Bon maman, ça y est, il faut partir ». Lui, il allait à la *Maison de l'adolescent*, il la laissait là. » (Notes de terrain, pédiatrie générale)

Dans le service d'hépatologie (c'est moins vrai dans le service de pédiatrie générale dans lequel les équipes ont appris à fonctionner sans les parents) un certain contrôle sur la continuité de la présence est exercé par les infirmières.

> La mère de Diane, hospitalisée « chez les bébés », souhaite aller aux toilettes depuis un moment. Elle attend que sa fille se soit endormie pour quitter la chambre. En sortant des boxes, elle glisse à l'infirmière Joanne : « Je vais faire un tour.
> Joanne : Ne partez pas trop longtemps.
> La mère de Diane : Non, je vais faire pipi ».
> La psychologue qui se trouve elle-même près de la porte, intervient, sur un ton ironique : « Elles surveillent tout. Il faut leur demander la permission pour tout. (En levant le doigt en l'air comme à l'école) Madame, je peux aller aux toilettes ? » Joanne se justifie : on doit venir chercher Diane dans peu de temps pour un examen et il va de soi que sa mère l'accompagne (la mère de Diane dispose donc d'un quart d'heure de « pause »). (Notes de terrain, hépatologie)

A contrario, les infirmières encouragent également les parents/les mères à s'absenter pour reconstituer leurs forces, ce qui marque aussi une forme de contrôle discrète sur la présence des parents :

> La mère d'Emilia, hospitalisée chez les bébés, me raconte qu'elle est rentrée dormir cette nuit parce qu'elle n'en pouvait plus et ici on lui a dit d'aller se reposer. « Ils m'ont dit : « allez-y, de toute façon votre fille est crevée, elle va dormir toute la nuit. Ça ne sert à rien que vous restiez ». Comme ça faisait quatre jours que j'avais quasiment pas dormi, je suis rentrée. Et mon mari n'allait vraiment pas bien. Là, j'ai dormi neuf heures, ça va mieux. J'ai dormi sans trop de problème parce que j'étais tellement fatiguée. » (Entretien informel, pédiatrie générale)

Il s'agit aussi, en s'appuyant sur l'assentiment des professionnels, de ne pas rompre avec une image de bon parent soucieux avant tout de l'intérêt de l'enfant : le temps libéré doit être mis au service d'une reconstitution de la force de travail parental et non un temps de « récréation ». Dans le service d'hépatologie, dans le cadre d'hospitalisations de très longue durée, une absence de plusieurs jours peut également être encouragée par l'équipe, et non interprétée comme le signe d'un désinvestissement parental, si elle est jugée favoriser le travail de « maîtrise de soi » des parents. Lors du *staff*, l'absence de la mère de Sonia, partie quelques jours chez sa sœur, est commentée en ces termes par le chef de service : « Si ça lui permet de tenir le coup… » (notes de terrain, hépatologie). Dans ce cas, l'absence est en quelque sorte un moindre mal. Le discours de la surveillante générale est explicite sur ce point :

> « Rester toute la journée enfermée chez les bébés, c'est dur aussi, c'est pas évident. Passer tes journées dans un box de nourrisson au bout d'un moment, tu vas avoir besoin de, hein il y a de quoi péter les plombs quand même. Tu as besoin d'aller prendre l'air et puis de voir un peu autre chose. Bon, je pense que c'est surtout, quand une hospitalisation se prolonge, que les parents aillent faire un petit tour, moi ça ne me choque pas du tout. On sait que pendant huit jours ils ne sont pas là, ils sont partis même prendre l'air, je pense que c'est quand même vraiment un besoin qu'ils ont aussi. Je pense qu'on s'en rend compte, tu vois bien si les parents sont déprimés, surtout que ça se voit, ça se voit. » (Entretien, hépatologie)

Il est donc tenu compte des besoins des parents. À la limite, on leur reconnaît même de se soustraire au temps familial (« même prendre l'air »). Ce libéralisme n'est pas gratuit : il doit permettre la reconstitution de la « force de travail parental » en cas d'incapacité à maîtriser ses émotions sur un temps long (« tu vois bien si les parents sont déprimés »).

Pour autant, dans le service de pédiatrie générale, la présence des parents n'est pas toujours souhaitée.

> Je viens de négocier un entretien avec Valérie, aide-soignante, en précisant qu'il va porter sur les relations avec les enfants et les familles. Elle m'explique alors que les relations avec l'enfant sont plus faciles si les parents ne sont pas là. «... parce que s'ils sont là, ils s'en occupent et s'ils s'en vont, on ne connaît pas l'enfant, on ne sait pas comment l'endormir, tout ça. Alors que si les parents ne sont pas là, on découvre l'enfant, ce qu'il aime, ce qu'il faut faire. Finalement, les parents nous handicapent un peu. Quand les enfants restent longtemps, les relations changent forcément, par exemple avec Diary, avec Jordan... ». (Entretien informel, pédiatrie générale)

L'argumentation est ici d'autant plus surprenante qu'elle repose sur la mobilisation d'un principe de personnalisation des soins habituellement utilisé pour justifier la présence des parents, en tant que meilleurs connaisseurs de l'enfant. Comme l'a montré Anne-Marie Arborio, les aides-soignantes ne disposent pas d'un capital d'expertise très différent de celui des profanes (Arborio, 1996). Émerge dans cet entretien le problème du partage de la fonction d'interprète des besoins de l'enfant entre les aides-soignantes et les parents/les mères auquel elles résistent pour ne pas être rabattues vers des fonctions, moins relationnelles et moins valorisantes, de manutention ou de désinfection des chambres entre deux entrants.

> Une stagiaire auxiliaire de puériculture se plaint de n'avoir donné qu'un seul bain hier. Elle proteste parce qu'elle fait plutôt office de femme de ménage et on ne la laisse pas donner les bains : « Et encore je me suis fait engueuler parce que la maman a appelé pour dire qu'elle viendrait à 10 heures et demi donner le bain. Quand les parents sont là, ils donnent le bain, c'est normal. Ça, je comprends. Mais les infirmières moins. » (Notes de terrain)

Cette présence doit être tout entière au service de l'enfant, les soins que les parents/les mères s'accordent à eux-mêmes sont au contraire jugés incongrus (comme s'ils étaient retirés à l'enfant et constituaient une entorse au principe de disponibilité totale à l'enfant). Ainsi, Hélène, infirmière, s'exclame en entrant dans une chambre : « *Il y a une maman qui s'épile ! Oh, je vous jure !* » (notes de terrain). Ce caractère incongru souligne *a contrario* l'aspect en partie fictif de l'idée que les soins apportés à l'hôpital doivent être réalisés « comme à la maison » : pas question ici de s'occuper de son enfant tout en s'occupant de soi. Le service reste défini comme un espace public qui ne peut être totalement approprié par les parents/les mères : ils n'en sont que les hôtes de passage.

Aux yeux des équipes, il ne suffit pas pour les parents d'être présents et les pédiatres eux-mêmes sont désormais sensibles à cette dimension.

> Dans le service d'hépatologie, lors d'un staff, les comportements de la mère de Jean et ceux de la mère de Sonia sont comparés (Jean et Sonia ont à peu près le même âge, deux-trois ans). Tout le monde s'accorde pour reconnaître que la première est là tous les jours, mais « ne s'occupe pas de son fils », la seconde, si elle s'absente quelques jours, quand elle est là « s'occupe vraiment » de sa fille. (Notes de terrain, hépatologie)

La règle de la participation et de l'attention à l'enfant supplante donc celle d'une présence continue et une absence de participation annule les effets attendus d'une forte présence.

> Lors d'une réunion pluridisciplinaire, il est dit à propos de la mère de Tom-Steeve, âgé de seize ans, hospitalisé longuement dans le service pour une perte de poids très importante : « la mère est délirante. Elle dit que Steeve est habité par un monstre. Elle ne communiquait pas, elle ne rentrait même pas dans la chambre de son enfant. Elle restait dans la salle de jeux. Mais elle était là tous les jours. » (Notes de terrain, pédiatrie générale)

Le tableau dressé du comportement irrationnel de la mère de Tom-Steeve permet de saisir les critères de jugement mobilisés par les équipes pour juger de la qualité de la présence : dans le cas des adolescents, la présence vise à instaurer un échange, la participation aux soins s'efface au profit d'un dialogue.

Une manière de mesurer la qualité de la présence parentale consiste pour les « blouses blanches » à comparer la compliance de l'enfant en présence et en l'absence des parents. Une élève infirmière me conseille ainsi d'aller voir la famille de la chambre 33 en m'expliquant que « les soins sont plus difficiles quand la grand-mère est là que quand elle n'est pas là » (notes de terrain, pédiatrie générale). De même, les situations dans lesquelles l'enfant s'améliore en l'absence de ses parents ne manquent pas de retenir l'attention.

> Martine, l'assistante sociale, se dit inquiète pour Anissa, âgée de deux-trois ans, hospitalisée pour un problème de prise de poids : « parce que quand même, les infirmières ont remarqué qu'elle s'est mise à manger et que quand maman arrive, elle ne veut plus manger alors c'est quand même inquiétant. » (Notes de terrain, pédiatrie générale)

L'évaluation de la qualité de la présence parentale est aussi une évaluation de la qualité de l'investissement parental, de la relation d'attachement à l'enfant, de leur capacité à assurer ou non le degré de stimulation nécessaire au bon développement de l'enfant quel que soit son degré de handicap.

> Diary, hospitalisé chez les bébés pour un syndrome polymalformatif, doit sortir bientôt. Sa mère quand elle vient, raconte Christelle, infirmière, reste peu et le touche à peine. Son père vient plus rarement encore. Christelle se demande comme ça va se passer après son retour à domicile. Il aura sans doute des problèmes psychomoteurs, juge-t-elle. (Notes de terrain, pédiatrie générale)

Parmi les « blouses blanches », deux catégories sont particulièrement mobilisées pour évaluer la qualité de la relation parent-enfant : la psychologue et les infirmières (Paillet, 2007, 2003 ; Gisquet, 2004), ces dernières étant au premier rang pour observer au fil des jours les interactions entre parents et enfant.

> Avant le démarrage d'une réunion pluridisciplinaire la discussion s'engage entre Marie-Jo, la psychologue, une infirmière de nuit, Léa, et l'une des surveillantes de salle, Christiane, à propos de la maman d'Osiris, petit bébé adopté, hospitalisé pour réaliser des examens de contrôle et soigner un abcès.
> Marie-Jo : on parle souvent des parents pour s'en plaindre, mais je suis quand même un peu inquiète. La maman d'Osiris ne me paraît pas tout à fait dans la réalité quant aux besoins de son enfant. Elle le voit plus grand.
> Léa (surprise) : Ah bon ? Moi je l'aime bien cette maman.
> Marie-Jo : Ah oui, c'est un personnage.
> Léa : Et avec Osiris, vraiment, ça se passe bien, quand elle arrive, il est… (elle mime un visage qui s'éclaire).
> – Oui, mais tu vois, il y a quand même des petites choses. Tout à l'heure elle lui a montré un film qu'elle avait tourné parce qu'elle a organisé son baptême aux urgences. Alors que lui, il en est aux areuh, areuh. Je ne crois pas que ça l'intéressait vraiment. Et puis, aujourd'hui, elle a appelé les infirmières pour dire qu'elle serait un petit peu en retard qu'elle ne serait là que vers 1 h 15 qu'elles attendent car elle lui donnerait à manger. Le fait qu'il ait faim ne l'intéressait pas. Comme pour un adulte que l'on prévient pour lui dire : « attends-moi, tu mangeras à 1 h 15 ». Je ne sais pas si elle se rend bien compte des besoins de son enfant. Et un autre exemple – ce sont des petites choses – ça fait bientôt trois semaines qu'il est là, je l'ai encore vu aujourd'hui avec les vêtements de l'hôpital, elle n'a pas pensé à lui emmener des vêtements.
> Christiane : Il y a encore des parents qui pensent qu'à l'hôpital il ne faut pas.
> Marie-Jo : Oui, mais on lui a dit. Elle a dit : « j'ai oublié ».
> Léa : Oui, mais tu sais, elle est en plein dans les paperasses. Elle voudrait que

les papiers soient en règle. Aux Assedic, ils se sont encore trompés. Elle m'avait appelé à 4 heures du matin. Je lui dis : « Vous dormez pas ?
– Non, je m'occupe des papiers, je n'ai pas encore fini », elle me dit.
Marie-Jo : Oui, mais quand même, souvent, pour les enfants adoptés, il y a des vêtements trop beaux, rien n'est trop beau pour l'enfant et là, elle n'a rien amené.
Léa : Oui, mais elle a quand même amené des jeux pour lui et je vois la chambre elle a repéré comment on faisait, quand on vient, on a rien à faire, tout est propre. C'est une maman quand elle arrive, elle donne le bain.
– Oui, mais aujourd'hui je suis entrée dans la chambre j'ai dit : « Hum ! ça sent pas très bon ». Elle me répond : « Je le changerai tout à l'heure ». C'était plus important son film.
– Oui, mais une fois, il a fait trois selles en une demi-heure, elle l'a changé trois fois. Moi je l'aime bien cette maman. » (Notes de terrain, pédiatrie générale)

On peut remarquer que les signes auxquels sont attentives Marie-Jo et Léa ne sont pas du même ordre : respect des besoins de l'enfant compte tenu de son âge, dans un cas, plaisir de l'enfant en présence de sa mère adoptive et diligence dans la participation aux soins de *nursing*, dans l'autre.

La surveillance ne s'arrête pas aux portes de l'hôpital. Il arrive que les infirmières s'interrogent sur les soins (entendus au sens large) reçus par l'enfant une fois de retour chez lui et s'inquiètent d'un différentiel trop favorable à l'hôpital. Lorsque les enfants « s'installent », aspirent à rester à l'hôpital ou à y revenir plutôt qu'à rentrer chez eux, les infirmières s'interrogent sur les insuffisances de l'environnement familial de l'enfant.

Jérôme, jeune adolescent de douze ans longuement hospitalisé dans le service pour une perte de poids importante sans que les médecins ne soient parvenus à établir un réel diagnostic, est à nouveau hospitalisé et doit réaliser une série d'examens. Pendant le repas, Lydie, infirmière, évoque un facteur psychosomatique : « c'est aussi en plus sans doute un problème ailleurs, parce qu'il s'ennuie chez lui. Parce que jeudi je l'ai eu au téléphone, je lui ai demandé : « ça va ? Tu as eu mal ?
– Oui, une fois.
– Et papa et maman ont su quoi faire ? » – parce que c'était son angoisse.
– « Oui oui, ils m'ont bien donné ce qu'il faut.
– Et sinon qu'est-ce que tu fais ? » – En gros rien. « Tu regardes la télé ?
– Ouais. »
Donc je pense qu'il s'emmerde alors qu'ici, c'est vrai, il est aux petits soins. Ce qui lui manque c'est qu'on soit attentif et des activités. Et les médecins c'est pareil, hier il est arrivé, Francine [faisant fonction de chef de clinique] était chez les bébés, elle est venue le voir tout de suite.

> Moi : oui, mais elle était de CV [contre-visite].
> Lydie : Oui, mais Claire [chef de clinique] n'était pas encore partie. En plus, Jérôme a fait le boxon à ses parents pour venir à l'hôpital.
> Joséphine : ce n'est pas un hôtel ici.
> Lydie : tu as vu comme il était content d'aller à l'activité musique ?
> Joséphine : on en a eu d'autres comme ça, Nabil, Bouba.
> Lydie : aujourd'hui, ils lui ont encore fait une batterie d'examens. Même quelque chose de neuro [...]. Il cherche un syndrome.
> Le syndrome de l'hôpital ? », ironise Joséphine. (Notes de terrain, pédiatrie générale)

Les enfants qui « s'installent » ou se montrent trop satisfaits de leur séjour à l'hôpital retiennent systématiquement l'attention.

Dans les cas de suspicion de maltraitance

Dans ce cas, les discussions entre médecins se font à distance des oreilles des parents et on retrouve la posture déjà observée de rétention d'information voire de détournement de la justification apportée aux parents des raisons de l'hospitalisation, comme en témoigne l'échange suivant, lors d'un « tour », où l'on voit se dessiner une stratégie de collusion à l'égard d'une mère soupçonnée porteuse d'un syndrome de Münchhausen par procuration (rendre son enfant malade pour devenir l'interlocutrice des médecins qui soignent son enfant et tirer partie des bénéfices secondaires de l'état de parents d'enfant malade, notamment en terme de sollicitude).

> Un enfant est convoqué pour un syndrome de Münchhausen la semaine prochaine. Il sera placé une semaine en surveillance à l'hôpital pour voir ce qui se passe. La maman a appelé dans le service « parce qu'elle n'a rien compris », raconte Marie, qui exerce les fonctions de secrétaire médicale. La surveillante conseille à Marie d'être « le plus évasive possible, de lui conseiller de rappeler le médecin. Forcément, on ne lui a pas dit pourquoi son enfant était hospitalisé. » Marie explique qu'elle n'a pas su quoi lui dire par peur de dire « autre chose que ce qu'avait dit le médecin ». (Notes de terrain, pédiatrie générale)

Dans ce cas, la rétention d'information est justifiée par les soupçons qui pèsent sur la mère de l'enfant, l'hospitalisation étant destinée à vérifier le bien-fondé de ces craintes. La visite du chef de service prend également une tournure différente en cas de suspicion de maltraitance, le jugement du médecin sur la situation n'étant pas dans ce cas délivré aux parents :

Après avoir discuté avec la maman et examiné brièvement Sébastien, Monsieur Courtille avance dans le couloir en commentant : « Il faut déplacer la mêlée ». Lucie, la chef de clinique, ferme la porte de la chambre la plus proche. Monsieur Courtille explique que Sébastien a été envoyé par le médecin qui le suit pour un bilan neurologique « mais il a aussi des bleus à des endroits non habituels.
Claire : C'est sur les jambes normalement quand ils tombent [les enfants].
Monsieur Courtille : là, il en a dans le dos dont des traces circonscrites (Monsieur Courtille dessine un rond dans l'air avec son doigt). Ça pourrait être des traces de cigarettes. Donc, à voir. Bon, c'est vrai que c'est un enfant qui marche sur la pointe des pieds et s'il a des troubles neurologiques ça peut expliquer ses chutes. C'est une maman qui a deux autres enfants, un chez les grands-parents et l'autre qui a des troubles neuro'[logiques] en hôpital de jour.
Claire [chef de clinique] : ça ne doit pas être facile à gérer.
Martine [assistante sociale] : Oui, mais enfin, elle ne le garde pas à la maison.
Monsieur Courtille : le médecin au départ avait parlé d'un hôpital de jour. C'est ce qu'a dit la maman et je la crois. Je pense qu'elle a très bien compris ».
Monsieur Courtille se dit mécontent de la demande de sa consœur. « On doit nous se faire une opinion en deux-trois jours alors qu'elle suit l'enfant depuis le début et le voit régulièrement ». Les médecins décident de « faire un squelette, un fond d'œil et d'observer son comportement dans le service. »
Martine demande quel âge il a.
– « Deux ans et demi ».
Pour Monsieur Courtille : « une maman qui a l'air un peu dépassée plutôt. Ça ne fait pas… Elle ne donne pas l'impression à première vue d'être une maman maltraitante. Mais c'est à creuser. En attendant, il faut lui faire un bilan complet. » (Notes de terrain, pédiatrie générale)

Le jugement porté sur la mère de Sébastien s'appuie sur l'observation clinique de l'enfant, sur la confirmation apportée par des investigations plus techniques, mais aussi, de manière plus surprenante, sur une impression largement intuitive de la part du chef de service à partir d'une typification sommaire (« ça fait pas… », « à première vue »).

L'intimité familiale se trouve également rapidement investiguée en cas de suspicion de maltraitance, la relation conjugale, en particulier, retient l'attention :

Alors que je demande des nouvelles de la situation de Sébastien à Martine, l'assistante sociale, elle me raconte que le squelette et le fond d'œil sont normaux. L'orthopédiste l'a vu : il marche sur la pointe des pieds mais n'a pas d'inquiétude. « Mais je l'ai vu pendant que je discutais avec la maman, il montait partout, il grimpait sur les étagères. Tout ça pour bien dire à sa mère : « tu parles, mais… ». Donc il est un peu casse-cou. Une réunion de synthèse est

> prévue à l'extérieur. « Il y a un climat de violence familiale. Elle est sans doute battue par son mari qui boit. Elle voulait divorcer mais elle n'a pas été jusqu'au bout. Là, elle a reparlé de divorcer. Je lui demande ce qu'elle compte faire, où elle va s'installer. Elle me dit : « Ah, je ne veux pas partir. » Donc elle veut divorcer sans partir. Ils ont une maison et elle ne veut pas la quitter. Sébastien est le seul des enfants qui ne soit pas suivi. Michel a des problèmes à l'école, il est très agressif mais vu le climat de violence familiale ce n'est peut-être pas étonnant. Elle a une ex-belle sœur, la femme de son frère, elle aussi alcoolique, à qui elle laisse pourtant la garde de ses enfants. » (Notes de terrain, pédiatrie générale)

Dans le jugement, plutôt négatif, porté par l'assistante sociale sur la mère de Sébastien, réapparaît la grille de lecture de l'autonomie – pierre de touche de l'évaluation de l'individu contemporain – que la mère de Sébastien ne parvient pas à reconquérir vis-à-vis de proches nuisibles pour elle-même et ses enfants.

En cas de suspicion de maltraitance, l'observation des interactions parents-enfant dans le service fait l'objet d'une attention particulière et tous les signes jugés « alarmants » retiennent l'attention :

> Stéphanie est hospitalisée « chez les bébés » car on craint des carences alimentaires dues à une alimentation insuffisante. Martine, l'assistante sociale me raconte : « hier j'ai eu un entretien avec la maman qui était très réticente. Ça tombait pas très bien parce que c'était le moment où la maman lui donnait son biberon. Ça ne se passait pas très bien. Elle essayait de chanter un peu, mais Stéphanie, au lieu de la regarder elle, elle me regardait moi. J'en ai déjà fait des entretiens avec des mamans qui donnent le biberon, ils me regardent pas moi les enfants. Mais on sent, c'est un moment difficile. Hier, elle a beaucoup pleuré. Elle commence à se manifester. Non, les enfants qui s'éveillent à l'hôpital ça ne peut pas aller, ce n'est quand même pas possible. » (Entretien informel, pédiatrie générale)

L'expérience des interactions mères-nourrissons sert d'élément de comparaison. Si les relations jugées trop « fusionnelles » font l'objet d'une évaluation négative, une distanciation trop grande suscite également l'inquiétude (laissant ouverte la question de la définition du « juste milieu » qui semble toujours difficile à atteindre pour les parents). L'amélioration des capacités d'interactions de l'enfant, dans un environnement jugé *a priori* moins favorable que l'environnement familial, constitue un critère d'alarme. Les soins familiaux sont donc crédités d'une supériorité par rapport aux soins institutionnels par les acteurs hospitaliers eux-mêmes, très proches en cela des enseignements de la psychologie du développement sur la primauté de la relation parent/mère-enfant, venue renouveler l'idéologie « familialiste » (Lenoir, 2003).

En cas de suspicion de maltraitance, toutes les sources d'information sont mobilisées, le maillage autour de la famille devient extrêmement étroit.

> Lors de la visite de Monsieur Courtille, Valérie, l'interne, précise à propos de Stéphanie : « la puéricultrice a raconté que quand elle vient au domicile aux heures des repas, il n'y a jamais d'odeur de nourriture. Les boîtes de lait sont rangées tout en haut d'une armoire, c'est vraiment pas pratique pour faire les biberons. Pour les enfants, elle [leur mère] leur amène des goûters, ce sont des gâteaux qu'elle prépare juste avec de la farine, de l'eau et du sucre, sans lait, sans œufs. Ce n'est pas bon du tout, les enfants n'en veulent pas.
> – Elle n'a jamais voulu ouvrir le frigo la puéricultrice ?, demande quelqu'un.
> Valérie : Si, mais le père est très agressif, donc elle s'est dit : « si je fais ça, jamais je ne pourrais revenir ». Mais elle se demande vraiment ce qu'ils mangent. »
> (Notes de terrain, pédiatrie générale)

La mise en place de dispositifs d'encadrement permet d'observer au plus près l'intimité familiale, non sans se fixer des limites pour préserver les conditions d'une collaboration des parents (la puéricultrice ne s'autorise pas à ouvrir le réfrigérateur). Le frère aîné de Stéphanie est déjà placé lui aussi pour un problème carentiel. Des renseignements sont pris auprès du médecin traitant de Stéphanie, de l'assistante sociale de secteur, de la PMI, etc. Pour Stéphanie, l'équipe décide de faire un signalement.

Les professionnels ne se contentent pas d'observer, de repérer les relations déficientes, voire de les signaler. Ils vont également chercher à agir sur ces relations.

Intervenir sur la relation parents-enfant

Anne-Marie Arborio a montré que les aides-soignantes cherchent à produire des « patients conformes ». En particulier, elles opèrent une normalisation des « techniques du corps » et des pratiques intimes. « Cet investissement du personnel dans la « formation » du malade est d'autant plus important, écrit l'auteure, que le type de pathologie amène les patients à séjourner longuement dans le service » (Arborio, 1996, p. 96). Dans les services de pédiatrie, cette fonction de formation des malades, prend une forme spécifique : articulée autour du rôle parental, elle ne vise pas la formation du seul malade ou ne vise ce dernier désormais que par défaut, lorsque ses parents sont absents et/ou n'assurent pas ce rôle par eux-mêmes. De plus, elle ne concerne pas les seules aides-soignantes, situation d'autant plus visible dans le service de pédiatrie générale que celles-ci sont en nombre insuffisant et ne pourraient à elles seules assurer cette fonction. Ne disposant par ailleurs que d'une « expertise profane », elles ne peuvent toujours se prévaloir d'un savoir suffisant pour intervenir sur les pratiques parentales. C'est bien l'ensemble de l'équipe qui est engagée, à des degrés divers, dans la formation des parents à l'accompagnement de leur enfant hospitalisé, dans sa double dimension : médicale et éducative.

Le contrôle exercé sur les pratiques parentales

Dans le service de pédiatrie générale, l'équipe infirmière, y compris les surveillantes, juge parfois sévèrement les pratiques de *nursing* des parents et peut tenter de les réformer.

> Madame Jacquet, la surveillante générale, discute avec Christiane, la surveillante de salle : « la grand-mère de Rayan [hospitalisé « chez les bébés »] est toujours en train de le secouer. Elle lui donne à manger allongé. Il est venu pour un malaise, ça m'étonne pas. À mon avis, il a pas eu plus de malaise que moi. J'ai essayé de discuter avec elle, mais y'a pas moyen. Je suis restée une demi-heure et je suis partie parce que je commençais à m'énerver. Elle veut rien comprendre la mère. Dès qu'il fait « hun ! », elle lui met le biberon dans le bec. Un enfant s'il pleure, c'est normal. Elle me dit : « il a faim ». Je lui dis : « Vous êtes sûre ? Parce que vous me dîtes qu'il a mangé il y a une heure. Alors à mon avis, ce n'est pas ça. ». Il est tout le temps dans les bras. La mère me dit : « moi aussi, jusqu'à quatre ans, j'ai été dans les bras, vous voyez, ça m'a pas traumatisée ». Je lui dis : « ça, je sais pas ». Ils lui donnent à manger, à manger… La mère m'a dit que c'est son gynéco qui le lui a conseillé à la naissance. J'ai jamais entendu ça. Je lui ai dit : « votre gynéco, il a peut-être des diplômes mais c'est pas comme ça qu'on fait ». Elle ne veut rien entendre. La grand-mère, elle me dit : « j'ai élevé dix-huit enfants – je sais pas, elle a peut-être été nourrice, je sais pas où, aux États-Unis, je crois – alors je sais comment on fait ». Je lui ai dit : « C'est pas parce que vous en avez élevé dix-huit que vous savez comment on fait. Ce n'est pas la quantité, c'est la qualité qui compte. Y'a des gens, ils pourront élever autant d'enfants qu'ils veulent, ils ne sauront jamais comment on fait, et d'autre avec un seul, ça se passera très bien ». Parfois, je me dis que les gens ne savent plus élever leurs enfants. » (Notes de terrain, pédiatrie générale)

On voit poindre dans les remarques faites par la surveillante l'attention à certaines normes de puériculture : l'alimentation de l'enfant doit respecter un certain rythme, en particulier, il faut respecter un délai minimum entre deux biberons (de trois heures) ; un principe de distanciation corporelle doit être respecté (l'enfant ne doit pas rester constamment dans les bras). Dans cette tentative de « conversion » des parents à des normes de puériculture jugées plus adaptées, apparaît un conflit d'expertise entre un savoir professionnel et un savoir assis sur l'expérience (le fait d'avoir élevé dix-huit enfants), entre l'autorité des soignantes et celle d'un médecin (le conseil du gynécologue évoqué par la mère pour justifier sa pratique et faire taire, maladroitement, la critique de la surveillante) qui inclut un différentiel de niveau de diplômes en faveur du second. Celui-ci n'efface pas une revendication de compétence propre des infirmières sur les questions de puériculture. Quoi qu'il en soit de la pédagogie adoptée par la surveillante, les parents/les mères ne vont pas sans opposer de résistances face aux tentatives d'immixtion dans leurs manières de faire.

Le *nursing* réalisé par les grands-parents suscite très souvent la critique, les grands-parents étant d'emblée soupçonnés de ne pas adopter les bonnes pratiques[1] :

> Lors de la visite de Monsieur Courtille, un externe revient sur les circonstances dans lesquelles une petite fille, hospitalisée « chez les bébés », a convulsé : « elle était avec la grand-mère.
> Monsieur Courtille (ironique) : Ah ! ces grands-mères ! Elles sont impossibles ! Il ne faut pas laisser les petits enfants avec les grands-mères. » (Notes de terrain, pédiatrie générale)

La présence des grands-mères à l'hôpital suscite une forte ambivalence. On peut faire l'hypothèse que celle-ci provient du travail supplémentaire occasionné par les grands-parents qui ne disposent pas de la même familiarité vis-à-vis de leur petit-enfant, des nouvelles normes de puériculture, du fonctionnement hospitalier et de la trajectoire hospitalière de l'enfant. Il n'est pas rare d'ailleurs que les grands-parents venus prendre le relais pour assurer le rôle de garde-malade ne soient pas laissés seuls, au final, par les parents de l'enfant.

> C'est le cas pour la grand-mère de Ferdinand, âgé de cinq-six ans, venue relayer sa fille qui souhaite s'absenter pour préparer des examens. La mère de Ferdinand

1. Geneviève Delaisi de Parseval et Suzanne Lallemand attribuent la très forte ambivalence des médecins vis-à-vis des grands-mères au fait que ces dernières sont la mémoire des recommandations passées faites par les médecins d'alors, depuis tombées en désuétude. Elles viennent ainsi rappeler le caractère arbitraire des conseils de puériculture prodigués par les médecins (Delaisi de Parseval, Lallemand, 1980).

> renonce finalement à partir et intervient lorsque sa mère ne respecte pas l'ordre des soins (ne pas faire prendre son petit-déjeuner à son petit-fils avant qu'il n'ait eu son aérosol). (Notes de terrain, pédiatrie générale)

L'ambivalence vis-à-vis des grands-parents tombe lorsqu'ils allègent le travail des soignants, notamment dans l'une de ces composantes les plus délicates qu'est le travail sur les sentiments.

> Lors du pot de départ des internes, Monsieur Courtille parle de Gérard qui a eu une péritonite et a été en chirurgie. « J'ai vu la grand-mère, ça m'a réconcilié avec les grands-mères. Elle est très bien.
> Claire [chef de clinique] : pas une grand-mère toxique. On a parlé à la grand-mère à part, qui a pleuré d'abord et comme ça, ensuite, elle a pu soutenir la maman après. » (Notes de terrain, pédiatrie générale)

Les infirmières exercent un contrôle distant sur les soins apportés par les parents. Elles sont éventuellement relayées par les pédiatres dans cette fonction.

> Théo, hospitalisé « chez les bébés », est avec son père qui porte chemise et cravate (ce qui est peu fréquent dans le service). Son père lui chante une chanson, le balance dans ses bras, le laisse jouer avec la poignée de la porte, en le tenant à la bonne hauteur dans ses bras. Il essaye de le coucher à plusieurs reprises, mais son fils (qui me semble avoir moins de deux ans) se relève à chaque fois. Il sort avec son fils dans les bras. Depuis le poste de soins, Marie-Pierre, l'interne, intervient alors : « Non papa, il ne faut pas sortir de la chambre. Il ne faut pas que j'éternue partout. » Le père de Théo rebrousse chemin. (Notes de terrain, pédiatrie générale)

Comme les parents, les professionnels mettent en œuvre des stratégies d'euphémisation du contrôle exercé, consistant à parler à la place de l'enfant de façon à montrer que c'est son intérêt qui justifie la remarque faite, et non celui de la personne qui l'émet. L'euphémisation peut également consister à s'adresser à l'enfant pour, de manière indirecte, souligner l'écart entre les pratiques parentales et le comportement attendu.

> Dominique, infirmière, marque son étonnement devant le gros morceau d'abricot que le père d'Abdelkader vient de donner à son fils, âgé de deux-trois ans. Elle fait les gros yeux et, s'adressant à Abdelkader, lui dit gentiment : « Dis donc, c'est gros ça comme morceau. Moi, je savais pas que tu avais une grosse bouche comme ça. » (Notes de terrain, pédiatrie générale)

Le contrôle exercé sur les pratiques parentales peut prendre une forme plus discrète, faire l'objet d'une observation sous couvert d'assistance dans la réalisation de certaines tâches par exemple.

> Christelle, âgée d'un mois et demi, a été hospitalisée pour un reflux important, mais a attrapé une gastro-entérite pendant son séjour à l'hôpital. Alors que je discute avec la mère de Christelle, l'élève infirmière entre dans la chambre. Elle demande à la mère de Christelle : « vous pouvez la changer maintenant pour voir si les fesses sont toujours rouges ? Parce que ce matin je n'ai pas pu voir. Elle était toute tartinée de crème ». L'élève infirmière se place légèrement en arrière de la mère de Christelle pendant que celle-ci fait le change. Elle soutient les fils des différents appareils branchés sur Christelle pour que la mère de Christelle ne soit pas gênée. Elle rappelle à la mère de Christelle qu'il faut bien qu'elle se lave les mains après « pour ne pas ramener la gastro à la maison ».
> L'élève infirmière demande à la mère de Christelle : « Elle est comment d'habitude, elle est comme ça ? Je ne crois pas qu'elle soit rouge, peut-être un peu la vulve. » Apercevant un biberon cacheté, elle demande à la mère de Christelle si on lui a expliqué ce qu'est le GES 45 : « Ce sont des électrolytes, tous les éléments fondamentaux dont elle a besoin parce qu'avec la gastro, ils sont un peu dénutris.
> – Ah d'accord.
> – Vous pouvez lui donner par petites quantités, tous les 50 par exemple ». (Notes de terrain, pédiatrie générale)

Les parents ne sont pas démis de toute capacité d'expertise, ils gardent un rôle d'interprètes du corps de l'enfant, en étant les garants de leur état antécédent. Observation des pratiques et éducation au traitement sont très fortement liées.

Le contrôle exercé ne prend pas toujours une forme discrète, notamment à propos des pratiques parentales concernant la nourriture :

> La mère de Kevin, âgé de 2 ans, a apporté un croissant à son fils, qui n'a mangé qu'une demi-banane au cours du repas. Claire, l'aide-soignante, la voyant faire, intervient : « Ah non, je ne suis pas d'accord que vous lui donniez un croissant. Ça, non. Il faut dire non aussi maman. » (Notes de terrain, pédiatrie générale)

En phase avec les nouveaux savoirs issus de la psychologie, la capacité des parents à poser des limites à leur enfant fait l'objet d'une attention particulière de la part des professionnels.

> Je discute avec une nouvelle infirmière. Elle me parle de « la maman de Muriel qui a quarante ans et attend un deuxième bébé. C'est sa fille qui tient la baguette. Je lui ai dit : « il faut mettre des limites » – mais si vous aimez l'enfant ce n'est pas lui faire de mal de mettre des limites. Et Muriel, on lui faisait une prise de sang, elle pleurait et de temps en temps, elle jetait un coup d'œil à sa mère et se mettait à pleurer encore plus fort. » (Entretien informel, pédiatrie générale)

Les soignantes, en tant que spécialistes du développement de l'enfant, se sentent imparties d'un degré d'expertise qui leur permet à tout moment d'intervenir sur les pratiques parentales, comme en témoigne la situation suivante, dans laquelle une secrétaire du service, en panne de baby-sitter, ayant amené sa fille, âgée d'environ un an, avec elle, la fait manger devant les infirmières et la surveillante qui ne manque pas de lui rappeler un certain nombre de règles de puériculture :

> Une aide-soignante, alors que la secrétaire est en train de donner une compote à sa fille, lui demande : « tu lui donnes aussi des yaourts ?
> La secrétaire : Oui oui. Je lui en donne aussi, c'est vrai que les compotes sont plus chères. J'achète des petits suisses Blédina à Carrefour.
> Marion, surveillante, lui demande si elle lui prépare des plats.
> La secrétaire : Là, je n'ai pas le temps en ce moment. Parfois le week-end, mais la semaine c'est difficile.
> Après le petit pot et la compote, la secrétaire donne de l'eau à sa fille, en lui disant : « Allez, il faut boire, c'est important. » Marion corrige la position de son bras : « Ce n'est pas comme ça, sinon tu lui fais prendre de l'air. »
> La secrétaire : Oui, mais c'est parce que j'ai fait un trou plus gros pour faire passer les légumes.
> Marion : Oh là là, moi les tétines comme ça, je les jette. (S'adressant à l'aide-soignante) hein ?
> L'aide-soignante : Oui.
> Marion : Tu vas lui faire avoir une fausse route.
> La secrétaire : Je sais ce n'est pas bien. Mais pour la soupe ça ne passe pas vite, il n'y a pas de problème.
> Marion (moqueuse) : et les légumes, tu les passes j'espère, tu ne lui donnes pas les poireaux entiers ? » (Notes de terrain, pédiatrie générale)

Face aux remarques émises sur leurs pratiques, les parents peuvent tenter de faire valoir leur proximité avec les normes éducatives du moment, non sans risque d'être pris en défaut si le respect des normes affiché n'est pas réellement mis en pratique :

> Fara, âgée de six-sept ans, doit descendre au bloc et n'est pas autorisée à manger malgré sa faim. Christelle, l'infirmière, venue la voir pour discuter, lui demande : « tu veux manger quoi après ?
> Fara : un grec !
> Christelle : Ah ça, à l'hôpital, y'en a pas. Tu aimes ça les grecs ?
> La mère de Fara : elle m'en demande tout le temps, elle pourrait en manger tous les jours.
> Christelle : c'est lourd les grecs.
> Fara : non, pas du tout, c'est bon, c'est le docteur qui l'a dit.

> Christelle : Ah oui ? Il a dit un grec par jour ?
> La mère de Fara : non, il faut manger aussi des haricots verts, tu le sais Fara.
> Fara : Moi, j'aime pas les haricots, pourquoi tu en manges pas toi ?
> Christelle : oh la cafteuse !
> La mère de Fara : le docteur a dit que c'est toi qui dois manger des haricots, pas moi. » (Notes de terrain, pédiatrie générale)

Dans la mise en scène d'une vie familiale respectueuse des normes diététiques, les parents doivent prendre garde de ne pas être « trahis » par leurs enfants, témoins de l'écart entre le dire et le faire.

Le contrôle exercé par les infirmières sur les pratiques parentales ne vise pas seulement à s'assurer de la qualité des soins parentaux. Il peut s'agir, dans une visée plus instrumentale, de vérifier qu'ils font le bon usage du service, ou dans une attention pour le parent, qu'ils ne se mettent pas dans une position de danger.

> Une maman vient demander de l'eau à Joséphine, puéricultrice. Elle est pieds nus.
> Joséphine : Ne marchez pas pieds nus.
> La maman : Oui chef !
> Joséphine : Ce ne sont pas des ordres. C'est pour vous, parce qu'il peut y avoir des petits morceaux de verre par terre. Je ne veux pas donner des ordres, c'est des conseils.
> La maman : J'ai les doigts de pieds comme ça (elle mime avec ses mains des orteils tout recroquevillés). (Notes de terrain, pédiatrie générale)

L'argument des morceaux de verre doit être pris au sérieux, mais on peut se demander s'il ne s'agit pas aussi pour l'infirmière de rappeler les normes de bienséance propres au service (à l'hôpital, on ne se comporte pas comme chez soi).

Parmi les normes d'usage du service, il est en particulier clairement rappelé aux parents que les services rendus par le personnel sont destinés à l'enfant exclusivement selon des impératifs liés à leur prise en charge collective (les professionnels doivent se partager entre plusieurs enfants). Toute tentative d'extension de la relation de service de la part des parents pour leur compte propre est fermement découragée.

> Dominique, infirmière, alors qu'elle discute avec la secrétaire raconte : « La maman de Manon, elle est spéciale elle aussi. Elle a dit à Christine (infirmière) : « Vous allez m'acheter une bouteille d'Évian en bas.
> – Ah non, madame, ce n'est pas possible.
> – Alors vous surveillez ma fille.

> – Vous savez, il y a plusieurs autres enfants, je ne peux pas m'occuper seulement d'elle. » (Notes de terrain, pédiatrie générale)

Intervenir sur les pratiques parentales vise également à améliorer, par anticipation, l'articulation entre soins parentaux et soins professionnels.

> J'observe les parents d'une toute petite fille depuis la chambre mitoyenne. La petite fille dort dans les bras de son père. Joséphine, puéricultrice, venue leur apporter des papiers à signer, indique : « il vaut mieux que vous la couchiez dans son lit parce qu'après, quand vous ne serez pas là, elle n'arrivera pas à dormir. ». Le père de la petite fille s'exécute, mais sa fille se réveille et se met à pleurer. (Notes de terrain, pédiatrie générale)

Le conseil donné recouvre également un principe de distance qui semble aujourd'hui avoir la faveur des professionnels, visant à préserver le temps libéré par le sommeil de l'enfant pour que le parent puisse en faire usage pour son propre compte ou pour d'autres tâches. Principe valorisé parce qu'il permet aussi une meilleure transition entre soins familiaux et soins professionnels.

> Christine, infirmière, en venant prendre une pause à l'office, me dit irritée : « j'en ai marre, j'ai cinq bébés, les parents ne sont pas là et ils hurlent tous. Tout ça parce que les parents les ont habitués au bras et moi maintenant il faut que je supporte leurs conneries ». (Notes de terrain, pédiatrie générale)

Un certain modèle de maternage est ainsi transmis aux parents de manière directe ou indirecte.

> Au cours du repas, les soignantes parlent d'une maman qui allaite encore son bébé à six mois et n'a pas commencé la diversification.
> Une élève infirmière : « Elle a dit qu'elle commencerait après son retour à la maison.
> Christelle (infirmière) avec une petite moue : Oui, il est temps ». (Notes de terrain, pédiatrie générale)

Les infirmières profitent de leurs observations des pratiques parentales, du corps ou du comportement de l'enfant lui-même – qui témoigne des pratiques accumulées – pour délivrer des conseils de puériculture :

> Michèle, infirmière, nettoie soigneusement le pénis d'un petit bébé en présence de sa mère pour lui poser une poche permettant de recueillir son urine et en faire l'analyse. Au moment de nettoyer le prépuce, elle fait la moue et demande : « Vous le décalottez à la maison ?

> La maman : Je n'ose pas le faire.
> L'infirmière : Ce serait mieux.
> La maman : Il est tellement petit.
> L'infirmière : Il faut le faire ». (Notes de terrain, pédiatrie générale)

Le contrôle exercé par les soignantes pour l'accès à certaines ressources institutionnelles, leur permet d'exercer un certain contrôle sur les pratiques de maternage et de proposer des conseils de *nursing*.

> La mère de David demande de l'eau chaude pour préparer un biberon pour son fils, qui s'est mis à pleurer, à la stagiaire, qui revient plus tard avec l'infirmière, Joséphine.
> Joséphine : C'est trop tôt pour le biberon. Il a mangé, il y a deux heures trente.
> La mère de David : Il a mangé à douze heures.
> Joséphine : On le prépare rapidement le biberon, il vaut mieux que vous attendiez un petit peu. On va vous apporter un biberon d'eau. Si vous lui donnez toutes les deux heures trente vous allez faire des cheveux blancs avant l'âge à la maison. Je pense pas que ce soit ce que vous voulez. Là, vous avez rien à faire, mais à la maison vous avez aussi le ménage. Si vous lui donnez toutes les deux heures trente, vous allez vous épuiser. Vous n'aurez pas le temps de faire autre chose. Peut-être il faudrait lui donner un peu plus. Vous lui donnez combien ? 210 ?
> La mère de David : 180.
> Joséphine : ça fait 210, 180 d'eau plus le lait. Peut-être qu'il faut lui donner 230-240. Si vous mettez 210 avec sept doses de lait ça fera 230-240 et vous pourrez espacer les biberons, lui donner toutes les trois-quatre heures, parce que sinon vous n'allez pas tenir longtemps. Donnez-lui de l'eau ! C'est très bon pour la santé de boire de l'eau.
> David goutte le biberon d'eau proposé par l'infirmière, mais le rejette immédiatement et se met à pleurer.
> Joséphine : On lui donnera un peu plus tôt, mais il vaut mieux attendre un peu. » (Notes de terrain, pédiatrie générale)

On retrouve la règle déjà énoncée par la surveillante de l'espacement entre les biberons, qui doit être d'au moins trois heures, et le refus d'une alimentation à la demande des bébés. Étant contraints de faire appel aux soignantes pour leur demander leur aide, les initiatives envisagées par les parents peuvent alors être remises en cause.

> Le père de Théo me demande si je peux aller lui chercher du Yop qui se trouve dans le réfrigérateur de l'office. […] Lorsque je reviens avec le Yop à la main, Sophie, l'infirmière, intervient avec un air sentencieux : « Vous savez le Yop, ce n'est pas indiqué pour lui avec une gastro'. En plus, il a vomi. Moi, je ne lui donnerais pas.
> Le père de Théo : Ma femme lui en a donné hier.

> Sophie : Ah bon. Non vraiment, ce n'est pas conseillé le Yop. »
> Le père de Théo se laisse convaincre. Sophie poursuit en s'adressant à Marie-France, l'autre infirmière qui travaille dans l'unité des grands ce jour-là : « Le Yop en plus c'est du yaourt. Enfin, je ne sais plus, mais de toute façon je ne connais pas la composition exacte, alors il vaut mieux éviter. » Marie-France acquiesce. (Notes de terrain, pédiatrie générale)

Le père de Théo tente de justifier son initiative en s'appuyant sur l'expertise maternelle et l'observation des réactions passées de l'enfant. L'infirmière, elle, s'appuie sur l'autorité que lui confère une expertise professionnelle « paramédicale » (qui s'avoue limitée en coulisses) et sur l'assentiment de sa collègue (elle peut s'appuyer sur un collectif de travail).

La diffusion d'un certain modèle de puériculture est *a priori* plus efficace que celle dont dispose habituellement les professionnels, puisqu'ils peuvent à la fois faire la démonstration du comportement attendu, des techniques à adopter et contrôler leur bonne effectuation par les parents.

L'intervention des professionnels sur la relation parents-enfant au cours de l'hospitalisation passe également par l'éducation au traitement, alors plus fortement intégrée à l'activité soignante.

L'éducation au traitement et ses conséquences

L'éducation au traitement occupe une place essentielle dans la normalisation de la trajectoire hospitalière de l'enfant telle qu'elle est entendue aujourd'hui : une hospitalisation dont la durée doit être réduite au maximum ; un principe d'autonomie vis-à-vis de l'hôpital qui doit être conservé le plus longtemps possible. Pour les pathologies les plus graves, la mobilisation de l'entourage de l'enfant dans les soins a bien pour enjeu l'évitement d'une institutionnalisation durable de l'enfant (que ce soit à l'hôpital ou ailleurs).

> Pour Diary, hospitalisé « chez les bébés » pour un syndrome polymalformatif, l'assistante sociale, Martine, a organisé l'éducation de sa mère pour la pose d'une sonde de gavage. Elle doit venir à heure fixe l'après-midi, en même temps que l'interprète qui assurera la traduction des explications données par l'infirmière. « Mais c'est toujours difficile comme organisation », commente Martine. Martine m'explique plus tard que si la mère de Diary n'arrive pas à faire le gavage, une prise en charge en institution médicalisée sera nécessaire. « On essaie d'éviter, mais on ne peut pas toujours. » (Notes de terrain, pédiatrie générale)

La réalisation des gestes techniques [la pose d'une sonde naso-gastrique] par les parents suppose un travail de maîtrise de soi. Les infirmières ont la responsabilité d'évaluer la capacité des parents à devenir autonomes dans la réalisation de ces gestes.

> Alors que Joséphine, puéricultrice, s'occupe de Dylan, hospitalisé « chez les bébés », pour une malformation de l'œsophage, je lui demande où on en est pour la gastrostomie.
> Joséphine : je ne sais pas, mais c'est sans doute la seule solution pour lui, parce que la maman, si elle veut rentrer à domicile, elle ne pourra pas mettre la sonde. Déjà, elle est dans tous ses états quand on touche à sa sonde, alors... Elle ne supporte pas quand on doit la lui remettre ». (Notes de terrain, pédiatrie générale)

Anne-Marie Arborio évoque la possibilité d'un échec de l'éducation du patient. « Ces « actions de formation » ne sont pourtant pas forcément suivies de succès ; certains malades sont impossibles à transformer et sont alors traités avec un minimum d'égards... » (Arborio, 1996, p. 96). Le personnel, parce qu'il fait usage de la persuasion et de l'explication, plutôt que d'un rapport d'autorité directe, peut ainsi faire l'expérience d'une relative impuissance pour amener les parents à se conformer à ses prescriptions, comme l'exprime la surveillante générale du service d'hépatologie :

> « Mais bon, c'est difficile parce que tu ne peux pas toujours être en train de fliquer les parents. Tu as des parents qui comprennent qu'il y a des risques pour leur enfant, et puis il y en a, il n'y a rien à faire, tu n'arrives pas à leur faire comprendre. Une maman qui a un sac qui traîne partout, dans le métro, dans le truc, le machin, elle arrive, elle entre dans la chambre, c'est pas terrible, tu vois. Il y a des enfants qui sont quand même assez fragiles. Bon, il y en a qui comprennent et qui systématiquement font attention et tout ça, et puis tu en as d'autres, tu peux leur répéter tous les jours la même chose, c'est pas... ça devient difficile parce que les conflits avec les parents c'est quand même pas terrible. (En baissant la voix) La maman de Rosalie Marchal, je peux pas te dire, je lui ai peut-être dit trente fois, tous les matins, de ne pas rentrer avec son sac, tous les matins... Je te dis, c'est pas... tu vois, c'est... Il n'y a rien à faire, rien à faire...
> Moi : Même en lui expliquant ?
> – Ah bah, je lui ai déjà expliqué, tu penses bien que j'ai... Bon, je m'énerve pas, moi, en général, je reste calme, j'explique, elle me dit « oui », elle me dit toujours oui, elle n'est pas contrariante, elle me dit toujours oui, mais elle fait... que ce qu'elle a envie de faire. Tout le temps, tout le temps, tout le temps... ». (Entretien, hépatologie)

L'éducation ne repose pas sur la démonstration d'un comportement type qui devrait être simplement reproduit, mais fait appel à la compréhension. Malgré cette impuissance relative, de nombreuses prescriptions ont été intériorisées par les parents alors qu'ils s'apprêtent à quitter l'hôpital.

> La mère de Luc, âgé d'un peu moins d'un an qui a été greffé au cours de son hospitalisation dans le service, est sur le point de rentrer à la Guadeloupe. Elle insiste sur le fait qu'il est important qu'elle s'assure qu'on n'embrasse pas son fils. L'impératif du respect de l'hygiène est également appliqué avec soin. Accueillis par la tante de son mari, les parents de Luc sont revenus au bout de quelques jours parce que l'hygiène ne leur semblait pas suffisante. En attendant de repartir définitivement à la Guadeloupe, ils resteront donc à la *Maison des parents* avec leur fils, pour lequel l'hospitalisation n'est désormais plus nécessaire. (Notes de terrain, hépatologie)

Pour les parents de Luc, le respect des mesures d'hygiène rend nécessaire la mobilisation des ressources institutionnelles qui permet d'en mesurer le poids (séjourner à la *Maison des parents* plutôt que dans la famille).

L'éducation visant essentiellement le parent présent (c'est-à-dire plus souvent la mère de l'enfant) peut exercer des effets prolongés sur l'organisation familiale car elle prédétermine un partage des rôles après le retour de l'enfant à domicile.

> Ainsi, le père de Valentine [greffée, âgée de deux ans environ], explique son épouse, n'a pas appris à donner les médicaments à sa fille parce qu'il n'était pas présent lors de son hospitalisation lorsqu'elle a été greffée. Il commence néanmoins à savoir quand il faut les donner, car il lui rappelle quand il est l'heure (entretien informel, hépatologie)[1].

L'incompétence masculine peut être postulée *a priori* sans tenir compte de l'investissement différentiel de chaque membre du couple dans l'apprentissage de la prise en charge de l'enfant. Celle-ci constitue bien pourtant une variable clé dans la cristallisation d'une division des tâches entre père et mère qui confère à la mère seule le rôle de « mini-nurse ».

> La diététicienne négocie avec la mère de Paula, âgée d'un an environ, pour que celle-ci apprenne à préparer chez elle le repas de sa fille, qui doit suivre un régime alimentaire très strict. La diététicienne se propose de donner à la mère de Paula le matériel et les produits nécessaires. La mère de Paula, en riant, explique à la diététicienne : « Je n'aurais pas le temps de tout expliquer à mon mari. Il aura compris dans vingt ans ». (Notes de terrain, hépatologie)

1. Après une greffe, le traitement doit être donné à heures fixes.

Assurer l'éducation des deux parents, et non du seul parent présent, supposerait de déployer une énergie et du temps supplémentaire en se pliant aux contraintes organisationnelles des pères qui se montrent souvent moins immédiatement disponibles que leur conjointe. Cet investissement n'est pas inenvisageable comme le montre l'exemple des consultations de chirurgie préalables à la greffe dans le service d'hépatologie où les médecins font en sorte que les deux parents soient présents. Mais l'éducation au traitement repose sur un temps long, plus diffus et répété qui se prête moins à ce type d'organisation ponctuelle.

On peut repérer une dernière forme d'intervention sur la relation parents-enfant consistant pour les professionnels à s'investir personnellement dans la relation à l'enfant.

La tentation de devenir un « parent » supplémentaire

Dans le service de pédiatrie générale, il m'est arrivé à plusieurs reprises d'entendre les soignantes suggérer qu'elles souhaiteraient emmener un nourrisson, délaissé ou abandonné par ses parents, chez elles. Dans le service d'hépatologie également, la surveillante évoque le déplacement des relations lorsqu'une relation d'attachement se noue avec certains enfants.

> « C'est quelque fois très difficile de faire le deuil d'un enfant dans le service… (*long silence*). Très difficile. Mais bon c'est dû à la durée du séjour je pense. Parce que tu as des relations qui sont… tu dérives. Tu dérives, tu ne soignes plus un enfant, enfin tu soignes un enfant mais cet enfant-là c'est… c'est un enfant, c'est pas le tien mais bon, il y a des liens… Il y a beaucoup de liens, je sais pas comment on peut appeler ça mais… » (Entretien, hépatologie)

Les parents eux-mêmes cherchent à donner une forme symbolique à ce lien noué avec certaines soignantes, en leur proposant de devenir la marraine de leur enfant.

Face à la tentation de devenir un parent supplémentaire, les équipes apprennent progressivement, mais souvent imparfaitement, à se prémunir en développant une forme de « détachement moral » (Hughes), une routinisation des sentiments ou en se protégeant derrière « l'écran protecteur du professionnalisme » (Fox, 1959). L'équipe peut également servir de garde-fou, en rappelant la nécessité d'une plus grande distance lorsqu'un collègue se laisse aller à une relation d'attachement trop marquée.

> Marie-France, l'institutrice du service d'hépatologie, se trouve à l'entrée de la salle de repos des infirmières. Elle explique que les parents de Christelle, adolescente de quatorze ans récemment décédée dans le service, lui ont envoyé un faire-part de remerciements après les obsèques. « Il faut que je les appelle mais, de l'hôpital, pas de chez moi.
> Bernadette [infirmière] (lui donnant raison) : Non, il ne faut pas les appeler de chez soi, il faut protéger sa vie familiale.
> Marie-France : Oui c'est vrai pendant le travail, ce n'est pas comme chez soi. Et puis depuis la mort d'Arnaud et de Christelle, je sens que je m'investis moins. Les enfants qui sont très malades comme Gaétan, s'ils ne veulent pas que je vienne, je n'insiste pas, alors qu'avec Christelle, oui, j'y allais. » (Notes de terrain)

La limite clairement fixée consiste à ne pas se substituer aux parents :

> La surveillante générale du service d'hépatologie a évoqué au cours de notre entretien le risque de glissements des relations. Je la relance sur ce point : « Quel type de risques?.... C'est qu'on ne se tient pas à sa place quoi. C'est un attachement, je dirais, peut-être trop important des enfants et de leurs familles. C'est ne plus considérer le malade... Certains enfants prennent trop d'importance pour nous. On s'y attache de trop. Ce que je dis c'est aussi à double sens. C'est sûr, s'y attacher, c'est bien aussi hein, il faut être... il faut que les choses soient claires. Mais bon, ces enfants, ils sont... ils sont pas à nous. Il faut aussi faire la part des choses. On est là pour les soigner et point. Pour les soigner et puis pas nier aussi quelque fois un manque parental, ce qui est quand même peu le cas dans le service parce qu'en général, tu as vu, les parents sont plutôt là. Donc tout ce qui est éducatif, on a toujours une petite part, mais bon, on n'est pas là pour remplacer les parents. Les parents sont là. » (Entretien, hépatologie)

Dans ces situations, ce sont les professionnels qui se retrouvent « sur la corde raide », menacés par le risque de l'indifférence à l'enfant ou d'un attachement excessif.

L'encadrement de la relation parents-enfant ne se limite pas au temps de l'hospitalisation mais tend à s'accentuer lors de la préparation de la sortie. Après le départ de l'enfant de l'hôpital, les professionnels ne pourront plus assurer un contrôle direct sur les pratiques parentales. Il leur faut donc s'assurer au préalable que les parents pourront réaliser seuls leur fonction de garants du développement de l'enfant.

Préparer la sortie

Après la sortie, en particulier si leur enfant a une atteinte chronique, les parents doivent savoir reconnaître quand leur enfant est malade, quand ils doivent consulter un médecin ou se rendre aux urgences. Le rôle de sentinelle, déjà repéré dans les services, doit être poursuivi à domicile :

> Au cours de la visite, Monsieur Courtille s'arrête un instant pour discuter avec les parents de Vincent, petit garçon de deux mois et demi, hospitalisé pour fièvre. Monsieur Courtille lui demande qui est son médecin traitant : « Madame Dory.
> Monsieur Courtille : Je la connais. C'est un argument de plus pour vous laisser rentrer.
> Les parents de Vincent y sont favorables.
> Monsieur Courtille : si une fièvre sèche survient dans dix jours, vingt jours, deux mois, il faudra faire un ECBU, pour vérifier qu'il n'y a pas d'infection urinaire. » (Notes de terrain, pédiatrie générale)

Si nécessaire, les parents se voient rappeler leur rôle de *garants du développement* de l'enfant. Il s'agit de faire des parents des acteurs du développement de l'enfant de sorte à prolonger et conforter l'investissement thérapeutique.

> Sofia, âgée de six ans, a longtemps été hospitalisée dans le service pour une malformation de l'œsophage, sans recevoir de visite. Elle sort et son père est venu la chercher. Il a amené un grand sac et lui demande de ranger ses affaires. L'infirmière, Laurence, glisse au père de Sofia : « Elle ne mange que des pâtes et des chips. Il faudra faire attention à ce qu'elle mange à la maison. » (Notes de terrain, pédiatrie générale)

Il y a bien une volonté de la part des équipes de préparer les parents pour qu'ils adoptent les bonnes pratiques (médicales ou éducatives) une fois de retour chez eux mais qui se traduit différemment dans les deux services. Dans le service de pédiatrie générale, les sorties sont parfois trop expéditives.

Dans le service de pédiatrie générale, des sorties souvent expéditives

Autant, après une greffe de foie, les sorties sont longtemps préparées à l'avance, autant dans le service de pédiatrie générale, le moment exact de la sortie reste peu prévisible et pose souvent des problèmes d'organisation pour les parents. En raison de la pression à l'entrée venant des urgences, il est en effet impératif que la sortie soit concentrée dans le temps, pour permettre le nettoyage des chambres et l'arrivée rapide d'un nouvel enfant.

> Les parents d'Idriss, « hospitalisé chez les bébés » viennent d'apprendre que leur fils peut sortir. Après avoir eu un entretien avec la chef de clinique, ils discutent, en ma présence, dans la salle d'attente où ils ont amené Idriss. La mère d'Idriss remarque alors : « comment je vais faire moi ? Je n'ai rien, je suis comme ça. (Elle n'a ni chaussures, ni manteau et porte de simples babouches).
> Son mari : et le petit il est comme ça ?
> – Oui, pourquoi ? (Idriss n'a qu'un body sur lui). Il faudra que tu amènes le taxi juste devant l'hôpital », conclut la mère d'Idriss. (Notes de terrain, pédiatrie générale)

Il arrive qu'un enfant, dans l'attente de ses parents, reste dans le couloir avec ses affaires pour permettre de libérer plus rapidement sa chambre.

Les parents qui jugent la sortie trop expéditive ne disposent que de faibles marges de manœuvre pour faire entendre leur point de vue.

> La mère des jumeaux Michel, hospitalisés « chez les bébés », explique à Marie-France, l'infirmière qui l'a contactée par téléphone pour l'informer de la sortie imminente de ses enfants, qu'elle préférait les reprendre demain parce qu'elle n'a pas le chauffage. Marie-France lui conseille : « Vous leur mettez un body, un pyjama et je ne sais pas, vous connaissez les gigoteuses, là, ou sinon des couvertures. Mais si vous êtes à l'hôtel, les autres chambres sont chauffées autour alors ça devrait aller. Vous n'avez pas un petit radiateur d'appoint ? » (Notes de terrain, pédiatrie générale)

Au regard de la pauvreté des conditions de logement, l'hôpital apparaît parfois comme un refuge plus approprié pour les enfants, révélant les limites d'une gestion managériale de l'hôpital si les services sociaux ne peuvent offrir aux parents des conditions de logement dignes.

D'une manière générale, dans le service de pédiatrie générale, il faut des circonstances extraordinaires pour que l'équipe prenne en compte les problèmes organisationnels spécifiques des parents dans leur décision de sortie.

> Lors de la visite du chef de service, une mère qui a des triplés, dont deux sont hospitalisés pour une crise d'asthme, demande si ses fils peuvent rentrer en précisant qu'elle a « le Babyhaler à la maison, le Bécotide tout ça ». Fadila, qui fait fonction de chef de clinique, laisse entendre qu'il est encore un peu tôt. La mère des triplés demande si, dans ce cas, ils peuvent rentrer « tous les deux

en même temps à la maison et pas l'un après l'autre». Monsieur Courtille intervient : «oui, je comprends parce qu'avec deux à la maison et un ici c'est difficile.» (Notes de terrain, pédiatrie générale)

Quand les problèmes d'organisation familiale sont réglés, il est frappant de constater que les sorties se font dans une relative indifférence de la part du personnel.

Une fillette de dix ans s'apprête à quitter le service, accompagnée par sa mère. Toutes les deux ont déjà mis leurs manteaux. La mère annonce : «On va dire au revoir quand même, on ne va pas partir comme ça. (En élevant la voix dans le couloir). Et merci pour tout ce que vous avez fait !». Les infirmières discutent, jettent un œil. La mère et la fille repartent après avoir parlé dans le désert. (Notes de terrain, pédiatrie générale)

A contrario d'une logique d'encadrement des pratiques familiales, il est intéressant de constater que lors de certaines sorties, ce sont les parents qui, par leur vigilance, devancent d'éventuels problèmes dans la poursuite du traitement à domicile.

Anaïs sort. Ses parents, après être allés faire les papiers de sortie, demandent à Axelle, l'infirmière, si les deux antibiotiques prescrits peuvent être donnés en même temps.
Axelle : «oui oui».
L'interne, Valérie, qui se trouve non loin de là, en les entendant, intervient : «Ah non-non, j'ai oublié de vous dire. Le deuxième vous le commencez quand vous avez fini l'Oroken. Vous faites bien de le demander.
La mère d'Anaïs : parce que vous savez nous après on continue à cogiter».
Ressortant de la chambre peu de temps après, la mère d'Anaïs s'adresse cette fois directement à Valérie : «je voulais vous demander. Le compte rendu d'hospitalisation vous allez l'envoyer à notre médecin traitant ?
– Oui oui.
– Mais vous avez son adresse ?
– Oui, on l'a notée.
– Non, parce que ce n'est pas celle du carnet de santé, ça, c'est un médecin que nous avons vu une fois comme ça.
– Ah alors je vais le noter, attendez».
La maman d'Anaïs explique : «ce médecin-là, c'était le médecin traitant de mes parents parce que là où ils habitent, il n'y a pas de pédiatre.» (Notes de terrain, pédiatrie générale)

La trajectoire médicale de l'enfant ne s'interrompt pas après sa sortie de l'hôpital et la mère d'Anaïs par son intervention vient d'éviter deux désarticulations potentielles (erreur sur la prise des médicaments, erreur sur la transmission des informations au médecin traitant). La rectification de trajectoire opérée par la mère d'Axelle est facilitée par le fait qu'elle n'a que les informations concernant sa fille à traiter, au contraire des professionnels qui ont toujours consécutivement plusieurs enfants en tête.

Dans le service d'hépatologie : lutter contre les risques d'installation

Dans son analyse des institutions totalitaires, Goffman souligne l'importance des « adaptations secondaires » à l'institution. Parmi les différents types d'adaptations déviantes à l'institution, il distingue « l'installation » : les « bribes d'existence normale que l'établissement procure au reclus remplacent pour lui la totalité du monde extérieur et il se construit une existence stable et relativement satisfaite en cumulant toutes les satisfactions qu'il peut trouver dans l'institution » (Goffman, 1968, p. 107). Un tel usage de l'institution peut devenir embarrassant pour le personnel qui doit gérer le *turnover* de sa clientèle et non sa stabilisation. L'amélioration des conditions de vie (accrues par les politiques d'humanisation des services de pédiatrie) accroît en outre les risques d'installation.

> Lors d'une discussion avec un aide-soignant, celui-ci évoque les difficultés rencontrées par l'équipe avec la mère de Jean [âgé de deux-trois ans, Jean est suivi dans le service pour une greffe de foie]. Il revient sur la trajectoire de Jean : « Jean allait bien. Ils sont rentrés à Nice. Ils sont revenus parce que Jean ne mangeait pas. Son bilan était perturbé, mais c'est facile de trouver une justification à l'hospitalisation. Et ils sont bien ici, tout est payé, ils sont pris en charge entièrement. Ils ont toute une série d'aides pour les voyages, l'hôtel… Parfois on se demande même pourquoi on travaille. » (Entretien informel, hépatologie)

Dans ce cas, c'est l'utilisation jugée abusive des ressources institutionnelles qui est dénoncée. La surveillante générale au cours de l'entretien met plutôt en cause les risques pour la normalisation de la vie familiale à plus long terme.

> « Les parents, tu vois bien comment ça se passe ici. C'est, ils le disent très clairement, c'est la deuxième maison, c'est la deuxième maison, ils le disent. Bon, donc d'un côté c'est bien, ça veut dire qu'ils sont pas si mal, s'ils disent ça… Bon c'est qu'ils ne sont pas si mal mais… Il faut, je crois qu'il faut aussi faire attention, il ne faut pas qu'ils s'installent trop… Il faut aussi qu'on les prépare à leur vie future, qu'ils reprennent une vie normale. » (Entretien, hépatologie)

Le temps de l'hospitalisation doit rester une parenthèse dans la vie familiale. Les difficultés rencontrées par les parents à l'approche de la sortie sont un test à rebours d'une normalisation en excès du séjour à l'hôpital. Le personnel craint en effet que les parents qui « s'installent » aient plus de mal à partir. Maximisant la coupure entre le monde de l'institution et la société qui l'entoure, Goffman désigne cette phase de la trajectoire hospitalière comme la « rentrée dans le monde ». Accordant un primat à l'enfermement des malades comme caractéristique structurelle de l'institution totalitaire, il constate que : « les libérables se montrent très souvent anxieux à l'idée du départ » (Goffman, 1968, p. 115). Si le séjour dans l'institution se prolonge, il peut se produire une déculturation, une désadaptation de l'individu, temporairement incapable de faire face à certaines situations de la vie quotidienne s'il doit à nouveau les affronter. La surveillante générale décrit un processus semblable en ce qui concerne les parents restés longuement dans le service :

> « [...] quand ils restent très, très longtemps ici, on s'aperçoit que les parents, quand ils partent, ils sont... Très anxieux, ils ont peur de ne pas pouvoir y arriver... Ils sont désorganisés, ils sont... Ils le disent eux-mêmes, ce n'est pas moi qui invente – c'est vrai qu'ils sont un peu maternés quand ils sont ici quelque part. Après, ils vont se retrouver – les mamans vont se retrouver chez elles, avec tout ce que ça comporte, bon, l'intendance, la maison, les médicaments, le... Et souvent les parents sont assez anxieux de partir. Certains mettent pas mal de temps à reprendre une vie normale. » (Entretien, hépatologie)

On prêtera attention au glissement dans la désignation des parents. Si l'anxiété peut être partagée par les deux parents, la prise en charge au quotidien de l'enfant, dans sa double dimension médicale et ménagère, est attribuée sans ambiguïté à la mère seule, en conformité avec une attribution genrée des tâches. Sont clairement désignés, dans cet extrait d'entretien, les risques d'une installation des parents à l'hôpital susceptible d'entraîner une désadaptation au monde extérieur. On retrouve l'alternance décrite par Parsons de désocialisation/socialisation au rôle de patient (Parsons, 1951) qui touche les parents eux-mêmes, en raison de leur présence prolongée à l'hôpital. D'ailleurs, pour parler du retour à domicile, les parents utilisent l'expression « lorsque je sortirai » qui s'applique habituellement aux malades. La désadaptation au monde extérieur est attribuée pour une part aux adaptations secondaires à l'univers hospitalier avec les « gains secondaires » que l'on peut en retirer (« l'intendance »).

Si les sorties dans le service de pédiatrie générale sont moins préparées que dans le service d'hépatologie et ont moins tendance à nécessiter de lutter contre des risques d'installation en raison d'hospitalisations plus courtes, elles reposent souvent sur un travail d'encadrement important, ce qui n'est peut-être pas indépendant de la clientèle accueillie caractérisée par une forte proportion de familles « pauvres » avec une forte représentation des familles d'origine étrangères.

L'encadrement de la vie familiale

L'encadrement de la vie familiale après la sortie de l'enfant, tout comme le contrôle des pratiques parentales dans le service, prend des formes graduelles selon les situations rencontrées. La sortie de Rémi, âgé d'environ deux ans, né avec un syndrome d'alcoolisme fœtal, illustre la manière dont les acteurs hospitaliers mettent en place des formes plus ou moins douces d'encadrement de la vie familiale.

> Rémi sort. Ses parents sont venus le chercher. Marie-Jo, la psychologue, entame une discussion avec la mère de Rémi, près du comptoir des infirmières. Après l'avoir questionnée sur sa fille aînée, elle lui propose : « Vous avez deux minutes ? Parce qu'après on n'aura pas tellement le temps de se revoir. Vous êtes suivie par la psychologue de l'HAD ?
> La mère de Rémi : Non, je ne l'ai pas vue ».
> Elles se dirigent vers la chambre de Rémi pour parler. Mais Marie-Jo parle si fort que l'on peut suivre le fil de la conversation depuis le couloir.
> Un peu plus tard, dans le bureau des surveillantes de salle et de la secrétaire qui se trouve à l'entrée du service, Marie-Jo discute de Rémi avec la surveillante générale, Madame Jacquet, et Martine, l'assistante sociale. Elle propose de faire venir une travailleuse familiale. Martine suggère de mettre la mère de Rémi en rapport avec une *Maison verte* proche de son domicile. Elle explique que ce type de structure propose des groupes de parole entre parents qui peuvent venir avec leur enfant. « Mais c'est pas comme à la *Maison de la parentalité*, c'est plus psy là-bas je dirais, ici, c'est plus soft. » (Notes de terrain, pédiatrie générale)

Ce qui est envisagé dans le cas de Rémi, c'est un double encadrement de la relation mère/enfant : par une présence à domicile d'une travailleuse familiale, par un suivi psychologique discret dans une *Maison verte*. Les parents peuvent opposer des résistances à ces tentatives d'encadrement qui supposent leur collaboration en pratiquant l'*exit*, non sans risque de voir l'encadrement se resserrer.

> Rémi est à nouveau hospitalisé en gastro-entérologie. Une réunion de synthèse est programmée. Martine, l'assistante sociale, me raconte : « la maman n'a pas été à la *Maison des puits [*une *Maison verte]* comme on le lui avait conseillé. Il aurait fallu l'accompagner. Rémi lui, il est suivi au CMPP [centre médico-psycho-pédagogique] de la rue de Nantes. » (Notes de terrain, pédiatrie générale)

La réunion de synthèse organisée marque une gradation dans les formes d'encadrement, puisqu'il s'agit de réunir tous les intervenants autour de Rémi afin de discuter des dispositions à prendre pour améliorer sa prise en charge.

Des jugements sur la qualité de la relation parent-enfant, en particulier mère-enfant – plus exposée aux regards du fait d'une plus grande présence maternelle aux côtés de l'enfant et sur laquelle pèsent les attentes les plus fortes, comme le montre l'exemple précédent où seule la mère de Rémi est supposée pouvoir bénéficier des groupes de paroles entre parents –, à la volonté de proposer des modes d'intervention concernant le parent lui-même, la distance est très rapidement franchie.

> « La mère d'Abdel (hospitalisé à de très nombreuses reprises depuis sa naissance pour une malformation de l'œsophage) a deux filles aînées, raconte quelqu'un pendant la réunion pluridisciplinaire du service. Elle a refusé un suivi pour elle en disant qu'elle n'avait pas le temps, qu'il fallait qu'elle s'occupe d'Abdel. Mais maintenant qu'Abdel va mieux, on voit bien que sa ligne de défense ne tient pas très bien ». Martine, l'assistante sociale, trouve que la mère d'Abdel a une relation très fusionnelle avec son fils. « Mercredi, elle a craqué. Il a fallu que les infirmières retiennent Abdel qui hurlait pour que sa mère puisse aller manger un sandwich en bas avec moi. » Florence, l'éducatrice, ajoute qu'elle aussi a insisté pour qu'Abdel aille à la *Maison de l'enfant* et que sa mère se repose un peu. « Elle est là 24 heures sur 24, elle ne mange même pas. » (Notes de terrain, pédiatrie générale)

L'accompagnement psychologique de l'enfant hospitalisé ne suffit pas dans ce cas, c'est le suivi du parent lui-même qui est envisagé par les professionnels. Face aux résistances des parents, les professionnels ont appris à développer des tactiques d'euphémisation de leurs tentatives d'encadrement. Les dispositions prises pour améliorer le suivi de l'enfant peuvent être une manière détournée d'entreprendre un suivi pour les parents eux-mêmes.

> Après m'avoir exposé les difficultés conjugales de la mère d'Abdel, Martine, l'assistante sociale, m'explique : « Abdel [âgé de quatre-cinq ans] est suivi par Magali Lenoir la psychologue de gastro, férue en problèmes d'alimentation.

C'est aussi un alibi pour essayer de faire suivre la maman. Moi, j'ai senti qu'elle en avait besoin parce qu'elle me parlait de certaines choses. Je ne voulais pas entrer sur ce terrain-là. Son problème social était résolu [l'obtention d'un logement plus grand], je préférais passer la main. » (Notes de terrain, pédiatrie générale)

Au-delà de l'amélioration visée de la relation parent-enfant attendu d'un suivi psychologique, l'enjeu peut être plus directement interne au fonctionnement du service :

> « La consultation psychosociale est, bien entendue, supposée bénéficier au patient et, dans de nombreux cas, elle atteint ce but. La partie moins altruiste de cette stratégie consiste à étendre le contrôle social exercé sur le patient en utilisant l'expertise psychosociale pour gérer les relations avec les patients qui dévient par rapport aux normes non écrites du service. » (Rosenthal & *al.*, 1980, p. 74)

En outre, lorsqu'un suivi psychologique est proposé à un enfant, il en découle une exposition de l'intimité familiale par son intermédiaire et la possibilité de juger de la qualité de la relation parent-enfant en dehors des temps d'hospitalisation.

Au cours d'une réunion pluridisciplinaire, Marie-Jo, la psychologue du service, parle d'Émilie, âgée d'une dizaine d'années, qu'elle suit en consultation : « Son père m'a reproché depuis que je vois Émilie qu'elle ne leur parle plus. Apparemment, alors qu'il était question qu'il se sépare de sa femme – qui n'est pas sa mère, morte à sa naissance –, elle serait revenue. Émilie n'y comprend plus rien. Elle [la femme de son père] a eu un bébé, elle est allée accoucher en Italie. Elle est revenue sans son bébé puis est allée le rechercher. Son père m'a dit qu'Émilie était une manipulatrice que c'est elle qui est à l'origine de leur séparation parce qu'elle a dit des choses sur son épouse. Il lui fait jouer un rôle… Il la frappe, il est très exigeant avec elle.
La responsable de l'École à l'hôpital : il la traite comme sa femme alors. » (Notes de terrain, pédiatrie générale)

Cette exposition de l'intimité familiale tend à confirmer les jugements négatifs à l'encontre des parents, voire les interprétations sauvages (« il la traite comme sa femme »).

Forme moderne du travail social, l'encadrement *stricto sensu* se trouve aujourd'hui dévalué au profit de formules d'accompagnement à l'autonomie qui impliquent des démarches positives de la part des parents, supposés « se prendre en mains ».

Martine, l'assistante sociale, me raconte : « la maman de Jeanne (petite bébé trisomique hospitalisé pour une gastrostomie dont la mère était lors de la

> première hospitalisation de sa fille sans papiers et sans logement) a continué ses démarches. L'assistante de secteur qui s'occupe d'elle a trouvé un hôtel et elle a presque obtenu une place dans un centre d'accueil. La maman me dit : « ça n'avance pas ». Je lui ai dit « mais vous trouvez que rien n'a changé ? Pourtant quand même regardez... ». Par rapport au moment où elle était à la rue et à la *Maison des parents* comme un oiseau sur la branche. Elle fait des ménages, elle est dans une boîte d'intérim, elle a obtenu des papiers... » (Notes de terrain, pédiatrie générale)

Il arrive cependant que les médecins, en se faisant l'avocat de l'enfant, se mêlent des décisions qui relèvent de l'autorité parentale, semblant priver les parents de leur autonomie de décision :

> Martine, l'assistante sociale, me raconte que Myriam, la pédiatre qui assure le suivi des enfants drépanocytaires, a demandé que Napoléon, collégien, soit changé d'école. « Il va à Gallois dans le dix-huitième arrondissement alors que sa mère est hébergée par sa sœur qui habite Cachan. Du coup, il doit faire 1 h 15 de transport. Mais Napoléon n'a pas du tout envie de quitter son collège où il a ses copains. Mais, pour Myriam, c'est beaucoup trop fatigant pour lui 1 h 15 de transport. » (Notes de terrain, pédiatrie générale)

Dans la manière dont Martine restitue la décision de Myriam, on ne sait rien de ce que souhaite la mère de Napoléon qui disparaît complètement derrière le désir de son fils de ne pas quitter son collège. Tout se passe comme si la décision devait se négocier entre Napoléon, jeune adolescent, et la pédiatre. À moins qu'il ne s'agisse pour Myriam d'appuyer la demande de la mère de Napoléon, en utilisant un argument médical pour obtenir son changement d'établissement.

Malgré les mesures d'encadrement envisagées, face à certaines situations familiales, un sentiment d'impuissance se dégage du discours des professionnels.

> La discussion porte sur Lisa, une ancienne prématurée, hospitalisée quand elle était toute petite dans le service. « Elle était très malade et on n'arrivait pas à la faire sortir. À chaque fois elle faisait un malaise.
> Madame Jacquet (la surveillante) : pour moi c'était en réaction à sa mère qui est complètement folle.
> Fadila, faisant fonction de chef de clinique : C'est dur de voir ça, parce que la gamine elle aussi elle va devenir comme ça. C'est sûr. » (Notes de terrain, pédiatrie générale)

Malgré un pronostic pessimiste, dans les propos échangés entre la surveillante et la pédiatre, rien ne semble possible pour protéger cette ancienne prématurée d'une mère jugée « folle ».

Le sentiment d'impuissance des équipes est aussi alimenté par les situations où l'encadrement de la vie familiale se révèle être un échec :

> Martine, l'assistante sociale, revient sur l'histoire de Boris qu'elle raconte à Camille, la chef de clinique : « il est arrivé défiguré, tabassé par l'ami de sa mère, un algérien. Hélène (puéricultrice) s'était beaucoup occupée de lui. Et bon, la mère, on l'avait laissée repartir dans un foyer maternel, on avait éloigné le fauteur de troubles, on pensait vraiment pas. Et voilà que Luc (praticien hospitalier aux urgences) appelle des urgences en disant : « devine qui est là ». Boris, encore pire. La mère, le week-end, était retournée voir son ami. Je te dis pas quand on est passé dans le service avec [une ancienne chef de clinique], les infirmières si elles avaient pu nous lyncher. Ah, ce jour-là, on a eu les oreilles qui sifflent. Luc au téléphone m'avait dit : « vous croyez pas qu'on peut arrêter les frais. Apparemment il lui faudra une chirurgie réparatrice plus tard. [...] Du coup, après on a fait un signalement. » (Notes de terrain, pédiatrie générale)

Impuissance toute relative, car il reste toujours la possibilité d'un signalement adressé au juge qui peut aboutir au placement de l'enfant. Par les formes d'encadrement douces proposées, les équipes cherchent cependant à éviter cette dernière solution qui conduit à une prise en charge institutionnelle de l'enfant. La norme « autonomiste » décrite à propos du système de santé joue ici pleinement et peut être étendue au système de protection de l'enfance qui semble régi par le même principe.

Prises en charge institutionnelles de l'enfant

En dehors des situations de maltraitance qui font l'objet d'un traitement particulier de la part des équipes, lorsque les parents ne sont pas jugés à même d'assurer leur rôle de garant du développement physique, rôle délicat en raison de la pathologie de l'enfant, trois procédures peuvent être mises en place : une éducation de l'enfant à son traitement ; une sortie en HAD (hospitalisation de à domicile) ; une prise en charge dans un centre médicalisé qui correspondent à une gradation dans la prise en charge institutionnelle de l'enfant hospitalisé à sa sortie de l'hôpital.

Lorsque les parents ne sont pas les garants du développement de leur enfant, une première solution, plus récemment mise en place et s'adressant aux enfants les plus grands, consiste à leur apprendre à prendre seuls leur traitement de telle sorte à ce qu'ils deviennent autonomes vis-à-vis de leurs parents :

> Ainsi, à propos de Nadia (âgée d'une dizaine d'années, Nadia a un asthme sévère non régulé et est souvent hospitalisée parce qu'elle prend mal son traitement), Martine, l'assistante sociale, raconte à Joséphine, puéricultrice qui travaille pour moitié dans le service et pour moitié à *l'École de l'asthme*, qu'un projet est en train de se mettre en place pour accueillir Nadia dans un centre médicalisé. Joséphine : « ça va faire du bien à Nadia parce qu'elle ne sait vraiment pas prendre son traitement. D'ailleurs elle a un rendez-vous prévu à l'école de l'asthme. Martine : La maman de Nadia par rapport au traitement est complètement dépassée. Ce serait bien qu'elle aussi, peut-être, ait une éducation au traitement. Joséphine : Le projet, en fait, c'est que Nadia apprenne à prendre son traitement seule, de manière autonome, parce qu'on ne peut pas compter sur sa mère pour l'observance du traitement. » (Notes de terrain, pédiatrie générale)

Par l'intermédiaire des enfants, un certain contrôle sur la compliance des parents au traitement prescrit peut s'exercer.

> Sylvie, la puéricultrice responsable de l'école de l'asthme, alors qu'elle me décrit son activité me parle des parents qui ne donnent pas le traitement de fond à leur enfant, « quand il n'y a pas de 100 % parce que ça coûte cher de l'acheter ». Elle me parle d'une petite fille qui lui avait dit que sa mère n'avait pas acheté le traitement. « Après j'en ai parlé, tu vois les parents qui font les gros yeux à l'enfant. » (Entretien informel, pédiatrie générale)

Dans les cas, nombreux, où l'éducation de l'enfant à son traitement ne peut pas avoir lieu, une solution alternative consiste à mettre en place une hospitalisation à domicile. Celle-ci sera envisagée si les conditions de logement le permettent et si seul l'accompagnement thérapeutique de l'enfant pose problème.

> Au cours de la visite du chef de service, la situation de Mariama, petit bébé né avec une polymalformation, est évoquée. « Elle est revenue dans le service après être sortie deux jours et a à nouveau une gastro ». Les médecins se demandent si la mère ne s'est pas trompée dans la prescription du GES. Or un excès de sodium (composant du GES) peut entraîner des séquelles très graves chez un nourrisson. Les médecins pensent que la maman de Mariama n'a pas compris la prescription parce qu'en voulant expliquer à Louise, l'interne, comment elle avait fait, elle s'est trompée dans le dosage et, confuse, a ensuite affirmé que de toute façon, elle ne lui avait pas donné. Monsieur Courtille émet l'hypothèse que le GES a tout simplement été dilué dans le lait. Louise s'engage, quand Mariama sortira, à ne pas lui prescrire de GES. Monsieur Courtille s'insurge alors contre les énarques qui ne se rendent pas compte des situations en leur faisant le reproche de faire trop de sécurité ici : « mais dans des situations comme celles-ci, on ne peut pas faire autrement ». En aparté, Martine, l'assistante sociale

et Madame Jacquet, la surveillante générale, mettent en cause le refus de l'HAD de prendre Mariama : « une sortie sans filet encore. Après, ce sont des enfants qui reviennent tout le temps à l'hôpital. Non, là il faut qu'il y ait une HAD à la sortie. En plus la mère l'a dit qu'elle n'y arrive pas. Non, vraiment ce n'est pas possible. » (Notes de terrain, pédiatrie générale).

La mise en place d'une HAD est rarement décidée d'emblée et s'établit souvent après un processus d'essais et erreurs qui révèle le coût (financier, et en termes de risque de santé) d'une abstention dans la prise en charge institutionnelle. Elle présente en outre l'avantage d'entrer dans l'intimité des familles, d'étendre ainsi l'évaluation sociale, un retour étant parfois organisé vers les professionnels de l'hôpital qui ont adressé l'enfant.

Martine, l'assistante sociale, me raconte que la semaine dernière une réunion a été organisée avec les surveillantes de l'HAD. « Ils ont parlé de Bouba, de Jordan [et d'un autre enfant dont je n'ai pas retenu le nom]. C'était très intéressant, ça permet d'avoir un autre regard. Enfin, c'était les surveillantes, pas les infirmières qui vont dans les familles. » (Notes de terrain, pédiatrie générale)

L'HAD peut être envisagée par les équipes comme un appui apporté à des parents dépassés ou au contraire comme un rappel adressé aux parents de leurs responsabilités thérapeutiques vis-à-vis de l'enfant.

Lors de la visite de Monsieur Courtille, il est question de Marine, hospitalisée « chez les bébés », qui n'a pas eu tous ses vaccins. On lui a fait tardivement une IDR (test de la tuberculose), qui s'est révélée à huit millimètres (importante donc). Martine, l'assistante sociale, intervient alors, irritée, pour préciser que la maman de Marine ne vient jamais et a donné un faux numéro. Selon Martine, la sortie ne peut avoir lieu qu'en HAD. Elle m'emmène constater sur le carnet de santé que la mère s'occupe peu de Marine sur le plan médical : Marine n'a eu qu'un seul vaccin fait en PMI. (Notes de terrain, pédiatrie générale)

L'HAD peut, dans certains cas, servir de « couverture » pour assurer un suivi extra-médical après la sortie, lorsqu'aucune autre solution n'a pu être trouvée.

Martine, l'assistante sociale, me raconte que Nassim, âgé de six mois, hospitalisé à deux reprises pour une bronchiolite, sort aujourd'hui en HAD. On l'a appelée pour lui dire que le médecin de l'HAD « ne voulait pas plus de huit à dix jours. Mais dans ce couple, il y a de grosses difficultés. Un jour, ils arrivent bras dessus, bras dessous, un autre ils s'insultent. C'est une maman qui refuse d'être aidée. Elle ne veut pas rencontrer la psychologue. » (Notes de terrain, pédiatrie générale)

La mise en place d'une HAD peut donc être l'une des tactiques adoptées par les équipes face au refus d'un suivi psychologique par les parents (mais à nouveau, le suivi vise avant tout les mères, alors même que les difficultés sont identifiées comme relevant du couple[1]).

Lorsque les parents ne sont pas perçus comme les garants du développement de leur enfant, la troisième alternative est une prise en charge dans un centre médicalisé. Cette solution sera adoptée si les parents ne sont pas jugés à même d'assurer, en plus de l'accompagnement médical de l'enfant, son accompagnement éducatif ou, cas loin d'être rare dans le service, lorsque les parents n'ont pas de logement permettant d'accueillir l'enfant.

> Au cours de la visite de Monsieur Courtille, la discussion s'engage sur le devenir de Bouba, âgé de six ans, accueilli en France par son oncle parce qu'il a une forme grave de la drépanocytose. L'idée d'une prise en charge dans un centre est évoquée en l'absence de conditions de logement jugées insuffisantes pour les soins à domicile. Martine, l'assistante sociale, n'est pas favorable à cette solution car elle pense que les troubles du comportement de Bouba [Bouba a notamment attaqué un autre enfant hospitalisé avec un couteau en plastique] peuvent empirer s'il est envoyé dans un centre. Elle rappelle que cet enfant est pris en charge par son oncle. Un médecin remarque que son oncle, « quand il vient, ne reste que cinq minutes ». Monsieur Courtille clôt la discussion en rappelant qu'il faut d'abord en savoir plus du point de vue médical. (Notes de terrain, pédiatrie générale, 4 septembre 2001).
> Le mardi 11 septembre 2001, Martine glisse, au cours de la visite, à Monsieur Courtille que la visite de l'HAD s'est très bien passée : « Le logement permet l'installation de la machine.
> Camille, chef de clinique : le problème, c'est si j'ai bien compris que cette machine fait beaucoup de bruit ».
> Le lundi 5 novembre 2001, Monsieur Courtille discute avec Lucie, chef de clinique, de Bouba. Une réunion de synthèse est prévue en début d'après-midi avec l'ethnopsychologue qui est opposée à un placement. Il est proposé de faire une enquête sociale, de demander un changement de domicile et de faire une réunion solennelle avec « les parents » pour reprendre les choses avec eux. Myriam, spécialiste de la drépanocytose, envisageait au départ plutôt un placement. « Un oncle à domicile a pris le lit de Bouba qui du coup dort par terre. La maman est dépassée. Il faut prévoir un accompagnement psychologique pour elle. Il y a un problème d'interculturalité pour cet enfant. Le papa, enfin celui qui lui sert de papa, travaille la nuit, donc ce n'est pas facile pour lui non plus. » Actuellement la

1. Les partisans de la thèse d'une psychologisation de la famille ont déjà insisté sur le fait que les mères servent souvent de « têtes de pont » pour atteindre les autres membres de la famille, tout comme les médecins, selon les partisans de la thèse de la médicalisation de la famille, ont utilisé les mères pour amener une transformation de la vie familiale. Par sa focalisation sur la figure maternelle, la scène hospitalière leur donne raison sur ce point.

> décision est d'attendre pour un placement. « Mais ce que l'on sait c'est que Bouba est en train de s'installer. » (Notes de terrain, pédiatrie générale)

La décision de placement dans un centre médicalisé n'est pas prise à la légère, elle suppose de dépasser les divergences de points de vue entre les différentes catégories d'acteurs hospitaliers. Elle tient compte du flux d'informations nouvelles à mesure que la connaissance de la vie familiale s'approfondit et ne va pas sans une certaine culturalisation des difficultés rencontrées avec les familles d'origine étrangère (« il y a un problème d'interculturalité ») qui vient recouvrir des conditions matérielles d'existence difficiles (l'exiguïté d'un logement face à l'ensemble des obligations familiales à remplir : accueil de la parentèle, place disponible pour un matériel médical encombrant, chambre individuelle pour l'enfant malade, etc.) (Fassin, 1999).

L'usage d'une telle solution est cependant restreint car l'organisation d'un placement prend du temps, ce qui en limite le recours à très court terme. Dans les situations les plus critiques, il arrive qu'un enfant soit hospitalisé en l'absence de toute solution de logement. Les hospitalisations « pour raison sociale » continuent de faire partie du quotidien de l'hôpital et viennent briser une logique gestionnaire stricte, en raison d'un principe de compassion à l'égard de l'enfance qui ne souffre pas d'exception.

> Martine, l'assistante sociale, me demande de servir d'interprète pour la famille d'Ovidiu, âgé de deux ans environ, arrivé assez dénutri. Ovidiu est arrivé malade, mais, selon l'interne, Marc, « c'est parce qu'il a mangé des aliments périmés récupérés dans une poubelle ». C'est Marc qui les a vus aux urgences et a décidé d'hospitaliser Ovidiu. Martine me dit plus tard : « il a dû croire que les parents dormaient dehors ». Martine n'était pas là quand Ovidiu est arrivé dans le service en fin de semaine (on est lundi). Du coup, Ovidiu qui va mieux, ne vomit plus et pourrait sortir, est encore là. » (Notes de terrain, pédiatrie générale)

La menace d'un placement peut également être utilisée pour obtenir des parents qu'ils se plient aux décisions prises, en acceptant de se voir loger à l'hôtel par exemple. Il n'est pas rare qu'en l'absence de logement ou lorsque les parents habitent dans des conditions inconfortables, ils soient tentés de faire appuyer leur demande de logement ou de relogement par les médecins. La demande des parents n'est perçue comme légitime qu'à condition que la pathologie de l'enfant soit suffisamment grave et qu'ils ne disposent réellement d'aucune solution personnelle pour les tirer d'embarras.

Quelles que soient les solutions de prises en charge institutionnelles adoptées, les médecins restent les ordonnateurs. Ils en confient la partie administrative aux assistantes sociales qui ont rarement le dernier mot.

> Martine me raconte qu'elle a eu un conflit avec le médecin de cardiologie, Madame Ligné, «qui a pris sur elle de placer Jeanne (dont la mère est sans logement) à M. alors que j'avais obtenu une place à N. (structure qu'elle juge de meilleure qualité) dans un mois et une prise en charge à C. en attendant. Mais Madame Ligné avait une place à M. qu'elle avait négociée pour un autre enfant, mais ça n'avait pas pu se faire. Elle a pris la décision sans m'avertir. Ça a été dur, un rappel à l'ordre de qui décide et une négation du travail de l'assistante sociale.» (Entretien informel, pédiatrie générale)

Les assistantes sociales peuvent tenter d'orienter la décision en mettant en avant certains arguments favorables à l'option qui a leur faveur. Mais il leur faut souvent l'appui d'un médecin pour se faire entendre.

> Pendant la visite du chef de service, la situation de Jordan inquiète car il a des apnées nocturnes. Il faudra peut-être envisager une ventilation la nuit. Monsieur Courtille évoque alors une pouponnière spécialisée. Martine, l'assistante sociale, lui rappelle alors que «la maman a abandonné une formation pour rester auprès de Jordan et a obtenu une allocation de troisième catégorie [allocation d'éducation spéciale]». Karine, la chef de clinique qui suit Jordan en consultation, précise : «La maman s'occupe très bien de Jordan. Elle lui fait ses aérosols toutes les quatre heures et le gavage la nuit toute seule. Et sans doute qu'elle ne voudra pas d'une pouponnière.» La discussion se termine sur l'idée qu'il faut évaluer la situation.» (Notes de terrain, pédiatrie générale)

Le soutien de la psychologue ne semble pas suffire à infléchir les options médicales.

> Martine, l'assistante sociale, me raconte : «Là, vraiment, Marielle [responsable du service de cardiologie] ça ne passe plus. En plus, là, il y avait une maman en cardio, j'avais demandé à Marie-Jo [la psychologue] d'aller la voir parce que je trouvais qu'elle n'allait vraiment pas bien – elle n'avait pas accepté la maladie de sa fille, elle pleurait tout le temps – et Marie-Jo avait dit que ça n'allait pas, mais Marielle avait besoin d'un lit, elle a dit : «l'enfant sort demain», nous, on lui avait dit d'attendre, mais elle n'a rien voulu entendre. La maman avait un rendez-vous pour la petite, elle n'y est pas allée. Quinze jours plus tard la petite était morte. Depuis – déjà, je me sentais pas bien – mais là, Marielle, ça ne passe plus!» (Entretien informel, pédiatrie générale)

Pourtant, tout en refusant de déléguer la prise de décision, les médecins apprécient peu la part «sociale» de leur travail.

> Karine, l'une des chefs de clinique, à la fin d'un « tour » au cours duquel il a été question de nombreuses « situations sociales », remarque : « c'est aussi notre travail, mais bon…
> Francine [chef de clinique] : c'est un peu énervant parce qu'on n'a pas l'impression d'être là pour s'occuper du médical. » (Notes de terrain, pédiatrie générale)

C'est pourquoi on peut penser que c'est avant tout le rôle de « directeur de trajectoire » qu'ils ne souhaitent pas concéder aux assistantes sociales, tout du moins, c'est l'interprétation donnée par Martine, l'assistante sociale du service de pédiatrie générale.

> Alors qu'elle me parle des difficultés rencontrées lors des procédures de signalement, en raison de la lenteur de la justice, Martine ajoute : « mais c'est vrai que les médecins ont encore beaucoup de mal avec les signalements parce qu'ils voient que la décision ne leur appartient pas et ils supportent mal d'être privés de leur pouvoir de décision. » (Entretien informel, pédiatrie générale)

L'intervention sur les relations parents-enfants ne relève pas seulement des psychologues et des assistantes sociales. Elle est le résultat d'un travail d'équipe au sein duquel les pédiatres résistent à l'idée d'un partage de leur pouvoir décisionnel. Elle repose sur un jugement construit autour de trois critères : la compliance au traitement et l'adhésion à une norme d'autonomie vis-à-vis de l'hôpital d'une part ; le respect des normes contemporaines de la parentalité d'autre part. Les deux premiers sont des principes internes à la logique des soins, quand le troisième constitue un principe externe. Ces trois critères présentent un rapport d'homologie, l'autonomie et l'adhésion par conviction à un projet de développement constituant le point commun entre critères médicaux et critères « sociaux ». On ne peut ainsi comprendre les jugements des professionnels sans tenir compte du rapport de métonymie qu'ils établissent entre soins médicaux et soins plus large à l'enfant : de la préoccupation des parents pour les premiers est déduite leur attention au bien-être global de l'enfant. Cette convergence confirme l'idée que l'enfant hospitalisé est une figure paradigmatique de l'enfance contemporaine, vulnérable, mais sujet d'un projet de développement prenant appui sur une autonomie progressivement acquise vis-à-vis de la protection assurée par les adultes. Lorsque celui-ci n'est pas garanti par ses parents, les professionnels s'autorisent à intervenir. On peut observer une gradation dans le degré de contrôle exercé sur les parents, à mesure qu'ils s'éloignent des différents principes véhiculés par les professionnels. Chaque professionnel, en fonction de son bagage théorique, mais aussi des problèmes posés par les « déviations » parentales sur son propre travail, affecte une pondération différente aux critères « médicaux » et aux critères « sociorelationnels » d'évaluation de la « bonne parentalité ». Les psychologues et les assistantes sociales sont plus sensibles au second que le personnel soignant. Le repérage des pratiques parentales déviantes n'échappe pas en outre à un biais culturaliste et social pouvant conduire à la stigmatisation des familles étrangères et/ou en situation de grande pauvreté.

Conclusion

Il a fallu un long investissement de la part de certains pédiatres novateurs, inquiets des infections croisées entre enfants ou à cours de personnel infirmier, et des premiers psychiatres et psychologues rencontrant les enfants hospitalisés, pour que l'on trouve à son chevet, presque à toute heure désormais, ses parents. Cela a supposé d'inverser la rhétorique du danger qui faisait d'eux les porteurs de microbes justifiant de les tenir éloignés, en ne les autorisant à voir leur enfant qu'à travers une vitre dans les services les plus modernes. Repérer la souffrance de l'enfant séparé de ces parents n'allait pas de soi car il fallait donner du sens aux pleurs de l'enfant perçus jusqu'alors comme banals, repérer les conséquences à long terme de cette séparation, en s'intéressant à l'évolution de l'enfant après sa sortie de l'hôpital. Il a fallu passer de la perception intuitive de la douleur de l'enfant séparé, repérée dès le XIXe siècle par les pédiatres conscients des dangers du « marasme hospitalier », à une démonstration « scientifique ».

Non sans retard par rapport aux pays anglo-saxons, ce long travail a abouti à l'ouverture des services de pédiatrie à partir des années 1980. Reste cependant ancrée dans les esprits l'idée que si la présence des parents est nécessaire pour l'enfant, elle est gênante pour les équipes. Comment comprendre cette gêne persistante ?

Il n'est pas si facile pour les équipes de mesurer ce que les parents apportent : une grande partie du travail réalisé par les parents échappe aux yeux des professionnels, leur est proprement invisible ou au mieux perçu comme allant de soi puisque destiné à l'enfant. Comme le travail domestique, le travail réalisé par les parents ne fait l'objet d'aucune évaluation économique. Pourtant, dans l'organisation des services, ils sont les seuls actuellement à pouvoir assurer sur un temps long l'individualisation inévitable des soins à l'enfant hospitalisé. Aucune surveillante ne dispose de suffisamment de personnel pour détacher une personne auprès d'un enfant qui n'est pas autorisé à sortir de sa chambre et le problème est multiplié par le nombre d'enfants nécessitant une prise en charge individualisée.

Par contre, le surplus de travail que les parents représentent est lui lourdement ressenti alors qu'il ne fait l'objet d'aucune reconnaissance : il faut prendre le temps d'accueillir les parents, le temps de les informer, expliquer et justifier les décisions prises, convaincre, leur apprendre à se repérer dans le service, éventuellement les aider à faire face à leur angoisse devant la maladie de l'enfant, etc. Dans le service de pédiatrie générale, les pédiatres suggéraient en plaisantant de coder les « mères chiantes » (codage qui sert à la tarification de l'activité réalisée dans le service devenu l'outil gestionnaire de l'ensemble des hôpitaux) : boutade peut-être, mais significative de ce défaut de reconnaissance.

On peut penser aussi que le sentiment d'un surcroît de travail a été alimenté par la réduction concomitante de la durée des séjours, nécessitant de concentrer les soins infirmiers et médicaux. Elle ne tient pas à la présence des parents qui certes doivent être éduqués au traitement, font partie de cette nouvelle organisation, mais n'en sont pas responsables.

La gêne ressentie par les équipes provient pour une large part du contrôle que les parents exercent sur le travail des équipes, parfois maladroit, parfois plus avisé selon leur degré de familiarité avec l'univers médical. Malaise d'autant plus grand lorsque pour gagner du temps, on pare au plus pressé, en examinant trop vite les enfants, en ne les préparant pas assez à une perfusion qui les inquiète ou lorsque le rythme propre de l'enfant, malgré tous les discours, n'est pas respecté parce qu'il en va ainsi à l'hôpital : l'organisation des soins y est devenue si tendue qu'il est quasi impossible d'y introduire la contrainte du rythme de l'enfant.

Malaise surtout lorsque les parents ne se comportent pas de la manière attendue : en ne venant pas ou trop peu, en restant en retrait des soins, en mobilisant d'autres normes éducatives, en n'assurant pas le bien-être de l'enfant voire dans les cas les plus extrêmes en adoptant des comportements nuisibles à l'enfant (défauts de soins, négligence, maltraitance, abus sexuels, etc.).

Il ne s'agit plus en effet pour les équipes seulement de soigner l'enfant, mais de mesurer la capacité de ses parents à assurer les soins médicaux nécessaires à l'enfant sur le long terme, les aider dans l'exercice de leur rôle de parents. Tâche noble, mais dont les résultats sont souvent ténus et fragiles – loin de la *maestria* des grandes réussites médicales –, insuffisamment reconnue là encore, insuffisamment professionnalisée aussi.

À l'issue de ce parcours, autorisons-nous un instant à juger, posture rare en sociologie. Il ne fait aucun doute que les équipes soignantes œuvrent aujourd'hui dans des conditions difficiles. La solution ne réside pas cependant dans la mise à l'écart des parents. Que l'on pense simplement aux drames parfois évitables que sont les erreurs médicales : à quoi bon se passer de la vigilance des parents ?

L'humanisation des soins lorsqu'il s'agit d'enfants, surtout pour les plus petits, ne peut se faire sans eux. On peut être surpris qu'il faille le rappeler encore aujourd'hui. Cette humanisation doit être pensée pour les hospitalisations courtes auxquelles il faut désormais consacrer les efforts car elles vont en augmentant et nous sont apparues comme les plus problématiques. Pour les pathologies graves et les hospitalisations longues, les initiatives ne manquent pas et ont pour elles le « temps de la relation ». Pourquoi refuser aux parents les moyens de dormir et de manger convenablement ? Ne peut-on installer un distributeur de sandwichs pour éviter qu'un parent ne se retrouve sans possibilité de manger le soir ? Ne faut-il pas laisser plus de liberté aux parents dans la délivrance des soins quotidiens : pourquoi n'ont-ils pas accès directement aux biberons ? Le contrôle sur les soins délivrés par les parents ne devrait-il pas s'exercer *a posteriori* plutôt qu'*a priori* ?

Là où tout devient compliqué, c'est que les parents ne sont pas toujours là. Il faut aussi savoir faire sans eux, reconnaître leur « droit à l'absence ». Il n'est pas acceptable qu'en l'absence des parents, par insuffisance de personnel, on laisse un bébé souffrant pleurer longuement sans que personne n'ait le temps de venir le soulager. Certes l'hôpital est aujourd'hui « à la diète », mais il convient de s'interroger sur les postes budgétaires mis au régime. Est-ce vraiment faire des économies que de rogner sur les postes d'aides-soignantes, d'auxiliaires de puériculture ou d'éducatrice de jeunes enfants lorsqu'on sait qu'en l'absence des parents la durée d'hospitalisation a tendance à s'allonger et que ces catégories professionnelles pourraient utilement combler leur absence ? Comment ne pas penser que l'incapacité à soulager les nourrissons dont elles ont la responsabilité contribue à l'usure professionnelle des infirmières et rend le métier peu attractif ?

Ne faudrait-il pas mettre en place pour les parents un congé spécifique, de plein droit et non soumis à convention collective, lorsque leur enfant est hospitalisé ? La garde des frères et sœurs est aussi un problème pour les parents : les garderies existantes semblent insuffisantes en l'état pour couvrir les besoins. À nouveau, on peut penser que cela coûte moins cher de réfléchir aux moyens d'étendre les capacités d'accueil d'une garderie que de prolonger inutilement une hospitalisation parce que les parents n'ont pas pu se faire expliquer le traitement qui devra être poursuivi à domicile. Qu'il est indispensable de pouvoir avoir recours à des interprètes quand les parents ne parlent pas le français car la logique ambulatoire ne peut s'appliquer autrement.

Il faut aussi penser aux parents dont les normes éducatives ne sont pas celles des équipes soignantes : n'est-ce pas l'enfant, son bien-être, qui dans ce cas doit servir de guide ? Pourquoi retirer un bébé endormi des bras de sa mère sous prétexte qu'il serait préférable que l'enfant apprenne à dormir seul dans le lit de l'hôpital ? Il ne s'agit pas de renoncer à toute éducation à la parentalité, mais de lui accorder sa juste valeur en s'interdisant l'amateurisme et la tentation d'imposer plutôt que de convaincre. Sur ce terrain on peut penser que les équipes ont de nombreux défis à relever mais aussi beaucoup à apprendre, notamment à ne pas écarter trop vite les pères. Dans la mesure du possible, l'éducation au traitement devrait être réalisée en présence des deux parents pour éviter d'enfermer les mères dans un rôle qu'elles peuvent souhaiter partager.

Il est peut-être temps que le travail réalisé auprès des parents acquière au sein de l'ensemble de la pédiatrie un statut explicite et fasse l'objet d'une réflexion de la part des équipes de pédiatrie. Il existe bien des conférences de consensus concernant la prise en charge de telle ou telle maladie, pourquoi n'en ferait-on pas de même concernant l'accompagnement des parents ?

Annexe méthodologique

Le travail de terrain a reposé sur l'établissement de relations étroites non seulement avec les parents mais aussi avec les enfants hospitalisés. Prises dans de multiples tâches et un rythme de travail souvent harassant, les « blouses blanches » ne m'accordaient que peu d'attention. Dans les services circule en effet un grand nombre de stagiaires et d'observateurs qui sont perçus comme des interpellateurs potentiels venant ajouter à la charge de travail (Peneff, 2000) et ce n'est que par une présence prolongée que j'ai pu échapper à un tel regard[1].

Comme pour tout ethnographe, il m'a été difficile dans un premier de temps de trouver ma place dans chacun des services étudiés. Contre l'envie de m'enfuir dans un environnement aussi anxiogène que l'hôpital, les enfants « seuls », par leur demande de présence et d'attention, m'ont aidée à « tenir » et désigné une place possible, proche de celle des éducatrices stagiaires ou des « berceuses » bénévoles. Cela n'a pas été sans un certain sentiment de culpabilité vis-à-vis des enfants eux-mêmes, instrumentalisés au service de l'enquête (mais qui me rendaient la pareille en m'utilisant eux aussi), et vis-à-vis des parents, quand, tout en m'occupant d'un enfant, je les observais sans toujours les avoir informés au préalable de mes intentions de recherche car prise dans le fil de l'action. Mais ce serait oublier que l'hôpital est un lieu où professionnels et patients s'observent mutuellement (Peneff, 1992). J'ai ainsi participé moi-même à ces jeux d'observations multiples. Le fait que je m'occupe d'un enfant vêtue d'une blouse blanche ou en arborant un badge me rattachait aux yeux des parents à l'équipe et, à ce titre, mon statut d'observatrice potentielle de leurs

1. Lors de son travail de terrain dans un service de réanimation néonatale, René Anspach a observé que les infirmières font un accueil plus que réservé aux personnes dont la présence est perçue comme transitoire (Anspach, 1993).

manières de faire ne pouvait leur échapper totalement. J'ai donc eu accès à l'exercice de la parentalité en public, tel qu'il se déroule également devant les blouses blanches et plus généralement devant toute personne extérieure au groupe familial.

Dans la mesure du possible, j'ai toujours cherché à me présenter aux parents, en expliquant que j'étais étudiante en sociologie et que je m'intéressais à la place qu'ils occupent à l'hôpital. Hormis la situation exceptionnelle qui m'a conduite à rencontrer des parents tous deux anciens étudiants de sociologie, cette tentative de justification des raisons de ma présence s'est souvent révélée vaine tant la représentation sociale de l'enquête sociologique à l'hôpital est quasi inexistante, au mieux assimilée à la demande de parole du psychologue ou de l'assistante sociale. Les parents se sont la plupart du temps montrés ouverts à la discussion, appréciant de pouvoir témoigner de ce qui leur arrivait face à quelqu'un qui ne comptait pas son temps, surtout au regard de celui que pouvait leur accorder l'équipe. Ces « entretiens informels » (Bruneteaux, Lanzarini, 1998) avec les parents étaient aussi l'occasion d'observer les relations parents-enfant et les interactions avec les blouses blanches lorsque celles-ci intervenaient dans la chambre.

Les interlocuteurs ne peuvent supporter la demande de l'enquêteur qu'à condition qu'elle soit équilibrée par la leur propre (Schwartz, 2002). C'est pourquoi tout comme les enfants ont pu m'utiliser, les parents profitaient de mon séjour dans la chambre pour me demander de menus services : rester auprès de leur enfant le temps de s'absenter, ou m'envoyant en émissaire auprès du personnel, ce qui venait révéler la difficulté d'assurer une surveillance continue de l'enfant tout en veillant à l'articulation des relations avec le personnel, mais aussi le danger de passer pour trop exigeant en multipliant les demandes auprès de l'équipe.

En dehors de ces échanges informels avec les parents, j'ai adopté dans le service une posture proche de celle de l'attention flottante, prêtant l'oreille aux paroles échangées entre les blouses blanches lorsqu'il était question des parents et aux interactions problématiques dans la mesure où celles-ci sont révélatrices des règles tacites de fonctionnement du service. J'ai également assisté aux réunions entre professionnels pour comprendre comment se construisait la trajectoire médicale des enfants hospitalisés et vérifier l'hypothèse d'une prise en compte de la situation familiale de l'enfant dans les décisions prises.

La présence d'un observateur est-elle de nature à perturber le déroulement des interactions ? On ne peut exclure un effet de censure, d'euphémisation, des pratiques de valorisation. Notamment en ce qui concerne les parents, il est probable qu'ils aient cherché à donner la meilleure image d'eux-mêmes dans un contexte où leur capacité à protéger l'enfant de la maladie a été mise à mal (Baruch, 1981). Ils m'ont souvent demandé si j'avais moi-même des enfants. Ma réponse négative leur permettait d'asseoir leur expertise parentale, me révélant ainsi l'un des critères de jugement et un des principes de classement interne au service dans lequel se joue un conflit potentiel entre expertise parentale et expertise professionnelle : les parents mettent en effet en avant leur connaissance de l'individualité de l'enfant pour contrer toute dévalorisation de leurs compétences parentales. Quant au personnel, on peut faire l'hypothèse qu'étant soumis à des contraintes organisationnelles puissantes qui perdurent en présence de l'observateur, il ne peut radicalement modifier son comportement.

J'ai privilégié une présence discrète en cherchant à ne pas être au cœur des interactions, libre de mes mouvements et circulant entre les différentes catégories d'acteurs ce qui m'a permis de restituer le point de vue de chacun, mais interdit de nouer des relations plus profondes avec les uns ou les autres.

Face à un univers hospitalier qui m'était totalement étranger au départ, il m'a été difficile de m'habituer aux corps des enfants malades notamment dans le service d'hépatologie : retard de développement, cicatrices, maigreur, peau olivâtre des enfants atteints de maladie du foie, cornée jaune, ventre gonflé d'ascite qui semble défier tous les vêtements et qui contraste si fortement avec des jambes d'oiseau… Dans le service de pédiatrie générale, je découvre les « boutons de gastrostomie[1] », parfois un peu suintants, qui me font penser à la valve d'une bouée : cicatrice à vif le long de la boule plastifiée (qui porte le nom de Mickey à la résonance étrangement ludique dans de telles circonstances), et surtout ce tube en plastique mou qui s'échappe du ventre de l'enfant, pendouille sous son tee-shirt…

1. Voir la définition en note de bas de page, p. 82.

Dans le service de pédiatrie générale, certains enfants ne reçoivent que très peu de visites. En l'absence de leurs parents, les plus petits pleurent longuement avant que quelqu'un ne vienne les voir. On peut trouver côte à côte un enfant qui joue paisiblement dans son transat, et un enfant trempé de sueur à force de larmes. Je ne m'habituerai jamais tout à fait aux pleurs des enfants « laissés à eux-mêmes ». Je suis très vite passée à une certaine forme d'implication auprès de ces enfants. À quel titre suis-je présente sur le terrain ? Vient ce moment où la motivation devient trouble en raison du jeu même de la participation. Ce moment où j'oublie que je suis là pour étudier la place des parents à l'hôpital et où je passe de box en box pour essayer d'apaiser les bébés en pleurs, où j'apprends à les endormir pour aller vite soulager un autre enfant. Est-ce le signe que je commence à « être prise » par mon terrain (Favret-Saada, 1990) ? Cela révèle à mes yeux le « feuilletage biographique » (Céfaï, 2003), la manière dont j'ai incorporé des matrices de jugement qui renvoie à ma socialisation antérieure à un univers où les émotions de l'enfant doivent être prises en compte et non ignorées.

Bibliographie

ABBOTT, Andrew : « Status and status strains in the professions », *The American Journal of Sociology*, vol. 86, n° 4, 1981, p. 819-835.

ALAGILLE, Daniel : *L'enfant messager : souvenirs d'enfances*, Paris, de Fallois, 1992.

ALBUM, Dag : « Patients'knowledge and patients'work. Patient-patient interaction in general hospitals », *Acta Sociologica*, vol. 32, n° 3, 1989, p. 295-306.

ALSOP-SHIELDS, Linda, MOHAY, Heather : « John Bowlby and James Robertson : theorists, scientists and crusaders for the improvements in the care of children in hospital », *Journal of Advanced Nursing*, vol. 35, n° 1, 2001, p. 50-58.

AMAR, Laure, MINVIELLE, Étienne : « L'action publique en faveur de l'usager : de la dynamique institutionnelle aux pratiques quotidiennes. Le cas de l'obligation d'informer le malade », *Sociologie du travail*, vol. 42, n° 1, 2000, p. 69-89.

ANDERSON, Joan, ELFERT, Helen, LAI, Magdalene : « Ideology in the clinical context : chronic illness, ethnicity and the discourse on normalisation », *Sociology of Health and Illness*, vol. 11, n° 3, 1989, p. 253-278.

ANSPACH, Renée : *Deciding Who Lives. Fateful Choices In The Intensive Care Nursery*, Berkeley, Los Angeles, London, University of California Press, 1993.

ARBORIO, Anne-Marie : *Un personnel invisible. Les aides-soignantes à l'hôpital*, Paris, Anthropos, 2001.

ARBORIO, Anne-Marie : « Savoir profane et expertise sociale. Les aides-soignantes dans l'institution hospitalière », *Genèses*, n° 22, mars 1996, p. 87-106.

ARMSTRONG, David : « Child development and medical ontology », *Social Science and Medicine*, 1979, vol. 13A, p. 9-12.

AUBRY, Jenny : *La carence de soins maternels*, Paris, PUF, 1955.

AUBRY, Jenny : *Psychanalyse des enfants séparés*, texte édité et préfacé par Élisabeth Roudinesco, Paris, Denoël, 2003.

AUROUSSEAU, Paul, CHEVERRY, Roger : *L'hôpital de demain, t. II : L'hôpital d'enfants et la maternité*, Paris, Masson, 1969.

BAKWIN, Harry : « Loneliness in infants », *American Journal of Diseases of Children*, vol. 63, n° 1, 1942, p. 30-40.

BAKWIN, Harry : « The hospital care of infants and children », *The Journal of Pediatrics*, vol. 39, n° 3, 1951, p. 383-390.

BARUCH, Geoffrey : « Moral tales : parents' stories of encounters with the health professions », *Sociology of Health and Illness*, vol. 3, n° 3, 1981, p. 275-295.

BERGER, Peter L., KELLNER, Hansfried : « Le mariage et la construction de la réalité », *Dialogue*, n° 102, 1988, p. 6-23.

BLUEBOND-LANGNER, Myra : *The Private Worlds of Dying Children*, Princeton, Princeton University Press, 1978.

BONARDI, Pierre : « Des enfants mouraient seuls à l'hôpital !... », *Guérir*, déc. 1959, p. 12-16.

BOUCHAYER, Françoise : *L'éducation à l'enfant. La professionnalisation du champ de la petite enfance et la profanisation du champ médical*, Thèse sous la direction de Claudine Herzlich, Paris, EHESS, 1981.

BOWLBY, John : « La séparation précoce », *in* : HEUYER, G., MILLER, E., SODDY, K. (*dir.*) : *Cours de psychiatrie sociale*, Paris, Centre international de l'enfance, Travaux et documents II, 1951, p. 45-57.

BOWLBY, John, ROBERTSON, James, ROSENBLUTH, Dina : « A two-year old goes to hospital », *The Psychoanalytic Study of the Child*, vol. 7, 1952, p. 82-94.

BOWLBY, John & *al.* : « The effects of mother-child separation : A follow-up study », *The British Journal of Medical Psychology*, vol. 29, 1956, p. 211-247.

BRACHET, Marie-Claude : *Problèmes soulevés par l'hospitalisme dans les services d'enfants*, Thèse pour le doctorat en médecine, sous la direction de Marcel Lelong, Paris, 1959.

BRIDGMAN, Robert-Frédéric : « L'enfance malade : les hôpitaux d'enfants et de contagieux », *in* : *Cours de pédiatrie sociale*, Paris, Flammarion, t. II, 1949, p. 675-688.

BRUNETEAUX, Patrick, LANZARINI, Corinne : « Les entretiens informels », *Sociétés contemporaines*, n° 30, 1998, p. 157-180.

BUDIN, Pierre : *Le nourrisson*, Paris, Doin, 1900.

Chronique de l'OMS : « L'enfant à l'hôpital », vol. 9, janv. 1955, p. 6-11.

BURY, Michael : « Chronic illness as biographical disruption », *Sociology of Health and Illness*, vol. 4, n° 2, 1982, p. 167-182.

CEFAÏ, Daniel : *L'enquête de terrain*, Paris, La découverte/M.A.U.S.S., 2003.

CHAMBOREDON, Jean-Claude, PRÉVÔT, Jean : « Le « métier d'enfant ». Définition sociale de la prime enfance et fonctions différentielles de l'école maternelle », *Revue française de sociologie*, vol. 14, n° 3, 1973, p. 295-335.

CHAPIN, Henry D. : « A plan for dealing with atrophic infants and children », *Archives of Pediatrics*, vol. 25, n° 7, 1908, p. 491-496.

CHIGOT, Paul-Louis : « Organisation d'un service moderne de chirurgie infantile », *L'Hôpital et l'Aide sociale à Paris*, n° 23, 1963, p. 581-590.

CICCHELLI, Vincenzo, MAUNAYE, Emmanuelle : « Significations de la responsabilité parentale à la naissance de l'enfant et après l'adolescence », *Lien social et politiques – RIAC*, vol. 46, 2001, p. 85-96.

COOK, Jon, DOMMERGUES, Jean-Paul : *L'enfant malade et le monde médical. Dialogue entre familles et soignants*, Paris, Syros, CIE, 1993.

CORBIN, Juliet, STRAUSS, Anselm : *Unending Work and Care. Managing Chronic Illness at Home*, London, Jossey-Bass Publishers, 1988.

COURT, Donald : « Sir James Spence », *Archives of Disease in Childhood*, vol. 50, n° 2, 1975, p. 85-89.

CRESSON, Geneviève : *Les parents d'enfants hospitalisés à domicile. Leur participation aux soins*, Paris, L'Harmattan, 2000.

CRESSON, Geneviève : *La prise en charge de la santé dans la famille*, rapport de recherche, CNRS-INSEE, 1991a.

CRESSON, Geneviève : *Le travail sanitaire profane dans la famille. Analyse sociologique*, thèse sous la direction de Claudine Herzlich, Paris, EHESS, 1991b.

DARBYSHIRE, Philip : « Parents, nurses and paediatric nursing : a critical review », *Journal of Advanced Nursing*, 1993, vol. 18, p. 1670-1680.

DAVIS, Fred : *Passage through Crisis. Polio Victims and their Families*, New York, The Bobbs-Merrill Company, 1963.

DEBRÉ, Robert : *L'honneur de vivre*, Paris, Hermann, 1996 (1re édition 1974).

DELAISI DE PARSEVAL, Geneviève, LALLEMAND, Suzanne : *L'art d'accommoder les bébés. 100 ans de recettes françaises de puériculture*, Paris, Seuil, 1980.

DREES : « Les motifs d'hospitalisation en 2003 », *Études et résultats*, n° 444, nov. 2005.

DUCHÉ, Didier-Jacques : *Histoire de la psychiatrie de l'enfant*, Paris, PUF, 1990.

FAGET, Pierre-Louis, SALAÜN, Françoise : « Aux origines de l'hôpital moderne, une évolution européenne », *Sève – Les tribunes de la santé*, vol. 2, n° 3, 2004, p. 19-28.

FANCONI, Guido : « La sortie de l'hôpital », *in* : « Sur l'hospitalisation des enfants », documents recueillis par Mme le Dr J. FABIA, *Problèmes actuels de pédiatrie*, IX, fasc. 84, 1965, p. 209-219.

FASSIN, Didier : « L'ethnopsychiatrie et ses réseaux. L'influence qui grandit », *Genèses*, n° 35, 1999, p. 146-171.

FAURE, Olivier : *Genèse de l'hôpital moderne. Les hospices civils de Lyon de 1802 à 1845*, Lyon, Presses universitaires de Lyon, 1982.

Favret-Saada, Jeanne : « Être affecté », *Gradhiva*, n° 8, 1990, p. 3-9.

Fineman, Norman : « The social construction of noncompliance : a study of health care and social service providers in everyday practice », *Sociology of Health and Illness,* vol. 13, n° 3, 1991, p. 354-374.

Fox, Renée, Swazey, Judith : *The Courage to Fail. A Social View of Organ Transplants and Dialysis*, Chicago, London, The University of Chicago Press, 1974.

Fox, Renée : *Experiment Perilous, New York*, The Free Press, 1959.

Freidson, Eliot : *La profession médicale*, Paris, Payot, 1984 (édition américaine 1970).

Gavarini, Laurence : *La passion de l'enfant*, Paris, Denoël, 2001.

Gilly, Robert : *Les enfants malades dans les hôpitaux. L'exemple de Lyon 1800-2000*, Paris, Louis-Pariente, 2000.

Gisquet, Elsa : « Vers une réelle ingérence des profanes ? Le mythe de la décision médicale partagée à travers le cas des décisions d'arrêt de vie en réanimation néonatale », *Recherches familiales*, n° 3, 2006, p. 61-73.

Gisquet, Elsa : *La décision en contexte de choix dramatique. Le cas des décisions d'arrêt de vie en réanimation néonatale*, thèse sous la direction d'Ehrard Friedberg, IEP de Paris, 2004.

Goffman, Erving : *Asiles. Études sur la condition sociale des malades mentaux*, Paris, Minuit, 1968 (édition américaine 1961).

Grosjean, Michèle, Lacoste, Michèle : *Communication et intelligence collective. Le travail à l'hôpital*, Paris, PUF, 1999.

Halpern, Sydney A. : *American Pediatrics. The Social Dynamics of Professionalism, 1880-1980*, Berkeley, University of California Press, 1988.

Harvey, D., Gillott, Marjorie, Earnshaw-Smith, Elizabeth : « Les enfants à l'hôpital », *Le Pédiatre*, vol. 12, n° 56, 1976, p. 203-209.

Heimer, Carol A., Staffen, Lisa R. : *For the Sake of the Children : The Social Organization of Responsibility in the Hospital and the Home*, Chicago, Univ. of Chicago Press, 1998.

Hendrick, Harry : « Children emotional well-being and mental health in early post-second world war Britain : the case of unrestricted hospital visiting », *Clio Medica*, n° 71, 2003, p. 213-242.

Hendrick, Harry : « Constructions and reconstructions of British childhood : an interpretative survey », *in* : James, Allison, Prout, Alan (eds) : *Constructing and Reconstructing Childhood : Contemporary Issues in the Sociological Studies of Childhood*, London, New York, Philadelphia, The Falmer Press, 1997a, p. 34-62 (1re édition 1990).

Herzlich, Claudine, Pierret, Janine : *Malades d'hier, malades d'aujourd'hui. De la mort collective au devoir de guérison*, Paris, Payot, 1991 (première édition 1984).

Hill Beuf, Ann : *Biting off the Bracelet. A Study of Children in Hospitals*, Philadephia, University of Pennsylvania Press, 1989 (1re édition 1979).

Hirschmann, Albert O. : *Exit, Voice and Loyalty*, Harvard University Press, 1970.

Imbert, Jean (*dir.*) : *Histoire des hôpitaux en France*, Toulouse, Privat, 1982.

Josset, Patrice : *Hôpital d'enfants Armand-Trousseau*, Paris, AP-HP, 1999.

Kaufmann, Jean-Claude (*dir.*) : *Faire ou faire-faire ? Famille et services*, Rennes, Presses universitaires de Rennes, 1995.

Knibiehler, Yvonne : *La révolution maternelle. Femmes, maternité, citoyenneté depuis 1945*, Paris, Perrin, 1997.

Lareau, Annette : *Unequal Childhoods : Class, Race and Family Life*, Berkeley, University of California Press, 2003.

Launay, C. & *al.* : « Sur l'hospitalisme et la " carence des soins maternels" dans la petite enfance », *Gazette Médicale de France*, vol. 2, n° 2, 1956, p. 291-301.

Lelong, Marcel, Lebovici, Serge : « Problèmes psychologiques et psychopathologiques posés par l'enfant à l'hôpital », *Archives françaises de pédiatrie*, vol. 12, n° 2, 1955, p. 349-367.

Lenoir, Rémi : *Généalogie de la morale familiale*, Paris, Seuil, 2003.

Lépinard, Eléonore : « Un travail à-côté : le rôle des soignants dans la division du travail sentimental », *in* : Cresson,

Geneviève, SCHWEYER, François-Xavier (*dir.*) : *Professions et institutions de santé face à l'organisation du travail. Aspects sociologiques*, Rennes, Éditions de l'École nationale de santé publique, 2000, p. 37-45.

LESEMANN, Frédéric, MARTIN, Claude : « Présentation, « Prendre soin : liens sociaux et médiations institutionnelles » », *Revue internationale d'action communautaire*, n° 28/68, 1992, p. 7-11.

L'hôpital et l'enfant : l'hôpital autrement ?..., Paris, Musée de l'AP-HP, ENSP, 2005.

LINDSAY, Bruce : « "A 2-year-old goes to hospital" : A 50 th anniversary reappraisal of the impact of James Roberston's film », *Journal of Child Health Care*, vol. 7, n° 1, 2003, p. 17-26.

LOMAX, Elizabeth : *Small and Special. The Development of Hospitals for Children in Victorian Britain*, London, Welcome Institute for the History of Medicine, 1996.

MACCARTHY, Dermod : « Les parents à l'hôpital », *Problèmes actuels de pédiatrie*, vol. 9, fasc. 84, 1965, p. 191-203.

MACCARTHY, Dermod, LINDSAY, Mary, MORRIS, Ivy : « Children in hospital with mothers », *The Lancet*, March 4, 1962, p. 603-608.

MACCARTHY, Dermod, MACKEITH, Ronald : « A parent's voice », *The Lancet*, December 18, 1965, p. 1289-1291.

MACKIEWICZ-SCHRYVE, Marie-Pierre : *Suppléance précoce et parentalité : une étude de la coopération entre parents et professionnels dans des pouponnières à caractère social*, thèse de sciences de l'éducation sous la direction de Paul Durning, avril 1998, Villeneuve d'Asq, Presses universitaires du Septentrion.

MACLENNAN, B.W. : « Non-medical care of chronically ill children in hospital », *The Lancet*, vol. 2, July 30, 1949, p. 209-210.

MARFAN, Antonin B. : *Clinique des maladies de la première enfance*, Paris, Masson, 1926.

MORAWSKI-BACHIMONT, Jeanine : *Entre soins spécialisés et soins profanes : gérer une maladie infantile chronique à domicile. Le cas de la mucoviscidose*, Villeneuve d'Ascq, Presses universitaires du Septentrion, 2002.

MOUGEL-COJOCARU, SARRA : « Au-delà de l'accompagnement : le « double » travail des parents lors d'une consultation pédiatrique spécialisée », *Recherches familiales*, n° 4, p. 149-163, 2007.

MOUGEL-COJOCARU, SARRA : « L'enfant hospitalisé, figure paradoxale de l'enfance ? », in : BERGONNIER-DUPUY, Geneviève (dir.) : *L'enfant acteur et/ou sujet au sein de la famille*, Ramonville Saint-Agne, Erès, 2005, p. 23-32.

MOZÈRE, Liane : *Le printemps des crèches. Histoire et analyse d'un mouvement*, Paris, L'Harmattan, 1992.

NEYRAND, Gérard : *L'enfant, la mère et la question du père. Un bilan critique de l'évolution des savoirs sur la petite enfance*, Paris, PUF, 2000.

NOIR, A. *et al.* : « Notre expérience de l'hospitalisation de la mère avec son enfant à la clinique de pédiatrie du CHU de Besançon », *La Revue de pédiatrie*, vol. 14, n° 8, 1978, p. 500-507.

OHAYON, Annick : *L'impossible rencontre. Psychologie et psychanalyse en France, 1919-1969*, Paris, La Découverte, 1999.

ORFALI, Kristina : « Parental role in medical decision-making : fact or fiction ? A comparative study of ethical dilemmas in French and American neonatal intensive care units », *Social Science and Medicine*, vol. 58, 2004, p. 2009-2022.

ORFALI, Kristina : « L'ingérence profane dans la décision médicale : le malade, la famille et l'éthique clinique », *Revue française des affaires sociales*, n° 3, 2002, p. 100-124.

PAICHELER, Geneviève : *L'invention de la psychologie moderne*, Paris, L'Harmattan, 1992.

PAILLET, Anne : *Sauver la vie, donner la mort. Une sociologie de l'éthique en réanimation néonatale*, Paris, La dispute, 2007.

PAILLET, Anne : *Consciences professionnelles. Approche sociologique de la morale au travail à partir du cas des décisions d'arrêt ou de poursuite en réanimation néonatale*, Thèse sous la direction de Claudine Herzlich, Paris, EHESS, 2003.

Parents d'enfants hospitalisés, visiteurs ou partenaires ?, Actes du colloque, Paris, Ministère de la Santé, 5 octobre 2004.

PARSONS, Talcott : *The Social System*, New York, The Free Press, 1951.

PAWLUCH, Dorothy : *The New Pediatries. A Profession in Transition*, New York, Aldine de Gruyter, 1996.

PENEFF, Jean : *Les malades des urgences. Une forme de consommation médicale*, Paris, Métailié, 2000.

PENEFF, Jean : *L'Hôpital en urgences. Étude par observation participante*, Paris, Métailié, 1992.

PICKERILL, Cecily M., PICKERILL, H.P. : « Elimination of hospital cross-infection in children nursing by the mother », *The Lancet*, February 27, 1954, p. 425-429.

PICKERILL, Cecily M., PICKERILL, H.P. : « Elimination of hospital cross-infection. An experiment », *British Medical Journal*, vol. 1, February 3, 1945, p. 159-160.

PICKERILL, Cecily M., PICKERILL, H.P. : « Keeping mother and baby together », *British Medical Journal*, vol. 2, 1946, p. 337.

PIOLI, David : « Le soutien à la parentalité : entre émancipation et contrôle », *Le temps de l'histoire*, « Sociétés et jeunesses en difficulté », n° 1, mars 2006 (revue électronique).

QUÉNIART, Anne, HURTUBISE, Roch : « Nouvelles familles, nouveaux défis pour la sociologie de la famille », *Sociologies et sociétés*, vol. 30, n° 1, 1998, p. 133-143.

RAPOPORT, Danièle : « Présence des psychologues dans les services de pédiatrie. Réflexions à partir de dix années d'expérience institutionnelle », *Revue de neuropsychiatrie infantile*, vol. 26, n° 2-3, 1978, p. 91-98.

RENAUT, Alain : *La libération des enfants. Contribution philosophique à une histoire de l'enfance*, Paris, Bayard et Calmann-Lévy, 2002.

ROLLET, Catherine : *La politique à l'égard de la petite enfance sous la IIIe République*, Paris, Presses universitaires de France, INED, 1990.

ROLLET, Catherine, MOREL, Marie-France : *Des bébés et des hommes. Traditions et modernité des soins aux tout-petits*, Paris, Albin Michel, 2000.

ROSENTHAL, Carolyn J., *& al.* : *Nurses, Patients and Families*, New York, Springer Publishing Company, 1980.

ROSSANT, Lyonel : *L'hospitalisation des enfants*, Paris, PUF, 1984.

ROTH, Julius A. : « Staff-inmate bargaining tactics in long-term treatment institutions », *Sociology of Health and Illness*, vol. 6, n° 2, 1984, p. 111-131.

ROUDINESCO, Élisabeth : *Histoire de la psychanalyse en France, t. 2, 1925-1985*, Paris, Fayard, 1994 (1re édition 1986).

SAIKI-CRAIGHILL, Shigeko : « The children's sentinels : mothers and their relationships with health professionals in the context of japanese health care », *Social Science and Medicine*, vol. 44, n° 3, 1997, p. 291-300.

SAILLANT, Francine : « Transformations des soins familiaux et lien social », *in* : KELLER, Pascal-Henri, PIERRET, Janine (*dir.*) : *Qu'est-ce que soigner ? Le soin du professionnel à la personne*, Paris, Syros, 2000, p. 11-24.

SALAÜN, Françoise : « Séparé : l'enfant pauvre à l'hôpital (XIXe siècle-début du XXe siècle) », *in* : *L'hôpital et l'enfant : l'hôpital autrement ?...*, Paris, ENSP, Musée de l'AP-HP, 2005, p. 66-79.

SALAÜN, Françoise : « Approche historique du soin infirmier en pédiatrie : l'exemple des hôpitaux parisiens au XIXe siècle », *Perspective soignante*, n° 18, 2003, p. 131-143.

SALAÜN, Françoise : *Hôpital Bretonneau*, Paris, AP-HP, 2001.

SCHWARTZ, Olivier : *Le monde privé des ouvriers. Hommes et femmes du Nord*, Paris, PUF, 2002, (1re édition 1990).

SERRE, Delphine : *Désordres familiaux. Les assistantes sociales face aux enfants « en danger »*, thèse sous la direction de Rémi Lenoir, Paris, EHESS, 2004.

SINGLY, François, de (*dir.*) : *L'injustice ménagère*, Paris, Armand Colin, 2007.

SINGLY, François, de : « « La fin du règne de l'enfant ». Des usages savants de la norme du « bien de l'enfant » », *French Politics, Culture and Society*, vol. 17, n° 3-4, 1999, p. 117-133.

SINGLY, François, de : *Le soi, le couple et la famille*, Paris, Nathan, 1996.

SINGLY, François, de : *Parents salariés et petites maladies d'enfants. Le congé pour enfant malade*, Paris, La documentation française, 1993.

SINGLY, François, de : « Les ruses totalitaires de la pédagogie anti-autoritaire », *Revue de l'Institut de sociologie*, n° 1-2, 1988, p. 115-126.

SINGLY, François, de, MAUNAYE, Emmanuelle : « Le rôle et sa délégation. L'exemple du rôle maternel de garde-malade », in : KAUFMANN, Jean-Claude (*dir.*) : *Faire ou faire-faire ? Famille et services*, Rennes, Presses universitaires de Rennes, 1995, p. 93-107.

SOULÉ, Michel : « La carence des soins maternels dans la petite enfance. La frustration précoce et ses effets cliniques », *La psychiatrie de l'enfant*, vol. 1, n° 2, 1958, p. 523-540.

SPENCE, James : « Control of infections in children's wards », *The Lancet*, vol. 1, February 25, 1933, p. 440.

SPENCE, James : « The care of children in hospital », *British Medical Journal*, January 25, 1947, p. 125-130.

SPITZ, René A. : « Hospitalism : an inquiry into the genesis of psychiatric conditions in early childhood », *The Psychoanalytic Study of the Child*, vol. 1, 1945, p. 53-74.

SPTIZ, René A. : « La perte de la mère par le nourrisson », *Enfance*, première année, tome I, 1948, p. 373-391.

STRAUSS, Anselm L. : *La trame de la négociation. Sociologie quantitative et interactionnisme*, Paris, L'Harmattan, 1992 (textes réunis et présentés par Isabelle BASZANGER).

STRAUSS, Anselm L. & *al.* : « The work of hospitalized patients », *Social Science and Medicine*, vol. 16, 1982a, p. 977-986.

STRAUSS, Anselm L. & *al.* : « Sentimental work in the technologized hospital », *Sociology of Health and Illness*, vol. 4, n° 3, 1982b, p. 254-278.

STRAUSS, Anselm L. & *al.* : « Trajectories, biographies and the evolving medical technology scene : labor and delivery and the intensive care nursery », *Sociology of Health and Illness*, vol. 1, n° 3, 1979, p. 261-283.

SVENSSON, Roland : « The interplay between doctors and nurses – a negotiated order perspective », *Sociology of Health and Illness*, vol. 18, n° 3, 1996, p. 379-398.

URWIN, Cathy, SHARLAND, Elaine : « From bodies to mind in childcare litterature. Advice to parents in inter-war Britain », *in* : COOTER, Rodger (*ed.*) : *In the Name of the Child : Health and Welfare, 1880-1940*, London & New York, Routledge, 1992.

VERHNES, Micheline : *Peggy*, Paris, Julliard, 1958.

WAISSMAN, Renée : « Interactions familiales et impact de la technologie dans la gestion d'une maladie chronique chez l'enfant », *Sciences sociales et santé*, vol. 13, n° 1, 1995, p. 81-99.

WAISSMAN, Renée : « Le travail médical de la famille » *in* : AÏACH, Pierre, KAUFMANN, Alice, WAISSMAN, Renée : *Vivre une maladie grave*, Paris, Méridiens Klincksieck, 1989, p. 175-226.

WAITZKIN, Howard : « Information giving in medical care », *Journal of Health and Social Behavior*, vol. 26, n° 2, 1985, p. 81-101.

WEIL-HALPERN, Françoise : « L'hospitalisation du jeune enfant en Grande-Bretagne », *Revue de Neuropsychiatrie infantile*, vol. 26, n° 2-3, 1978, p. 87-90.

WEIL-HALPERN, Françoise : *Oubliées des fées*, Paris, Calmann-Lévy, 1991.

WIEDER, Catherine : « La Tavistock Clinic à Londres », *Études freudiennes*, n° 36, janvier 1995, p. 189-205.

YOUNG, Bridget & *al.* : « Parenting in crisis : conceptualising mothers of children with cancer », *Social Science and Medicine*, vol. 55, 2002, p. 1835-1847.

Armand Colin Éditeur
21, rue du Montparnasse, 75006 Paris
11008193 - (I) - (1,2) - BSB 80° - EXT - ABR
Dépôt légal : avril 2009

Achevé d'imprimer sur les presses de
SNEL
Z. I. des Hauts Sarts - Zone 3
Rue Fond des Fourches 21 – B-4041 Vottem (Herstal)
Tél +32 (0)4 344 65 60 - Fax +32 (0)4 286 99 61
mars 2009 – 47361

Imprimé en Belgique